U0209748

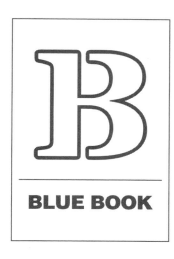

BLUE BOOK

智 库 成 果 出 版 与 传 播 平 台

医院蓝皮书
BLUE BOOK OF HOSPITALS

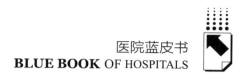

中国医院竞争力报告
（2024）

ANNUAL REPORT ON CHINA'S HOSPITAL
COMPETITIVENESS (2024)

纵横分析　标杆引领

Horizontal and Vertical Analysis, Benchmarking for Leadership

组织编写／广州艾力彼医院管理中心（GAHA）
主　　编／庄一强　刘先德　姚淑芳
副 主 编／蔡 华　徐权光　卓进德

社会科学文献出版社
SOCIAL SCIENCES ACADEMIC PRESS（CHINA）

图书在版编目（CIP）数据

中国医院竞争力报告 . 2024：纵横分析 标杆引领 /
庄一强，刘先德，姚淑芳主编；蔡华，徐权光，卓进德
副主编；广州艾力彼医院管理中心（GAHA）组织编写
. --北京：社会科学文献出版社，2024.6
　（医院蓝皮书）
　ISBN 978-7-5228-3594-5

　Ⅰ.①中…　Ⅱ.①庄…　②刘…　③姚…　④蔡…　⑤徐
…　⑥卓…　⑦广…　Ⅲ.①医院-管理-研究报告-中国-
2024　Ⅳ.①R197.32

中国国家版本馆 CIP 数据核字（2024）第 086061 号

医院蓝皮书

中国医院竞争力报告（2024）
　　——纵横分析　标杆引领

组织编写 / 广州艾力彼医院管理中心（GAHA）
主　　编 / 庄一强　刘先德　姚淑芳
副 主 编 / 蔡　华　徐权光　卓进德

出 版 人 / 冀祥德
组稿编辑 / 周　丽
责任编辑 / 张丽丽
文稿编辑 / 张　爽　李惠惠
责任印制 / 王京美

出　　版 / 社会科学文献出版社·生态文明分社（010）59367143
　　　　　 地址：北京市北三环中路甲 29 号院华龙大厦　邮编：100029
　　　　　 网址：www.ssap.com.cn
发　　行 / 社会科学文献出版社（010）59367028
印　　装 / 三河市东方印刷有限公司

规　　格 / 开　本：787mm×1092mm　1/16
　　　　　 印　张：24.5　字　数：365 千字
版　　次 / 2024 年 6 月第 1 版　2024 年 6 月第 1 次印刷
书　　号 / ISBN 978-7-5228-3594-5
定　　价 / 198.00 元

读者服务电话：4008918866

《中国医院竞争力报告（2024）》
编　委　会

副主任委员（主持工作）、中国医院协会地（市）级医院分会原主任委员

王昆华　云南大学副校长

王省良　教育部中医药产教融合促进委员会常务副会长、中国中医药研究促进会副会长、广州中医药大学原校长

王兴琳　广东省卫生经济学会绩效管理与评估分会会长

王耀献　北京中医药大学副校长

韦　波　广西医院协会会长

吴启楠　新风天域联合创始人兼 CEO、和睦家医疗 CEO

徐建光　上海市人大教科文卫委员会主任委员

于爱平　新疆维吾尔自治区卫生健康委员会党组副书记、主任

岳经纶　中山大学行政管理研究中心社会保障与社会政策研究所所长、中山大学政治与公共事务管理学院原副院长

曾传美　江西省医院协会会长

曾志嵘　广东医科大学副校长

张　阳　中国医院协会民营医院分会副会长、北京非公立医疗机构协会会长、三博医院管理集团董事长

张振忠　中国卫生经济学会副会长兼秘书长

张宗久　清华大学医院管理研究院常务副院长、国家卫生健康委员会医政医管局原局长

赵洪涛　中国器官移植发展基金会执行理事长

赵作伟　大连市人民政府副秘书长，大连市卫生健康委员会党组书记、主任

周玉东　北大医疗集团联席总经理、北大医疗鲁中医学管理中心主任

委　员（排名不分先后）

庄一强　刘先德　姚淑芳　蔡　华　徐权光

卓进德　刘建华　任耀辉　刘剑文　刘兆明

蔡光辉　陈培钿　陈家伟　罗　芸　刘嘉豪

李海贞　翁佳宁

《中国医院竞争力报告（2024）》
课 题 组

组　长　庄一强

副组长　刘先德　姚淑芳　蔡　华　徐权光　卓进德
　　　　刘建华

成　员　任耀辉　刘剑文　刘兆明　蔡光辉　陈培钿
　　　　陈家伟　罗　芸　刘嘉豪　李海贞　翁佳宁
　　　　李淑莹　刘　亦　田　宾　邓丽军　王永会
　　　　关惠谊　葛洪超　左　亮　梁竞涛　黄泽维
　　　　雷至珊　周韫涛

广州艾力彼医院管理中心

——十年磨一剑　廿年写春秋

广州艾力彼医院管理中心（以下简称"艾力彼 GAHA"），是一家以大数据为基础的独立第三方医院评价机构，一直是医院管理咨询的领航者，使命是助力医院达成管理目标。艾力彼 GAHA 结合十多年来医院竞争能力标杆研究课题组（Benchmark Research of Hospital Competitiveness）积累的经验与资料库，开展医院综合竞争力评价和专科能力评价、星级医院评价、智慧医院 HIC（Hospital Information Competitiveness）评价。艾力彼 GAHA 星级医院评价标准于 2019 年获得国际医疗质量协会（WHO 战略合作机构，简称"ISQua"）的国际认可证书，是中国内地首个获得国际认可的第三方医院评价标准。2021 年，艾力彼 GAHA 的"认证官培训体系"获得 ISQua 国际认可证书。同时，艾力彼 GAHA 是全球首批获准采用世界银行医疗伦理原则的第三方医院评价机构，还是广东省卫生经济学会绩效管理与评估分会会长单位、广东省器官医学与技术学会创新技术发展与评价分会会长单位。此外，2018 年经广东省教育厅批准，艾力彼 GAHA 成为南方医科大学卫生管理学院的在校生实习基地，2021 年进一步获批成为广东省联合培养研究生示范基地。2021 年 9 月，艾力彼 GAHA 医院评价研发人员担任广州中医药大学公共卫生与管理学院社会医学与卫生事业管理（医院评价学方向）研究生导师，并独立招收该专业的硕士研究生。

通过医院竞争力评价、星级医院评价、北极星医院运营与绩效对标、管理咨询、艾力彼医管培训、医院运营与绩效对标等，艾力彼 GAHA 努力推动医院管理职业化。

艾力彼 GAHA 组织开展医院第三方评价、医疗大数据、医院专科发展、医院运行效率、民营医院投融资及医院发展战略等学术研究，先后在各类刊物发表几十篇与医院管理相关的论文；核心成员主编《中国医院竞争力报告》（2016~2023 年）、《中国智慧医院发展报告》（2022~2023 年）、《中国医院评价报告》（2018~2020 年）、《中国民营医院发展报告》（2014~2015 年）、《医院品牌战略发展实录》，主译《美国医疗机构评审国际联合委员会医院评审标准》（第 4 版）等十几本专著。艾力彼 GAHA 组织编写的"医院蓝皮书"于 2019 年和 2023 年获得由中国社会科学院皮书学术委员会评选的"优秀皮书奖"。自 2016 年起，每年出版一本"医院蓝皮书"。"医院蓝皮书"是艾力彼 GAHA 根据分层分类评价、中外医院对照的排名结果，对不同层级、不同类别的医院进行横向和纵向的对比研究、总结分析而成的年度行业报告。

艾力彼 GAHA 创立于 2004 年，至今已有 20 个年头。十年磨一剑，廿年写春秋。艾力彼 GAHA 定当秉承"守正笃行，久久为功"的精神，继续在医院第三方定量评价的道路上稳步前行。

主要编撰者简介

庄一强 医学学士、工商管理硕士、公共卫生政策与管理博士。广州艾力彼医院管理中心创始人，兼任中国器官移植发展基金会副秘书长，中国医院协会原副秘书长，广东省器官医学与技术学会创新技术发展与评价分会会长，广东省医院协会顾问，福建省医疗保障研究院学术研究和工作指导委员会委员，社会科学文献出版社皮书研究院理事会常务理事，香港医务行政学院 HKCHSE 副院士。长期从事医院管理研究、评价和教学工作，开设"医疗大数据与第三方评价"以及"医院评价学"课程，自 2021 年起招收社会医学与卫生事业管理（医院评价学方向）硕士研究生。中国医院标杆研究、星级医院评价、智慧医院 HIC 评价、"北极星：医院运营与绩效对标"体系创始人；发表了几十篇与医院管理相关的论文；主编及主译十几本医院管理类图书。包括《中国医院竞争力报告》（2016～2023 年）、《中国智慧医院发展报告》（2022～2023 年）、《中国医院评价报告》（2018～2020 年）、《中国民营医院发展报告》（2014～2015 年）、《美国医疗机构评审国际联合委员会医院评审标准》（第 4 版）、《医院品牌战略发展实录》、《医患关系思考与对策》、《医院品牌营销》。曾主持 20 个大城市 100 多家"大型医院品牌研究与评价"项目、1000 多家"县级医院的生存发展与评价调研"项目。曾任多家上市民营医院的独立董事。

刘先德 广州艾力彼医院管理中心常务副主任，星级医院标准化管理高级专家，国家认证认可监督管理委员会（CNCA）服务认证审查员。主任医师，1982年大学毕业后在公立三甲医院工作20余年，历任临床科主任、医务科科长、副院长。此后长期专注于医院质量管理及评价工作，先后在外资医院（JCI认证）、医学院附属医院和民营医院（三甲医院）、某特区医院（ACHS及三甲双认证）工作，工作范围包括医务管理、人力资源管理、质量管理、医院评审等。自2018年开始专职从事医院管理研究与评价工作。

姚淑芳　南方医科大学卫生管理学院公共卫生政策与管理学博士，广州艾力彼医院管理中心常务副主任，艾力彼医院管理学院院长，广东省卫生经济学会常务理事，广东省卫生经济学会绩效管理与评估分会副会长兼秘书长。拥有20多年医疗医药行业项目管理经验。连续多年担任《中国医院竞争力报告》副主编，参加医院星级认证、智慧医院建设、投融资、品牌建设、战略规划、绩效考核等十多类管理咨询项目。

蔡　华　广州艾力彼医院管理中心副主任、咨询部总经理，广东省卫生经济学会绩效管理与评估分会副会长，广东省医院协会社会办医管理分会委员。主要研究领域为战略规划、医院及专科评价、重点专科建设、医院品牌建设、人力资源管理、文化建设等。主持并参与了200多家医院管理咨询项目，对医院管理现状有深刻的理解。参与《医院品牌营销》《医患关系思考与对策》《医院品牌战略发展实录》等编撰工作，连续多年担任《中国医院竞争力报告》副主编，《中国智慧医院发展报告》编委。

徐权光　广州艾力彼医院管理中心副主任、大数据研究部总经理。广东省器官医学与技术学会创新技术发展与评价分会常务委员。"北极星：医院运营与绩效对标"体系创始人。曾就职于医疗领域全球领先的咨询顾问公司IMS Health。在加拿大渥太华和中国广州、上海从事医疗健康大数据管理、医院信息化建设与咨询方面的工作超过30年。领导开展了近30个大数据咨询项目。参与开发了国内外上百个医疗医药大数据产品。《中国智慧医院发展报告》（2022～2023年）副主编、《中国医院竞争力报告》（2019～2023年）编委。

卓进德 博士，副主任医师，广州艾力彼医院管理中心副主任、星级医院评价部总经理，广东省管理咨询师协会医疗卫生行业委员会主任委员，国际注册管理咨询师（总师级）。《星级医院评价标准》编著团队主要成员，该标准于2019年获得国际医疗质量协会（ISOua）国际认可证书，成为中国内地第一个获得国际认可的第三方医院评价标准。"认证官培训体系"创建团队主要成员，该体系于2021年获得ISQua国际认可证书。2023年率团队修订的《艾力彼GAHA星级医院评价标准（第3版）》通过ISQua EEA复审。专职从事医院管理评审评价与管理咨询工作，已陆续为数十家三甲医院提供数百次管理咨询与医院辅导。

序言一

2023 年 7 月，国家卫生健康委员会发布《关于推动临床专科能力建设的指导意见》，当中提到临床专科能力建设是医院建设发展的根本任务，是医疗机构服务患者的重要基础。自"十二五"以来，国家卫生健康委员会按照"抓重点、补短板、强弱项"的建设思路，有序布局推进临床重点专科建设项目，不断促进优质医疗资源扩容和区域均衡布局，取得了显著成效。由此可见，提高临床专科服务能力和质量安全水平，能更好地服务医院高质量发展和健康中国战略。

随着医学不断发展和社会医疗需求的日益多元化，传统的综合性医疗模式已难以完全满足患者的个性化需求，临床专科的建设成为必然趋势。《"健康中国 2030"规划纲要》《关于进一步完善医疗卫生服务体系的意见》《关于推动公立医院高质量发展的意见》等文件明确提出要以满足重大疾病临床需求为导向加强临床专科建设，以专科发展带动诊疗能力和水平提升。

提升临床专科能力建设需要做到以下几点。一是发挥行政部门的规划主导作用。统筹医疗机构间的临床专科建设，指导辖区内三级医疗机构确定优先建设发展的方向。二是落实医疗机构专科能力建设主体责任。充分考虑人民群众就医需求和自身功能定位，科学制定本机构临床专科发展规划。三是优化临床专科建设与管理模式。以临床能力为核心，围绕专科技术带头人和核心专家打造临床团队和人才梯队。建成系统连续、特色鲜明、学科融合、优质高效的高水平临床专科群成为必然之举。

《中国医院竞争力报告（2024）》主题为"纵横分析　标杆引领"。本

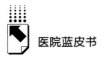
书对不同层级、不同类别的 3000 多家医院进行横向和纵向对标研究。我希望它的出版能为卫生行政部门、医院管理者、医管学者提供有价值的参考资料，帮助不同层级的公立医院在高质量发展过程中找到自己的定位和发展方向。

张振忠

中国卫生经济学会副会长兼秘书长

2024 年 1 月 9 日

序言二

    2021 年 10 月，国家卫生健康委员会发布《"十四五"国家临床专科能力建设规划》，"十四五"期间将实施临床重点专科"百千万工程"，从国家、省、市（县）不同层面分级分类建设临床重点专科，促进临床专科均衡发展。

    广东深化医改工作一直走在全国前列，广州则是其中最重要的"试验田"之一。多年来，在医学"高原"上"建高峰""建高地"，已成为公立医院在高质量发展过程中达成的价值共识，成为具体实践的重要方向，也取得了丰硕的成果。2022 年 3 月，广州入选财政部、国家卫生健康委员会公立医院改革与高质量发展示范项目首批试点，成为全国唯一入选的常住人口超千万的省会城市。近年来，广州大力推动 8 家研究型医院、27 个高水平临床重点专科、231 项临床高新重大特色技术等项目建设和创新发展，均取得显著成效。由此可见，建设高水平医院的根本是学科建设、专科建设，只有不断提高医院学科建设水平，才能提高服务质量，实现可及性医疗。

    广东作为粤港澳大湾区的一部分，其医疗健康产业自然居于核心地位。随着粤港澳大湾区建设的逐步推进，粤港澳大湾区的大健康、大融合迈上新台阶。鉴于内地与港澳的医疗管理体制有所不同，广州艾力彼医院管理中心秉持"数据说话、时间说话"的原则，依据数据的科学性、可获得性、准确性、可持续性，设计了一套客观的、以数据为基础的医院综合竞争力评价指标体系，对粤港澳三地医院进行量化评价，自 2017 年起，为粤港澳大湾区的医疗卫生事业发展进言献策，提供全面的数据参考。

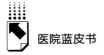

　　《中国医院竞争力报告（2024）》主题为"纵横分析　标杆引领"。本书对各层级医院进行深入剖析，提出了一系列促进医院高质量发展的建议。我们相信，通过专科医疗的优化和提升，医院将更好地满足患者的差异化需求，为人民群众的健康保驾护航。

黄　力

广东省医院协会会长

2024 年 1 月 9 日

前言 医院蓝皮书：记录中国医改前行的足迹

地方志是全面系统地记载一定行政区域自然、政治、经济、军事、文化和社会等方面的历史与现状的资料性文献。其中，地方卫生志按时间顺序记述某一地区医疗卫生事业的发展状况，包括卫生行政管理、医疗卫生机构、监督与监测、医学教育与科研等方面的内容。比如，《北京志·卫生卷·卫生志》主要记述了金、元、明、清、民国、新中国成立至1990年底北京市医疗卫生事业的发展情况，并介绍了北京市整体医疗保健体系的发展状况，包括各类学科的顶端技术，各医院医疗站、防疫站等机构规模及特点，各位名医的成就以及历史上各时期北京市居民的卫生状况。《南昌县卫生志》主要介绍了卫生行政机构沿革，县属医疗卫生机构，乡镇医疗卫生组织，村、厂、场、学校卫生所、室，医疗卫生技术队伍建设，医疗设备与医疗技术，医院医疗工作，卫生防疫，妇幼保健，血吸虫病防治，医药管理，卫生学术团体，医药科研，卫生经费，医林人物等方面的内容。地方卫生志为后人开展历史性回顾研究提供了档案资料。

"医院蓝皮书"致力于实现与地方卫生志类似的历史价值，记录中国医改前行的足迹。本年度"医院蓝皮书"是根据广州艾力彼医院管理中心开展的医院标杆研究（Benchmark Research），以分层分类为重点，对各类医院进行横向和纵向的对比研究、总结分析而成的年度行业报告。自2016年起，广州艾力彼医院管理中心每年出版一本"医院蓝皮书"。其中，《中国医院竞争力报告（2017~2018）》和《中国医院竞争力报告（2022）》分别在2019年、2023年获得由中国社会科学院皮书学术委员会颁发的第十届、第

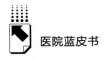

十四届"优秀皮书奖"。《中国智慧医院发展报告（2022）》获得2022年版皮书综合评价等级"A"的优秀成绩。广州艾力彼医院管理中心研创的"医院蓝皮书"系列主要包括《中国医院竞争力报告》（2016~2023年，共8部）、《中国智慧医院发展报告》（2022~2023年，共2部）。

从地方卫生志中，我们可以窥见几百年来各地医疗卫生事业的发展脉络。类似地，"医院蓝皮书"真实记录了当代各层各类医院在中国医改进程中留下的足迹，见证着当代医疗的巨变。自2016年起，由广州艾力彼医院管理中心出版的"医院蓝皮书"，每一部都是对医疗现状进行深入剖析的产物。若干年后再回头看，"医院蓝皮书"系列也将成为后人研究查阅的历史性文献资料。

庄一强博士
广州艾力彼医院管理中心主任
中国器官移植发展基金会副秘书长
2024年1月9日

摘　要

《中国医院竞争力报告（2024）》是根据广州艾力彼医院管理中心进行的医院标杆研究（Benchmark Research），以分层分类为重点，对各类医院进行横向和纵向的对比研究、总结分析而成的年度行业报告。本报告秉持"数据说话，时间说话"的原则，采用统计分析、文献检索、数据比较、定量和定性分析等方法，对全国3000多家不同层级、不同类别的医院进行系统分析，挖掘目前国内医疗资源配置和医院专科建设方面存在的问题，探索实现医院高质量发展的新途径，为医院管理者提供有力的决策支持。

本年度报告主题为"纵横分析　标杆引领"，根据研究结果得出以下几点结论。一是以中国医院发展的纵横分析为核心，对全国31个省（区、市）、32个省会城市和计划单列市以及50个地级市的医院综合竞争力、医疗资源分布的均衡性、医院运营效能三方面进行纵向和横向的对比研究。从医院运营效能方面来看，不同层级、不同地区的医院标杆差距较大，顶级医院标杆总收入中位数分别是地级城市医院、县级医院、中医医院标杆第一梯队的2.2倍、6.2倍、4.0倍；顶级医院标杆人均收入中位数分别是地级城市医院、县级医院、中医医院标杆第一梯队的1.6倍、2.3倍、1.5倍；顶级医院标杆和中医医院标杆第一梯队收入增速较快。华东地区医院标杆运营效能最高且发展最均衡，西北地区各层级医院标杆居末位，东西部差距较大。二是对县级医院、地级城市医院标杆进行横向、纵向对比分析，以找出其竞争优势与需要改进的方面。数据分析结果显示，地/县级医院标杆床位数连续两年下降。人力资源的合理配置是保证医院高质量发展的前提。近6

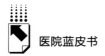
年，地/县级医院标杆职工人数略有减少，医师、护士和医技人员数量均在减少。但中高级职称人数和硕士学历人数有所增加，博士学历人数与2018年持平，可见人才下沉还需要相关配套政策的支持。2023年地/县级医院标杆医疗服务量有所减少，年门急诊量、年出院量和年住院手术量均降至近6年低谷，医院发展面临挑战。三是从医疗技术、资源配置、医院运营、学术科研等维度进行综合分析，发现东部地区县级医院竞争力较强，中部、西部地区县级医院发展迅速，东部、中部、西部地区县级医院差距在缩小。

关键词： 医院标杆　高质量发展　资源配置　运营效能

Abstract

Annual Report on China's Hospital Competitiveness (*2024*) is an annual industry report based on the benchmark research conducted by the Guangzhou Asclepius Hospital Management Center. Focusing on stratified classification, this report presents a comparative study and summary analysis that spans both horizontal and vertical dimensions for the year 2023. Committed to the principle of "data speaks" and "time speaks", the report employs methods such as statistical analysis, literature review, and quantitative and qualitative data comparison to conduct a systematic analysis of over 3,000 public hospitals of various levels and categories, as well as more than 2,000 nongoverment hospitals across the country. It uncovers the existing issues in domestic medical resource allocation and hospital specialty construction, explores new approaches for high-quality hospital development, and provides robust decision-making support for hospital administrators.

The theme of this report, "Comprehensive Analysis, Benchmark Leadership," based on the research results, the following points are concluded. The report focuses on the vertical and horizontal analysis of the development of hospitals in China, conducting a benchmark comparison of the comprehensive competitiveness of hospitals, the balance of medical resource distribution, and the hospital operational effectiveness. This analysis is carried out both vertically and horizontally across 31 provincial-level administrative regions, 32 provincial capitals and separately listed cities, and 50 prefecture-level cities, categorized by the stratified classification of hospitals. In terms of hospital operational effectiveness, there is a significant disparity among benchmark hospitals of different levels and regions. The median total revenue of top-tier benchmark hospitals is 2.1 times, 6.1 times, and 3.9 times that of benchmark hospitals in prefecture-level cities, county-level

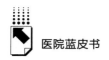
hospitals, and traditional Chinese medicine hospitals, respectively. The median per capita revenue of top-tier benchmark hospitals is 1.6 times, 2.3 times, and 1.5 times that of benchmark hospitals in prefecture-level cities, county-level hospitals, and traditional Chinese medicine hospitals, respectively. Moreover, top-tier benchmark hospitals and benchmark traditional Chinese medicine hospitals exhibit a faster growth rate. The benchmark hospitals in East China exhibit the strongest operational efficiency and the most balanced development, while those in Northwest China rank at the bottom across all levels. There is a significant disparity between the eastern and western regions. Secondly, a comparative analysis of the competitive strengths and areas for improvement is conducted for benchmark county-level and prefecture-level city hospitals through both horizontal and vertical comparisons. Data analysis results indicate that the number of beds in county/ prefecture-level benchmark hospitals has been reduced for two consecutive years. The rational allocation of human resources is a prerequisite for ensuring the high-quality development of hospitals. Over the past six years, there has been a slight decrease in the number of staff at prefecture/county-level benchmark hospitals, with the number of physicians, nurses, and medical technicians all showing a decline. However, the number of individuals with intermediate and senior professional titles and those with master's degrees has increased, while the number of those with doctoral degrees is the same as that in 2018. It can be seen that relevant supporting policies are needed to guide talents downward to grassroots medical organizations. In 2023, the volume of medical services at prefecture/ county-level benchmark hospitals has decreased, with the annual outpatient visits, annual discharges, and annual inpatient surgeries all falling to the trough in the past six years, indicating that hospital development is facing challenges. Thirdly, a comprehensive analysis is conducted across dimensions such as medical technology, resource allocation, hospital operations, and academic research. It is found that county-level hospitals in the eastern region have a clear advantage in competitiveness elements, while those in the central and western regions are developing rapidly. The gap between the eastern, central, and western regions is narrowing, but the disparity between the central and western regions and the eastern region remains significant. Continued efforts are needed in all aspects,

including medical technology elements, resource allocation elements, and operational efficiency elements.

Keywords: Hospital Benchmark; High-quality Development; Resource Allocation; Operational Effectiveness

目 录 ⬔

Ⅰ 总报告

Ⅱ 分报告

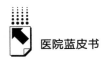
Ⅲ 专题报告

Ⅳ 社会办医篇

Ⅴ 案例篇

皮书数据库阅读**使用指南**

CONTENTS ⟆

I　General Report

Ⅱ　Hierarchical Classification Reports

III   Theme Reports

IV   Non-Government Medical Institutions

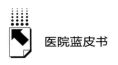
V Case Studies

总 报 告

B.1
中国医院高质量建设纵横分析

庄一强 姚淑芳 刘剑文*

摘 要： 立标杆、强引领，本文以中国医院发展的纵横分析为核心，对全国 31 个省（区、市）、32 个省会（首府）城市与计划单列市以及 50 个地级城市的医院综合竞争力、医疗资源分布的均衡性、医院运营效能三方面进行纵向、横向分析，按照"分层分类"医院纵向、横向对标，引导医院"看数据说话、用数据管理、靠数据决策"，推动医院内部管理提质增效，最终实现医院高质量发展。在医院运营效能方面，不同层级、不同地区的医院标杆①差距较大，顶级医院标杆总收入中位数分别是地级城市、县级、中医医院标杆第一梯队的 2.2 倍、6.2 倍、4.0 倍，顶级医院标杆人均收入中位数分别是地级城市、县级、中医医院标杆第一梯队的 1.6

---

* 庄一强，博士，广州艾力彼医院管理中心主任；姚淑芳，博士，广州艾力彼医院管理中心常务副主任；刘剑文，广州艾力彼医院管理中心数据分析师。

① 本书中的医院标杆指在广州艾力彼医院管理中心开展的医院标杆研究中被评为标杆的医院。其中，顶级医院、省单医院和妇产、儿童医院各 100 家，地级城市医院、县级医院、中医医院、社会办医·单体医院各 500 家（按照医院综合实力划分为 3 个梯队，第一梯队 100 家、第二梯队 200 家、第三梯队 200 家），肿瘤医院 50 家。

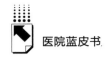

倍、2.3倍、1.5倍，且顶级医院标杆和中医医院标杆收入增速较快。华东地区医院标杆运营效能最高且发展最均衡，西北地区各层级医院标杆居末位，东西部差距较大。[①]

关键词： 量化管理 纵横分析 运营效能

近年来，中国公立医院正式开启量化评价、数据管理和数据决策的新时代。无论是国家三级公立医院绩效考核还是《三级医院评审标准（2022版）》，以及国务院办公厅发布的《关于印发公立医院高质量发展评价指标（试行）的通知》，考核和评价指标属性都是以定量为主。可见，国家正在引导医院创新探索"数据量化管理"新模式，在日常的医院管理工作中能够"看数据说话、用数据管理、靠数据决策"，通过数据驱动医院精细化管理。医疗机构不仅要重视日常医疗质量管理和绩效管理，还要建立健全相关数据指标体系、数据上报流程，以及学会如何对不同类型数据进行结构化处理，提高数据的准确性和可用性，重视数据治理。

向管理要效益，在提升公立医院高质量发展效能的工作中，推动公立医院运营管理科学化、规范化，但现阶段公立医院管理还面临诸多挑战。比如"用数据管理"，由于医院数据分布散、种类多、整合难、标准不统一，缺乏强大的信息化作支撑，数据无法抓取和不准确，因此还需要不断探索数据量化与医院管理实践相融合的新模式。

立标杆、强引领，本文以中国医院发展的纵横分析为核心，对全国31个省（区、市）、32个省会（首府）城市与计划单列市以及50个地级城市的医院综合竞争力指数和均衡指数进行纵向和横向分析，与"分层分类"医院对标，找准自己的位置，发现自身与其他医院间的差距，推动医院内部管理提质增效，最终实现医院高质量发展。

---

① 除特别注明外，本文所有图表均来自广州艾力彼医院管理中心资料库。

一 全国医院发展纵横分析

（一）各省（区、市）医院竞争力分析

2023 年全国 31 个省（区、市）医院综合竞争力指数见表 1，医院综合竞争力指数前 5 位的是广东、江苏、山东、浙江、北京，广东医院综合竞争力指数连续多年稳居第一。通过各省（区、市）不同层级医院综合竞争力指数贡献度的高低可了解优质医疗资源的分布状况（见表 2）。比如，对广东医院综合竞争力指数贡献较大的是顶级医院（贡献度为 22%）和地级城市医院（贡献度为 27%），这两个层级的医院贡献度合计达到 49%，其次是省单医院（贡献度为 14%），中医医院（贡献度为 11%），妇产、儿童医院（贡献度为 9%）和肿瘤医院（贡献度为 7%），贡献度较低的是社会办医·单体医院（贡献度为 5%）和县级医院（贡献度为 4%）。可见，广东的优质医疗资源主要集中在广州和珠三角的地级城市，优质资源分布不均衡、不充分的问题突出，需要打破"虹吸效应"，同时优化县域医疗资源的配置，帮助更多县级医院达到三级医疗服务能力，落实分级诊疗。江苏的地级城市医院综合竞争力指数贡献度高达 38%，可见江苏地级城市医院的核心竞争力非常强，江苏的顶级医院和县级医院综合竞争力指数贡献度都是 13%，贡献度最低的是省单医院（贡献度为 4%）。山东医院综合竞争力指数位居第三，但与江苏、广东相比仍有较大的差距，山东的地级城市医院综合竞争力指数贡献度最大，达 30%，县级医院和顶级医院综合竞争力指数贡献度都是 18%。

表 1 2023 年全国 31 个省（区、市）医院综合竞争力指数

序号	省（区、市）	顶级医院	省单医院	地级城市医院	县级医院	中医医院	社会办医·单体医院	肿瘤医院	妇产、儿童医院	综合竞争力指数
1	广东	0.262	0.174	0.334	0.051	0.132	0.064	0.089	0.109	1.215
2	江苏	0.133	0.036	0.382	0.126	0.082	0.078	0.077	0.082	0.996
3	山东	0.123	0.058	0.205	0.122	0.051	0.022	0.036	0.056	0.673

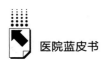

续表

序号	省（区、市）	顶级医院	省单医院	地级城市医院	县级医院	中医医院	社会办医·单体医院	肿瘤医院	妇产、儿童医院	综合竞争力指数
4	浙江	0.155	0.044	0.143	0.111	0.070	0.040	0.052	0.054	0.669
5	北京	0.357	0.060	0.000	0.000	0.107	0.032	0.062	0.039	0.657
6	上海	0.302	0.034	0.000	0.000	0.077	0.005	0.046	0.070	0.532
7	湖北	0.134	0.009	0.140	0.032	0.047	0.031	0.017	0.019	0.430
8	福建	0.109	0.052	0.068	0.014	0.035	0.031	0.019	0.026	0.353
9	四川	0.059	0.036	0.117	0.034	0.047	0.007	0.021	0.029	0.350
10	河南	0.051	0.049	0.085	0.014	0.035	0.048	0.035	0.025	0.341
11	湖南	0.105	0.010	0.094	0.021	0.052	0.000	0.021	0.025	0.328
12	河北	0.041	0.037	0.081	0.015	0.025	0.034	0.019	0.023	0.275
13	安徽	0.048	0.039	0.049	0.014	0.022	0.025	0.029	0.018	0.245
14	辽宁	0.099	0.057	0.012	0.009	0.015	0.019	0.018	0.015	0.244
15	陕西	0.066	0.029	0.013	0.000	0.050	0.038	0.016	0.021	0.233
16	天津	0.067	0.033	0.000	0.000	0.045	0.000	0.027	0.018	0.189
17	黑龙江	0.048	0.023	0.029	0.000	0.035	0.009	0.032	0.005	0.179
18	广西	0.022	0.033	0.039	0.013	0.037	0.000	0.017	0.015	0.177
19	云南	0.021	0.059	0.013	0.004	0.011	0.000	0.031	0.010	0.149
20	江西	0.042	0.013	0.024	0.000	0.021	0.000	0.028	0.019	0.149
21	重庆	0.048	0.027	0.000	0.005	0.014	0.005	0.018	0.014	0.136
22	山西	0.019	0.042	0.000	0.000	0.019	0.012	0.030	0.008	0.129
23	吉林	0.068	0.010	0.000	0.007	0.014	0.008	0.017	0.000	0.125
24	贵州	0.018	0.016	0.026	0.006	0.021	0.010	0.014	0.007	0.119
25	甘肃	0.039	0.014	0.000	0.000	0.021	0.000	0.027	0.009	0.111
26	内蒙古	0.000	0.028	0.012	0.004	0.013	0.000	0.025	0.006	0.087
27	新疆	0.045	0.000	0.000	0.000	0.013	0.007	0.017	0.003	0.084
28	海南	0.000	0.043	0.000	0.000	0.007	0.006	0.014	0.005	0.075
29	宁夏	0.020	0.013	0.000	0.000	0.007	0.000	0.000	0.000	0.041
30	青海	0.000	0.022	0.000	0.000	0.000	0.000	0.013	0.000	0.035
31	西藏	0.000	0.000	0.000	0.000	0.000	0.000	0.000	0.000	0.000

注：综合竞争力指数是数据标准化之后各层级、各类型医院竞争力指数加权之和；纳入计算的肿瘤医院总数为50家，顶级医院、省单医院、地级城市医院、县级医院、中医医院、社会办医·单体医院和妇产、儿童医院各100家。余表同。

在4个直辖市中，顶级医院对当地医院综合竞争力的贡献都较大，上海和北京顶级医院综合竞争力指数贡献度甚至超过50%。数据显示，2023年上海顶级医院综合竞争力指数贡献度是57%，北京是54%，天津和重庆都是35%。值得一提的是北京和天津中医医院综合竞争力指数贡献度在当地仅次于顶级医院，其中北京中医医院综合竞争力指数贡献度为16%，天津为24%。在直辖市中，社会办医·单体医院的发展处于弱势，北京、重庆、上海和天津的社会办医院·单体医院的综合竞争力指数贡献度分别为5%、4%、1%和0，天津已连续多年没有社会办医·单体医院进入前100位。

除了直辖市以外，2023年顶级医院和省单医院综合竞争力指数贡献度超过50%的省（区）分别是辽宁、云南、吉林、新疆、海南、青海和宁夏，充分说明这些省（区）的优质医疗资源集中在省会城市，优质医疗资源分布有较大的优化空间。相比2022年，山西和甘肃的医院综合竞争力指数贡献度集中的格局有所改善。

《中国卫生健康统计年鉴》显示，目前，我国中医医院的数量占全国医院总数的15.49%，中医医院是中医药服务体系的主体，承担了全国大部分中医医疗服务任务。为推进中医医院高质量发展，近年来国家不断出台相关政策振兴中医药、发展中医医院。中医医院综合竞争力指数贡献度排名前六的省（区、市）分别是天津（贡献度为24%）、陕西（贡献度为22%）、广西（贡献度为21%）、甘肃（贡献度为19%）、黑龙江（贡献度为19%）、宁夏（贡献度为18%），说明这几个省（区、市）的中医医院在当地处于优势地位。

2023年各省（区、市）社会办医·单体医院综合竞争力指数贡献度都不高，贡献度超过10%的省份分别是陕西（贡献度为16%）、河南（贡献度为14%）、河北（贡献度为12%）。全国有10个省（区、市）社会办医·单体医院综合竞争力指数贡献度为0，表明这些省（区、市）的优质医疗资源主要集中在公立医院，社会办医·单体医院的核心竞争力还有很大的提升空间。

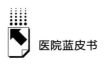

表2　2023年全国31个省（区、市）医院综合竞争力指数贡献度

单位：%

序号	省（区、市）	顶级医院	省单医院	地级城市医院	县级医院	中医医院	社会办医·单体医院	肿瘤医院	妇产、儿童医院
1	广东	22	14	27	4	11	5	7	9
2	江苏	13	4	38	13	8	8	8	8
3	山东	18	9	30	18	8	3	5	8
4	浙江	23	7	21	17	11	6	8	8
5	北京	54	9	0	0	16	5	9	6
6	上海	57	6	0	0	14	1	9	13
7	湖北	31	2	33	7	11	7	4	4
8	福建	31	15	19	4	10	9	5	7
9	四川	17	10	34	10	14	2	6	8
10	河南	15	14	25	4	10	14	10	7
11	湖南	32	3	29	6	16	0	7	8
12	河北	15	14	29	5	9	12	7	8
13	安徽	20	16	20	6	9	10	12	7
14	辽宁	40	23	5	4	6	8	7	6
15	陕西	28	12	6	0	22	16	7	9
16	天津	35	17	0	0	24	0	14	9
17	黑龙江	26	13	16	0	19	5	18	3
18	广西	12	19	22	7	21	0	10	8
19	云南	14	40	8	3	7	0	21	7
20	江西	28	9	16	0	14	0	19	13
21	重庆	35	20	0	3	11	4	13	14
22	山西	14	32	0	0	15	9	23	6
23	吉林	55	8	0	5	11	7	14	0
24	贵州	16	13	22	5	17	9	12	6
25	甘肃	36	13	0	0	19	0	25	8
26	内蒙古	0	32	14	4	15	0	29	7
27	新疆	53	0	0	0	15	8	20	3
28	海南	0	58	0	0	10	8	18	6
29	宁夏	49	33	0	0	18	0	0	0
30	青海	0	63	0	0	0	0	37	0
31	西藏	0	0	0	0	0	0	0	0

注：表中部分省（区、市）医院综合竞争力指数贡献度合计不为100%，系数据四舍五入所致，未做调整。余表同。

不仅要重视不同省（区、市）医院综合竞争力的横向比较，而且要重视同一个省（区、市）的纵向比较，通过比较看其自身是否有进步。与2022 年相比，广东的医院标杆增加了 7 家，北京增加 2 家，上海、河北、天津和内蒙古各增加 1 家，江苏、浙江、河南、山西、青海各减少 2 家。这直接导致各省（区、市）的医院综合竞争力指数排名发生变化，福建（排名上升 2 个位次）、天津（排名上升 2 个位次）、重庆（排名上升 2 个位次），安徽、云南、宁夏排名呈上升趋势，河南、广西、辽宁、江西、山西、吉林、青海排名呈下降趋势（见表 3）。

（二）省会（首府）城市、计划单列市医院竞争力分析

2023 年医院综合竞争力指数排前 5 位的省会城市与上年相比没有发生变化，依次是广州、杭州、武汉、南京、长沙，其中广州医院综合竞争力指数连续多年稳居全国省会（首府）城市首位，且与其他省会（首府）城市相比优势明显。计划单列市的医院综合竞争力指数排名依次是深圳、厦门、大连、宁波和青岛。从医院综合竞争力指数来看，省会（首府）城市的医院竞争力格局整体趋于稳定，但从地区分布来看，在医院综合竞争力指数排前 5 位的省会城市中有 3 座城市位于东部地区[①]，两座城市位于中部地区，排名后 5 位的省会（首府）城市中有 4 座城市位于西部地区。由此可见，省会（首府）城市医院综合竞争力的地区差距较大，呼和浩特、西宁、拉萨至今未有医院被评为顶级医院标杆（见表 4），可见各省会（首府）城市的医院依然存在发展不均衡的现象。

---

① 本书东、中、西部地区划分标准如下：东部地区包括北京、福建、广东、海南、河北、江苏、辽宁、山东、上海、天津、浙江；中部地区包括安徽、河南、黑龙江、湖北、湖南、吉林、江西、山西；西部地区包括甘肃、广西、贵州、内蒙古、宁夏、青海、陕西、四川、西藏、新疆、云南、重庆。

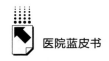

单位：家

表3 2022~2023年全国31个省（区、市）医院标杆数量

综合竞争力指数名次	综合竞争力指数名次变化	省（区、市）	顶级医院		省单医院		地级城市医院		县级医院		中医医院		社会办医·单体医院		肿瘤医院		妇产、儿童医院		医院标杆总数		医院标杆总数变化
			2023年	2022年	2023年	2022年	2023年	2022年	2023年	2022年	2023年	2022年	2023年	2022年	2023年	2022年	2023年	2022年	2023年	2022年	
1	—	广东	10	10	18	16	17	17	8	7	12	10	12	11	5	6	17	15	99	92	7
2	—	江苏	5	5	3	3	18	19	18	20	8	7	13	13	5	5	12	12	82	84	-2
3	—	山东	5	5	5	5	9	9	20	20	5	5	5	5	2	2	9	9	60	60	0
4	—	浙江	6	6	4	4	7	7	16	17	6	7	6	6	3	3	7	7	55	57	-2
5	—	北京	13	13	5	5	0	0	0	0	8	8	6	5	2	2	4	3	38	36	2
6	—	上海	11	11	3	3	0	0	0	0	6	5	1	1	2	2	6	6	29	28	1
7	—	湖北	5	5	1	1	8	8	5	5	4	4	5	5	1	1	2	2	31	31	0
8	↑2	福建	5	5	6	6	4	4	3	2	3	3	6	6	1	1	4	5	32	32	0
9	—	四川	2	2	3	3	7	7	7	7	4	4	2	2	1	1	3	3	29	29	0
10	↓2	河南	2	2	4	4	5	5	3	3	3	5	9	9	2	2	3	3	31	33	-2
11	—	湖南	4	4	1	1	6	6	4	4	5	5	0	0	1	1	3	3	24	24	0
12	—	河北	2	2	3	3	5	5	3	3	2	2	8	8	1	1	4	3	28	27	1
13	↑1	安徽	2	2	4	4	3	2	3	3	2	3	5	5	1	1	4	3	24	24	0
14	↓1	辽宁	4	4	6	6	1	1	2	2	1	1	4	4	1	1	2	2	21	22	-1
15	—	陕西	3	3	3	3	1	1	0	0	5	5	6	6	2	2	3	3	22	22	0
16	↑2	天津	3	3	2	2	0	0	0	0	4	3	0	0	1	1	2	2	13	12	1
17	—	黑龙江	2	2	2	2	2	2	0	0	3	3	2	2	2	2	1	1	14	14	0

续表

综合竞争力指数名次	综合竞争力指数名次变化	省（区、市）	顶级医院		省单医院		地级城市医院		县级医院		中医医院		社会办医·单体医院		肿瘤医院		妇产、儿童医院		医院标杆总数		医院标杆总数变化
			2023年	2022年	2023年	2022年	2023年	2022年	2023年	2022年	2023年	2022年	2023年	2022年	2023年	2022年	2023年	2022年	2023年	2022年	
18	↓2	广西	1	1	3	4	2	2	3	2	3	3	0	0	1	1	2	2	15	15	0
19	↑1	云南	1	1	5	5	1	1	1	1	1	1	0	1	2	2	2	1	13	13	0
20	↓1	江西	2	2	1	1	2	2	0	0	2	3	0	0	2	2	3	3	12	13	−1
21	↑2	重庆	2	2	2	2	0	0	1	1	1	1	0	0	2	2	2	2	10	10	0
22	↓1	山西	1	1	3	4	0	0	0	0	2	3	3	3	1	1	1	2	12	14	−2
23	↓1	吉林	3	3	1	1	0	0	1	1	1	1	2	2	1	1	0	1	9	10	−1
24	—	贵州	1	1	1	1	1	1	1	1	2	2	2	2	1	1	1	1	10	10	0
25	—	甘肃	2	2	0	0	0	0	0	0	2	2	2	2	1	1	1	1	8	8	0
26	—	内蒙古	0	0	2	2	1	1	1	1	2	2	0	0	2	2	1	0	9	8	1
27	—	新疆	2	2	0	0	0	0	0	0	1	1	0	0	2	2	1	1	6	6	0
28	—	海南	0	0	4	4	0	0	0	0	2	2	0	0	1	1	1	1	8	8	0
29	↑1	宁夏	1	1	1	1	0	0	0	0	1	0	0	0	0	0	0	1	3	3	0
30	↓1	青海	0	0	2	2	0	0	0	0	1	1	0	0	0	1	0	1	3	5	−2
31	—	西藏	0	0	0	0	0	0	0	0	0	0	0	0	0	0	0	0	0	0	0

注：在计算医院标杆总数时地级城市医院、县级医院、中医医院、社会办医·单体医院仅取第一梯队100家医院，余表同。

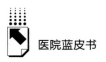

表4 2023年省会（首府）城市、计划单列市医院综合竞争力指数

序号	城市	顶级医院	省单医院	县级医院	中医医院	社会办医·单体医院	肿瘤医院	妇产、儿童医院	综合竞争力指数
1	广州	0.241	0.077	0.000	0.057	0.014	0.048	0.027	0.464
2	杭州	0.132	0.011	0.000	0.061	0.016	0.040	0.033	0.294
3	武汉	0.134	0.009	0.000	0.036	0.022	0.017	0.019	0.237
4	南京	0.082	0.036	0.000	0.033	0.021	0.035	0.028	0.235
5	长沙	0.105	0.010	0.013	0.043	0.000	0.021	0.025	0.216
6	郑州	0.051	0.049	0.005	0.035	0.012	0.022	0.025	0.199
7	深圳 *	0.021	0.097	0.000	0.020	0.011	0.015	0.033	0.198
8	成都	0.059	0.036	0.013	0.028	0.007	0.021	0.029	0.193
9	济南	0.078	0.038	0.000	0.024	0.000	0.023	0.021	0.183
10	西安	0.066	0.029	0.000	0.022	0.031	0.016	0.017	0.181
11	合肥	0.048	0.039	0.004	0.014	0.000	0.029	0.015	0.149
12	哈尔滨	0.048	0.023	0.000	0.035	0.000	0.032	0.005	0.142
13	福州	0.070	0.018	0.004	0.022	0.000	0.019	0.008	0.142
14	沈阳	0.058	0.037	0.000	0.015	0.008	0.018	0.006	0.141
15	石家庄	0.041	0.037	0.000	0.013	0.009	0.019	0.014	0.132
16	厦门 *	0.039	0.034	0.000	0.013	0.022	0.000	0.015	0.122
17	昆明	0.021	0.059	0.000	0.011	0.000	0.019	0.007	0.117
18	长春	0.068	0.010	0.000	0.014	0.004	0.017	0.000	0.114
19	南宁	0.022	0.033	0.000	0.026	0.000	0.017	0.008	0.106
20	太原	0.019	0.042	0.000	0.019	0.000	0.017	0.008	0.104
21	南昌	0.042	0.013	0.000	0.013	0.000	0.016	0.016	0.101
22	兰州	0.039	0.014	0.000	0.021	0.000	0.015	0.009	0.099
23	贵阳	0.018	0.016	0.000	0.021	0.010	0.014	0.007	0.087
24	乌鲁木齐	0.045	0.000	0.000	0.013	0.007	0.017	0.003	0.084
25	大连 *	0.041	0.021	0.009	0.000	0.004	0.000	0.009	0.084
26	海口	0.000	0.043	0.000	0.007	0.006	0.014	0.005	0.075
27	宁波 *	0.000	0.033	0.021	0.000	0.007	0.000	0.008	0.069
28	青岛 *	0.025	0.021	0.005	0.007	0.000	0.000	0.010	0.068
29	呼和浩特	0.000	0.028	0.000	0.007	0.000	0.014	0.006	0.055
30	银川	0.020	0.013	0.000	0.007	0.000	0.000	0.000	0.041
31	西宁	0.000	0.022	0.000	0.000	0.000	0.013	0.000	0.035
32	拉萨	0.000	0.000	0.000	0.000	0.000	0.000	0.000	0.000

注：* 为计划单列市。综合竞争力指数是数据标准化之后各层次、各类型医院竞争力加权之和。

2023年省会（首府）、计划单列市医院综合竞争力指数贡献度显示（见表5），广州顶级医院综合竞争力指数贡献度为52%，省单医院为17%，中医医院为12%，肿瘤医院为10%，妇产、儿童医院为6%，社会办医·单体医院为3%，可见广州的优质医疗资源呈现分布不均衡的现象，主要集中在顶级医院和省单医院，这两个层级的医院综合竞争力指数贡献度合计达69%。相比之下，排名第二的杭州，其顶级医院综合竞争力指数贡献度为45%，省单医院为4%，中医医院为21%，肿瘤医院为14%，妇产、儿童医院为11%，社会办医·单体医院为6%，显然杭州优质医疗资源的均衡性好于广州。2023年，中医医院综合竞争力指数贡献度最高的城市是南宁和哈尔滨（贡献度均为25%），而大连、宁波、西宁、拉萨的中医医院综合竞争力指数贡献度是0。全国各省会（首府）城市、计划单列市的社会办医·单体医院综合竞争力指数贡献度整体偏低，其中西安的社会办医·单体医院贡献度最高，达17%，全国仍有15个省会（首府）城市、计划单列市社会办医·单体医院贡献度为0。说明社会办医·单体医院在省会（首府）城市、计划单列市的发展受到一定程度的挤压，呈现"大树底下不长草"的局面。

在计划单列市中，除宁波外，深圳、厦门、大连、青岛均有顶级医院标杆，并且大连顶级医院综合竞争力指数贡献度高达49%，厦门的社会办医·单体医院综合竞争力指数贡献度高达18%，大连、宁波没有医院进入中医医院标杆第一梯队，而厦门、青岛有1家医院进入中医医院标杆第一梯队，深圳有2家医院进入中医医院标杆第一梯队。

表5 2023年省会（首府）城市、计划单列市医院综合竞争力指数贡献度

单位：%

序号	城市	顶级医院	省单医院	县级医院	中医医院	社会办医·单体医院	肿瘤医院	妇产、儿童医院
1	广州	52	17	0	12	3	10	6
2	杭州	45	4	0	21	6	14	11
3	武汉	57	4	0	15	9	7	8
4	南京	35	15	0	14	9	15	12

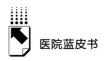
续表

序号	城市	顶级医院	省单医院	县级医院	中医医院	社会办医·单体医院	肿瘤医院	妇产、儿童医院
5	长沙	48	4	6	20	0	10	12
6	郑州	25	25	2	18	6	11	13
7	深圳*	11	49	0	10	6	8	17
8	成都	30	18	7	14	4	11	15
9	济南	42	21	0	13	0	12	12
10	西安	37	16	0	12	17	9	9
11	合肥	32	26	3	9	0	19	10
12	哈尔滨	34	16	0	25	0	22	3
13	福州	50	13	3	16	0	13	6
14	沈阳	41	26	0	11	6	13	4
15	石家庄	31	28	0	10	7	14	10
16	厦门*	32	28	0	10	18	0	12
17	昆明	18	50	0	9	0	17	6
18	长春	60	9	0	12	4	15	0
19	南宁	21	31	0	25	0	16	7
20	太原	18	40	0	18	0	16	8
21	南昌	42	13	0	13	0	16	16
22	兰州	40	15	0	21	0	15	9
23	贵阳	21	18	0	24	12	16	9
24	乌鲁木齐	53	0	0	15	8	20	3
25	大连*	49	25	11	0	5	0	11
26	海口	0	58	0	10	8	18	6
27	宁波*	0	48	30	0	10	0	12
28	青岛*	37	30	8	10	0	0	15
29	呼和浩特	0	51	0	13	0	26	11
30	银川	49	33	0	18	0	0	0
31	西宁	0	63	0	0	0	37	0
32	拉萨	0	0	0	0	0	0	0

注：*为计划单列市。

2023年各省会（首府）城市和计划单列市医院标杆数量如表6所示，深圳增加了5家医院标杆，这直接导致深圳医院综合竞争力指数上升了3位。与2022年相比，在省会（首府）城市和计划单列市中，医院标杆数量增加的有深圳（增加5家）、南京（增加2家）、广州（增加1家）、青岛

表6 2022~2023年省会（首府）城市、计划单列市医院标杆数量

单位：家

综合竞争力指数名次	综合竞争力指数名次变化	城市	顶级医院		省单医院		县级医院		中医医院		社会办医·单体医院		肿瘤医院		妇产、儿童医院		医院标杆总数		医院标杆总数变化
			2023年	2022年	2023年	2022年	2023年	2022年	2023年	2022年	2023年	2022年	2023年	2022年	2023年	2022年	2023年	2022年	
1	—	广州	9	9	8	8	0	0	5	4	4	3	2	3	3	3	31	30	1
2	—	杭州	5	5	1	1	0	0	5	5	2	2	2	2	4	4	19	19	0
3	—	武汉	5	5	1	1	0	0	3	3	3	3	1	1	2	2	15	15	0
4	—	南京	3	3	3	3	0	0	3	2	3	3	2	1	3	3	17	15	2
5	—	长沙	4	4	1	1	2	2	4	4	0	0	1	1	3	3	15	15	0
6	—	郑州	2	2	4	4	1	1	3	3	3	3	1	1	3	3	17	17	0
7	↑3	深圳*	1	1	10	8	0	0	2	1	3	3	1	1	5	3	22	17	5
8	↓1	成都	2	2	3	3	2	2	2	2	2	2	1	1	3	3	15	15	0
9	↓1	济南	3	3	3	3	0	0	2	2	0	3	1	1	3	3	12	12	0
10	↓1	西安	3	3	3	3	0	0	2	2	5	5	1	1	2	2	16	16	0
11	↑1	合肥	2	2	4	4	1	0	1	1	0	0	2	1	2	2	12	12	0
12	↑2	哈尔滨	2	2	2	2	0	0	3	3	0	0	2	2	1	1	10	10	0
13	—	福州	3	3	2	2	1	0	2	2	0	0	1	0	1	2	10	11	−1
14	↓3	沈阳	2	2	4	4	0	0	1	1	2	2	1	1	2	2	11	12	−1
15	—	石家庄	2	2	3	3	0	0	1	1	2	2	1	1	2	2	11	11	0
16	↑1	厦门*	2	2	4	4	0	0	1	1	4	4	0	0	2	2	13	13	0
17	↑2	昆明	1	1	5	5	0	0	1	1	0	1	1	0	1	1	9	10	−1

续表

综合竞争力指数名次	综合竞争力指数名次变化	城市	顶级医院		省单医院		县级医院		中医医院		社会办医·单体医院		肿瘤医院		妇产、儿童医院		医院标杆总数		医院标杆总数变化
			2023年	2022年	2023年	2022年	2023年	2022年	2023年	2022年	2023年	2022年	2023年	2022年	2023年	2022年	2023年	2022年	
18	↓2	长春	3	3	1	1	0	0	1	1	1	1	1	1	0	1	7	8	-1
19	↑1	南宁	1	1	3	4	0	0	2	2	0	0	1	1	1	1	8	9	-1
20	↓2	太原	1	1	3	4	0	0	2	3	0	0	1	1	1	1	8	10	-2
21	—	南昌	2	2	1	1	0	0	1	1	0	0	1	1	2	2	7	7	0
22	—	兰州	2	2	1	1	0	0	2	2	0	0	1	1	1	1	7	7	0
23	—	贵阳	1	1	1	1	0	0	2	2	2	2	1	1	1	1	8	8	0
24	↑1	乌鲁木齐	2	2	0	0	0	0	1	1	1	1	1	1	1	1	6	6	0
25	↓1	大连*	2	2	2	2	2	2	0	0	1	1	0	0	1	1	8	8	0
26	—	海口	0	0	4	4	0	0	1	1	1	1	1	1	1	1	8	8	0
27	↑1	宁波*	0	0	3	3	3	3	0	0	1	1	0	0	1	1	8	8	0
28	↓1	青岛*	1	1	2	2	1	1	1	0	0	0	0	0	1	1	6	5	1
29	—	呼和浩特	0	0	2	2	0	0	1	1	0	0	1	1	1	1	5	5	0
30	↑1	银川	1	1	0	1	0	0	1	1	0	0	1	0	0	0	3	3	0
31	—	西宁	0	0	2	2	0	0	0	1	0	0	1	1	0	1	3	5	-2
32	—	拉萨	0	0	0	0	0	0	0	0	0	0	0	0	0	0	0	0	0

注：＊为计划单列市。

（增加1家），数量减少的有太原（减少2家）、西宁（减少2家）、福州（减少1家）、沈阳（减少1家）、昆明（减少1家）、长春（减少1家）、南宁（减少1家）。在省会（首府）城市和计划单列市中，医院综合竞争力排名上升的城市有9座，分别是深圳（排名上升3个位次）、哈尔滨（排名上升2个位次）、昆明（排名上升2个位次）、合肥（排名上升1个位次）、厦门（排名上升1个位次）、南宁（排名上升1个位次）、乌鲁木齐（排名上升1个位次）、宁波（排名上升1个位次）、银川（排名上升1个位次），名次下降的城市8座，分别是沈阳（排名下降3个位次）、长春（排名下降2个位次）、太原（排名下降2个位次）、西安（排名下降1个位次）、青岛（排名下降1个位次）、济南（排名下降1个位次）、大连（排名下降1个位次）、成都（排名下降1个位次）。

（三）地级城市医院竞争力分析

2023年部分地级城市医院综合竞争力指数如表7所示，排名前五的地级城市依次是苏州、徐州、温州、临沂和东莞，且与其他地级城市相比，苏州医院综合竞争力指数优势明显。拥有顶级医院标杆的地级城市分别是苏州、徐州、温州、烟台，说明这4座地级城市至少有1家医院的竞争力非常强。在2023年地级城市医院综合竞争力指数前十中，江苏有4座城市上榜，广东、山东、浙江分别有2座城市上榜。江苏、广东两省表现优异，均有不少于10个地级城市进入50强。

表7　2023年部分地级城市医院综合竞争力指数

序号	城市	省份	顶级医院	地级城市医院	县级医院	中医医院	社会办医·单体医院	肿瘤医院	妇产、儿童医院	综合竞争力指数
1	苏州	江苏	0.028	0.073	0.047	0.018	0.018	0.000	0.010	0.194
2	徐州	江苏	0.023	0.057	0.006	0.009	0.013	0.013	0.012	0.134
3	温州	浙江	0.023	0.055	0.025	0.009	0.007	0.000	0.000	0.118
4	临沂	山东	0.000	0.027	0.025	0.009	0.000	0.013	0.006	0.081
5	东莞	广东	0.000	0.039	0.000	0.010	0.019	0.000	0.013	0.081

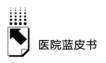
续表

序号	城市	省份	顶级医院	地级城市医院	县级医院	中医医院	社会办医·单体医院	肿瘤医院	妇产、儿童医院	综合竞争力指数
6	无锡	江苏	0.000	0.039	0.019	0.010	0.000	0.000	0.013	0.081
7	常州	江苏	0.000	0.047	0.000	0.012	0.000	0.013	0.005	0.077
8	潍坊	山东	0.000	0.023	0.032	0.011	0.005	0.000	0.005	0.076
9	佛山	广东	0.000	0.040	0.000	0.013	0.010	0.000	0.012	0.075
10	金华	浙江	0.000	0.023	0.030	0.000	0.009	0.012	0.000	0.074
11	济宁	山东	0.000	0.053	0.011	0.000	0.008	0.000	0.000	0.072
12	汕头	广东	0.000	0.047	0.000	0.000	0.006	0.015	0.000	0.069
13	南通	江苏	0.000	0.026	0.014	0.000	0.000	0.016	0.006	0.063
14	湛江	广东	0.000	0.037	0.011	0.000	0.000	0.011	0.000	0.059
15	烟台	山东	0.020	0.028	0.010	0.000	0.000	0.000	0.000	0.058
16	柳州	广西	0.000	0.039	0.000	0.011	0.000	0.000	0.007	0.057
17	襄阳	湖北	0.000	0.034	0.005	0.011	0.000	0.000	0.000	0.050
18	泉州	福建	0.000	0.042	0.004	0.000	0.000	0.000	0.003	0.049
19	江门	广东	0.000	0.021	0.013	0.010	0.000	0.000	0.004	0.048
20	中山	广东	0.000	0.025	0.000	0.012	0.003	0.000	0.006	0.046
21	十堰	湖北	0.000	0.044	0.000	0.000	0.000	0.000	0.000	0.044
22	新乡	河南	0.000	0.038	0.000	0.000	0.005	0.000	0.000	0.043
23	绍兴	浙江	0.000	0.015	0.022	0.000	0.000	0.000	0.006	0.042
24	泰州	江苏	0.000	0.019	0.023	0.000	0.000	0.000	0.000	0.042
25	扬州	江苏	0.000	0.037	0.000	0.000	0.003	0.000	0.000	0.041
26	赣州	江西	0.000	0.024	0.000	0.000	0.000	0.012	0.003	0.040
27	沧州	河北	0.000	0.027	0.000	0.013	0.000	0.000	0.000	0.039
28	泸州	四川	0.000	0.025	0.000	0.012	0.000	0.000	0.000	0.037
29	茂名	广东	0.000	0.012	0.010	0.009	0.000	0.000	0.004	0.035
30	南充	四川	0.000	0.031	0.004	0.000	0.000	0.000	0.000	0.035
31	台州	浙江	0.000	0.025	0.009	0.000	0.000	0.000	0.000	0.034
32	镇江	江苏	0.000	0.027	0.006	0.000	0.000	0.000	0.000	0.034
33	唐山	河北	0.000	0.013	0.007	0.000	0.004	0.000	0.006	0.030
34	珠海	广东	0.000	0.025	0.000	0.000	0.000	0.000	0.005	0.030
35	宿迁	江苏	0.000	0.000	0.006	0.000	0.024	0.000	0.000	0.030
36	聊城	山东	0.000	0.028	0.000	0.000	0.000	0.000	0.000	0.028
37	惠州	广东	0.000	0.023	0.004	0.000	0.000	0.000	0.000	0.027
38	南阳	河南	0.000	0.016	0.004	0.000	0.006	0.000	0.000	0.026
39	荆州	湖北	0.000	0.026	0.000	0.000	0.000	0.000	0.000	0.026
40	淮安	江苏	0.000	0.022	0.000	0.000	0.000	0.000	0.004	0.026

序号	城市	省份	顶级医院	地级城市医院	县级医院	中医医院	社会办医·单体医院	肿瘤医院	妇产、儿童医院	综合竞争力指数
41	咸阳	陕西	0.000	0.000	0.000	0.019	0.007	0.000	0.000	0.026
42	遵义	贵州	0.000	0.026	0.000	0.000	0.000	0.000	0.000	0.026
43	梅州	广东	0.000	0.025	0.000	0.000	0.000	0.000	0.000	0.025
44	郴州	湖南	0.000	0.025	0.000	0.000	0.000	0.000	0.000	0.025
45	阜阳	安徽	0.000	0.011	0.010	0.000	0.000	0.000	0.004	0.025
46	淄博	山东	0.000	0.014	0.000	0.000	0.005	0.000	0.005	0.024
47	绵阳	四川	0.000	0.020	0.004	0.000	0.000	0.000	0.000	0.024
48	宜昌	湖北	0.000	0.024	0.000	0.000	0.000	0.000	0.000	0.024
49	遂宁	四川	0.000	0.016	0.000	0.007	0.000	0.000	0.000	0.023
50	株洲	湖南	0.000	0.013	0.000	0.010	0.000	0.000	0.000	0.023

从 2023 年地级城市医院综合竞争力指数贡献度来看（见表8），在很多城市，地级城市医院综合竞争力指数贡献度大于 80%，如十堰、聊城、遵义、荆州、梅州、郴州、宜昌的地级城市医院贡献度甚至达到 100%。在地级城市中，中医医院和社会办医·单体医院综合竞争力指数贡献度普遍偏低。但也存在咸阳、宿迁这两个特例，报告显示咸阳中医医院综合竞争力指数贡献度高达 72%，宿迁社会办医·单体医院综合竞争力指数贡献度高达 80%。

表8　2023 年部分地级城市医院综合竞争力指数贡献度

单位：%

序号	城市	顶级医院	地级城市医院	县级医院	中医医院	社会办医·单体医院	肿瘤医院	妇产、儿童医院
1	苏州	14	38	24	9	9	0	5
2	徐州	17	43	5	7	9	10	9
3	温州	19	46	21	8	6	0	0
4	临沂	0	34	31	12	0	17	7
5	东莞	0	48	0	13	23	0	16
6	无锡	0	48	24	12	0	0	16
7	常州	0	61	0	15	0	17	6

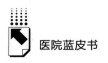

序号	城市	顶级医院	地级城市医院	县级医院	中医医院	社会办医·单体医院	肿瘤医院	妇产、儿童医院
8	潍坊	0	30	42	15	7	0	6
9	佛山	0	53	0	18	13	0	16
10	金华	0	30	41	0	13	16	0
11	济宁	0	74	15	0	11	0	0
12	汕头	0	69	0	0	9	22	0
13	南通	0	42	23	0	0	25	10
14	湛江	0	63	18	0	0	19	0
15	烟台	34	49	17	0	0	0	0
16	柳州	0	68	0	19	0	0	12
17	襄阳	0	69	9	22	0	0	0
18	泉州	0	86	7	0	0	0	6
19	江门	0	43	27	21	0	0	9
20	中山	0	53	0	26	8	0	14
21	十堰	0	100	0	0	0	0	0
22	新乡	0	89	0	0	11	0	0
23	绍兴	0	34	52	0	0	0	14
24	泰州	0	46	54	0	0	0	0
25	扬州	0	92	0	0	8	0	0
26	赣州	0	62	0	0	0	30	8
27	沧州	0	68	0	32	0	0	0
28	泸州	0	67	0	33	0	0	0
29	茂名	0	35	28	25	0	0	12
30	南充	0	89	11	0	0	0	0
31	台州	0	74	26	0	0	0	0
32	镇江	0	81	19	0	0	0	0
33	唐山	0	44	21	0	14	0	21
34	珠海	0	83	0	0	0	0	17
35	宿迁	0	0	20	0	80	0	0
36	聊城	0	100	0	0	0	0	0
37	惠州	0	84	16	0	0	0	0
38	南阳	0	61	14	0	25	0	0
39	荆州	0	100	0	0	0	0	0
40	淮安	0	85	0	0	0	0	15
41	咸阳	0	0	0	72	28	0	0
42	遵义	0	100	0	0	0	0	0
43	梅州	0	100	0	0	0	0	0
44	郴州	0	100	0	0	0	0	0

序号	城市	顶级医院	地级城市医院	县级医院	中医医院	社会办医·单体医院	肿瘤医院	妇产、儿童医院
45	阜阳	0	45	40	0	0	0	15
46	淄博	0	59	0	0	19	0	22
47	绵阳	0	84	16	0	0	0	0
48	宜昌	0	100	0	0	0	0	0
49	遂宁	0	70	0	30	0	0	0
50	株洲	0	58	0	42	0	0	0

2022~2023年地级城市的医院标杆数量如表9所示，咸阳、阜阳、株洲新入围地级城市医院综合竞争力指数50强。在医院综合竞争力指数50强的地级城市中，综合竞争力指数名次上升的地级城市有18座，其中名次上升3位及以上的地级城市分别是临沂（排名上升5个位次）、赣州（排名上升4个位次）、茂名（排名上升4个位次）、镇江（排名上升3个位次）、珠海（排名上升3个位次）、荆州（排名上升3个位次）。综合竞争力指数名次下降的地级城市有13座，其中名次下降3位及以上的地级城市分别是淮安（排名下降6个位次）、台州（排名下降5个位次）、聊城（排名下降5个位次）、唐山（排名下降4个位次）、潍坊（排名下降3个位次）、柳州（排名下降3个位次）。在医院综合竞争力指数50强的地级城市中，各层级医院标杆总数增加的有湛江（增加1家）、泉州（增加1家）、咸阳（增加1家）、阜阳（增加1家）、数量减少的有徐州（减少2家）、常州（减少2家）、淮安（减少1家）、潍坊（减少1家）、金华（减少1家）。

（四）区域均衡性分析

1. 地级城市医院均衡指数分析

本报告以均衡指数（A/B值）衡量医院分布的均衡性。A/B值中的A是入围地级城市医院标杆第一梯队（100家），第一、第二梯队（300家）或第一、第二、第三梯队（500家）的地级城市数量，B为本省地级城市总数，A/B值越接近1，表明该地医疗资源分布越均衡（下文县级医院同理）。

表9 2023年部分地级城市的医院标杆数量

单位：家

综合竞争力指数名次	综合竞争力指数名次变化	城市	顶级医院		地级城市医院		县级医院		中医医院		社会办医·单体医院		肿瘤医院		妇产、儿童医院		医院标杆总数		医院标杆总数变化
			2023年	2022年	2023年	2022年	2023年	2022年	2023年	2022年	2023年	2022年	2023年	2022年	2023年	2022年	2023年	2022年	
1	—	苏州	1	1	3	3	6	6	2	2	3	3	0	0	1	1	16	16	0
2	—	徐州	1	1	2	3	1	2	1	1	2	2	1	1	2	2	10	12	-2
3	—	温州	1	1	2	2	4	4	1	1	1	1	0	0	0	0	9	9	0
4	↑5	临沂	0	0	1	1	4	4	1	1	0	0	1	1	1	1	8	8	0
5	↓1	东莞	0	0	2	2	0	0	1	1	2	2	0	0	2	2	7	7	0
6	—	无锡	0	0	2	2	2	2	1	1	0	0	0	0	2	2	7	7	0
7	—	常州	0	0	2	2	0	2	1	1	0	0	1	0	1	2	5	7	-2
8	↓3	潍坊	0	0	1	1	5	6	1	1	1	1	0	0	1	1	9	10	-1
9	↑1	佛山	0	0	2	2	0	0	1	1	1	1	0	0	2	2	6	6	0
10	↓2	金华	0	0	1	1	5	5	0	1	2	2	0	0	0	0	8	9	-1
11	—	济宁	0	0	2	2	2	2	0	0	2	2	0	0	0	0	6	6	0
12	—	汕头	0	0	2	2	0	0	0	0	2	2	0	0	0	0	4	4	0
13	↑1	南通	0	0	1	1	4	5	0	0	0	0	0	0	1	0	6	6	0
14	↑2	湛江	0	0	1	2	4	2	0	0	0	0	0	0	0	0	5	4	1
15	—	烟台	1	1	1	1	2	2	0	0	0	0	0	0	0	0	4	4	0
16	↓3	柳州	0	0	2	2	0	0	1	1	0	0	0	0	1	1	4	4	0

续表

综合竞争力指数名次	综合竞争力指数名次变化	城市	顶级医院		地级城市医院		县级医院		中医医院		社会办医·单体医院		肿瘤医院		妇产、儿童医院		医院标杆总数		医院标杆总数变化
			2023年	2022年	2023年	2022年	2023年	2022年	2023年	2022年	2023年	2022年	2023年	2022年	2023年	2022年	2023年	2022年	
17	—	襄阳	0	0	2	2	1	1	1	1	0	0	0	0	0	0	4	4	0
18	↑2	泉州	0	0	2	2	1	0	0	0	0	0	0	0	1	1	4	3	1
19	↓1	江门	0	0	1	1	2	2	1	1	0	0	0	0	1	1	5	5	0
20	↓1	中山	0	0	1	1	0	0	1	1	1	1	0	0	1	1	4	4	0
21	—	十堰	0	0	2	2	0	0	0	0	0	0	0	0	0	0	2	2	0
22	—	新乡	0	0	2	2	0	0	0	0	1	1	0	0	0	0	3	3	0
23	↑1	绍兴	0	0	1	1	3	3	1	1	0	0	0	0	0	0	5	5	0
24	↓1	泰州	0	0	1	1	3	3	0	0	0	0	0	0	0	0	4	4	0
25	—	扬州	0	0	2	2	0	0	1	1	0	0	0	0	0	0	3	3	0
26	↑4	赣州	0	0	2	2	0	0	0	0	0	0	1	1	1	1	4	4	0
27	—	沧州	0	0	1	1	1	1	0	0	0	0	0	0	0	0	2	2	0
28	—	泸州	0	0	1	1	1	1	0	0	0	0	0	0	0	0	2	2	0
29	↑4	茂名	0	0	2	2	1	1	0	0	1	1	0	0	0	0	4	4	0
30	↑2	南充	0	0	1	1	1	1	1	1	0	0	0	0	0	0	3	3	0
31	↑5	台州	0	0	2	2	0	0	0	0	0	0	0	0	0	0	2	2	0
32	↑3	镇江	0	0	1	1	1	1	0	0	0	0	0	0	0	0	3	3	0
33	↓4	唐山	0	0	1	1	1	1	0	0	1	1	0	0	1	1	4	4	0

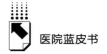
续表

综合竞争力指数名次	综合竞争力指数名次变化	城市	顶级医院		地级城市医院		县级医院		中医医院		社会办医·单体医院		肿瘤医院		妇产、儿童医院		医院标杆总数		医院标杆总数变化
			2023年	2022年	2023年	2022年	2023年	2022年	2023年	2022年	2023年	2022年	2023年	2022年	2023年	2022年	2023年	2022年	
34	↑3	珠海	0	0	2	2	0	0	0	0	0	0	0	0	1	1	3	3	0
35	↑1	宿迁	0	0	0	0	1	1	0	0	4	4	0	0	0	0	5	5	0
36	↓5	聊城	0	0	1	1	0	0	0	0	0	0	0	0	0	0	1	1	0
37	↑1	惠州	0	0	1	1	1	1	0	0	0	0	0	0	0	0	2	2	0
38	↑2	南阳	0	0	1	1	1	1	0	0	1	1	0	0	0	0	3	3	0
39	↑3	荆州	0	0	2	2	0	0	0	0	0	0	0	0	0	0	2	2	0
40	↓6	淮安	0	0	1	1	0	0	1	1	0	0	0	0	0	1	2	3	−1
41	新入围	咸阳	0	0	1	1	0	0	1	0	1	1	0	0	0	0	3	2	1
42	↓1	遵义	0	0	1	1	0	0	0	0	0	0	0	0	0	0	1	1	0
43	—	梅州	0	0	1	1	0	0	0	0	0	0	0	0	0	0	1	1	0
44	—	郴州	0	0	1	1	0	0	0	0	0	0	0	0	0	0	1	1	0
45	新入围	阜阳	0	0	1	1	2	2	0	0	0	0	0	0	1	0	4	3	1
46	↑1	淄博	0	0	1	1	0	0	0	0	1	1	0	0	1	1	3	3	0
47	↓1	绵阳	0	0	1	1	1	1	0	0	0	0	0	0	0	0	2	2	0
48	↑1	宜昌	0	0	1	1	0	0	0	0	0	0	0	0	0	0	1	1	0
49	↑1	遂宁	0	0	1	1	0	0	1	1	0	0	0	0	0	0	2	2	0
50	新入围	株洲	0	0	1	1	0	0	1	1	0	0	0	0	0	0	2	2	0

2023 年，全国 27 个省（区）地级城市医院均衡指数见表 10。全国 27 个省（区）共有 301 个地级城市，其中地级城市医院标杆第一梯队分布在 19 个省（区）的 77 个地级城市，均衡指数排前 3 位的是江苏、浙江和广东。江苏共有 12 个地级城市，有 19 家医院入围地级城市医院标杆第一梯队，分布在 11 个地级城市，均衡指数达 0.917。值得一提的是 2023 年内蒙古有 1 家医院进入医院标杆第一梯队，目前山西、吉林、新疆、甘肃、宁夏、海南、青海和西藏 8 个省（区）仍没有医院进入医院标杆第一梯队。

2023 年地级城市医院标杆第一、第二梯队分布在全国 23 个省（区）的 195 个地级城市。江苏、浙江、山东、福建、湖北的医院标杆第一、第二梯队均衡指数达到 1.000。广东的医院综合竞争力指数虽然连续多年稳居第一，但均衡指数始终没有得到提高，其医院标杆第一梯队均衡指数为 0.632，标杆医院第一、第二梯队均衡指数为 0.842，医院标杆第一、第二、第三梯队均衡指数为 0.947。广东有 43 家地级城市医院入围，至今汕尾仍未有 1 家地级城市医院入围，说明广东优质医疗资源分布不均衡的局面仍未被打破，优质医疗资源主要集中在经济相对发达的城市。

2023 年地级城市医院标杆分布在全国 25 个省（区）的 256 个地级城市，其中有 12 个省份医院标杆第一、第二、第三梯队的均衡指数达到 1.000，青海和西藏仍没有 1 家医院入围地级城市医院标杆。

表 10 2023 年全国 27 个省（区）地级城市医院均衡指数

单位：个

省（区）	地级城市总数	医院标杆第一梯队均衡指数（排名）	医院标杆第一、第二梯队所在城市数	医院标杆第一、第二梯队均衡指数（排名）	医院标杆第一、第二、第三梯队所在城市数	医院标杆第一、第二、第三梯队均衡指数（排名）
江苏	12	0.917（1）	12	1.000（1）	12	1.000（1）
浙江	9	0.667（2）	9	1.000（1）	9	1.000（1）
广东	19	0.632（3）	16	0.842（9）	18	0.947（13）
山东	14	0.571（4）	14	1.000（1）	14	1.000（1）

续表

省（区）	地级城市总数	医院标杆第一梯队均衡指数（排名）	医院标杆第一、第二梯队所在城市数	医院标杆第一、第二梯队均衡指数（排名）	医院标杆第一、第二、第三梯队所在城市数	医院标杆第一、第二、第三梯队均衡指数（排名）
河北	10	0.500（5）	9	0.900（8）	10	1.000（1）
湖南	13	0.462（6）	12	0.923（7）	13	1.000（1）
福建	7	0.429（7）	7	1.000（1）	7	1.000（1）
湖北	12	0.417（8）	12	1.000（1）	12	1.000（1）
河南	16	0.250（9）	15	0.938（6）	16	1.000（1）
四川	20	0.250（9）	13	0.650（14）	18	0.900（14）
安徽	15	0.200（11）	12	0.800（10）	15	1.000（1）
黑龙江	12	0.167（12）	4	0.333（21）	8	0.667（21）
贵州	8	0.125（13）	6	0.750（12）	8	1.000（1）
陕西	9	0.111（14）	7	0.778（11）	9	1.000（1）
江西	10	0.100（15）	6	0.600（16）	9	0.900（14）
内蒙古	11	0.091（16）	5	0.455（18）	9	0.818（18）
辽宁	12	0.083（17）	9	0.750（12）	12	1.000（1）
广西	13	0.077（18）	8	0.615（15）	11	0.846（17）
云南	15	0.067（19）	8	0.533（17）	12	0.800（19）
山西	10	0.000（20）	4	0.400（19）	9	0.900（14）
吉林	8	0.000（20）	3	0.375（20）	5	0.625（23）
新疆	13	0.000（20）	2	0.154（22）	8	0.615（24）
甘肃	13	0.000（20）	2	0.154（22）	7	0.538（25）
宁夏	4	0.000（20）	0	0.000（24）	3	0.750（20）
海南	3	0.000（20）	0	0.000（24）	2	0.667（21）
青海	7	0.000（20）	0	0.000（24）	0	0.000（26）
西藏	6	0.000（20）	0	0.000（24）	0	0.000（26）

注：统计地级城市数量时不包括省会（首府）城市、计划单列市。

2. 县级医院均衡指数分析

2023 年全国 28 个省（区、市）县级医院均衡指数见表 11。2023 年县级医院标杆第一梯队分布在 18 个省（区、市）的 97 个县，整体均衡指数为 0.076，县级医院标杆第一梯队均衡指数排名前三的省份是江苏、浙江、山东，且这 3 个省份共有 54 家医院入围县级医院标杆第一梯队。江苏县级医院标杆第一梯队的均衡指数为 0.400，广东的均衡指数只有 0.123，与江苏等省份有较大差距。全国有 4 个省份的县域总数超过 100 个，分别是四川（128 个）、河南（103 个）、河北（118 个）、云南（112 个），四川、河南、河北和云南分别有 7 个、3 个、3 个和 1 个县有医院入围县级医院标杆第一梯队，这 4 个省的县级医院标杆第一梯队均衡指数只有 0.030，可见，县级医院发展不平衡不充分的现象非常普遍。目前有海南、江西、新疆、陕西、黑龙江、甘肃、山西、宁夏、青海和西藏 10 个省份没有医院进入县级医院标杆第一梯队。

2023 年，县级医院标杆第一、第二梯队分布在 290 个县，均衡指数前 5 位的省（市）分别是江苏、浙江、山东、重庆和广东，其中重庆是唯一有县级医院的直辖市，且其县级医院标杆第一梯队均衡指数和第一、第二梯队均衡指数分别排第 5 位和第 4 位。2023 年县级医院标杆第一、第二、第三梯队分布在 482 个县，较 2022 年增加了 12 个县，说明有一部分县级医院的竞争力得到提升。县级医院标杆第一、第二、第三梯队均衡指数前 5 位的省（市）是江苏、山东、浙江、湖北、重庆，这 5 个省（市）的县级医院优质资源分布较为均衡，山西、宁夏、青海和西藏 4 个省（区）没有县级医院标杆。县级医院均衡指数靠后的均为中西部地区的省份，西部地区只有零星的县级医院竞争力较强，与全国县级医院的水平尚有差距，优质的县级医院较为匮乏。

表 11　2023 年 28 个省（区、市）县级医院均衡指数

单位：个

省（区、市）	县域总数	医院标杆第一梯队所在县域数	医院标杆第一梯队均衡指数（排序）	医院标杆第一、第二梯队所在县域数	医院标杆第一、第二梯队均衡指数（排序）	医院标杆第一、第二、第三梯队所在县域数	医院标杆第一、第二、第三梯队均衡指数（排序）
江苏	40	16	0.400（1）	35	0.875（1）	39	0.975（1）
浙江	53	16	0.302（2）	31	0.585（2）	34	0.642（3）
山东	78	20	0.256（3）	42	0.538（3）	67	0.859（2）

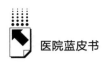

省（区、市）	县域总数	医院标杆第一梯队所在县域数	医院标杆第一梯队均衡指数（排序）	医院标杆第一、第二梯队所在县域数	医院标杆第一、第二梯队均衡指数（排序）	医院标杆第一、第二、第三梯队所在县域数	医院标杆第一、第二、第三梯队均衡指数（排序）
广东	57	7	0.123（4）	18	0.316（5）	28	0.491（6）
重庆	12	1	0.083（5）	5	0.417（4）	6	0.500（5）
湖北	64	5	0.078（6）	18	0.281（6）	34	0.531（4）
福建	53	3	0.057（7）	9	0.170（12）	19	0.358（10）
四川	128	7	0.055（8）	23	0.180（10）	30	0.234（12）
安徽	59	3	0.051（9）	11	0.186（8）	26	0.441（8）
辽宁	41	2	0.049（10）	7	0.171（11）	15	0.366（9）
湖南	86	4	0.047（11）	16	0.186（9）	29	0.337（11）
广西	70	3	0.043（12）	9	0.129（14）	12	0.171（17）
河南	103	3	0.029（13）	23	0.223（7）	50	0.485（7）
吉林	39	1	0.026（14）	4	0.103（15）	8	0.205（13）
河北	118	3	0.025（15）	11	0.093（16）	23	0.195（15）
贵州	72	1	0.014（16）	5	0.069（18）	11	0.153（18）
内蒙古	80	1	0.013（17）	1	0.013（24）	3	0.038（24）
云南	112	1	0.009（18）	9	0.080（17）	13	0.116（19）
海南	15	0	0.000（19）	2	0.133（13）	3	0.200（14）
江西	73	0	0.000（19）	4	0.055（19）	13	0.178（16）
新疆	94	0	0.000（19）	3	0.032（20）	6	0.064（21）
陕西	76	0	0.000（19）	2	0.026（21）	7	0.092（20）
黑龙江	67	0	0.000（19）	1	0.015（22）	3	0.045（22）
甘肃	69	0	0.000（19）	1	0.014（23）	3	0.043（23）
山西	91	0	0.000（19）	0	0.000（25）	0	0.000（25）
宁夏	13	0	0.000（19）	0	0.000（25）	0	0.000（25）
青海	37	0	0.000（19）	0	0.000（25）	0	0.000（25）
西藏	66	0	0.000（19）	0	0.000（25）	0	0.000（25）

二 "分层分类"医院运营效能分析

近年来，医院发展转向质量效益型，更加关注医院的运营管理。本节结合医院公开的 2022 年部门决算报告以及广州艾力彼医院管理中心资料库，以医院总收入和人均收入为切入点，分析我国不同层级、不同类型医院的运营效能，了解医院精细化管理的成果。

（一）顶级医院标杆分析

收集 2023 年顶级医院标杆公开的财务决算报告并对数据进行分析（见图 1），2022 年总收入在 100 亿元及以上的医院共 9 家，低于 40 亿元的医院共 16 家，中位数为 58.95 亿元。进一步研究医院总收入与职工人数的比值（用人均收入来表示），2022 年人均收入中位数为 118.11 万元，其中人均收入超过 200 万元的医院共 7 家，超过 100 万元的医院共 69 家。从总收入和人均收入数据来看，顶级医院标杆同时具备规模优势和较高的运营效能，代表着我国医疗技术和医院运营管理的最高水平。

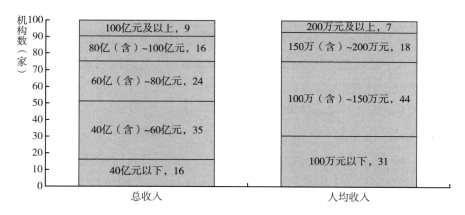

图 1　2022 年顶级医院标杆的总收入和人均收入分布情况

资料来源：广州艾力彼医院管理中心资料库及医院部门决算报告。

对顶级医院标杆收入数据进行分析（见图 2），2022 年总收入增长的医院共 81 家，其中 35 家医院增幅在 10% 及以上。2022 年人均收入增长的医院共 66 家，其中 31 家医院增幅在 10% 及以上。2022 年顶级医院标杆总收入中位数较 2021 年提高 5.32%，人均收入中位数提高 11.93%。大部分顶级医院标杆收入快速增长，体现出医院运营的稳健性。

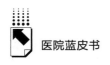

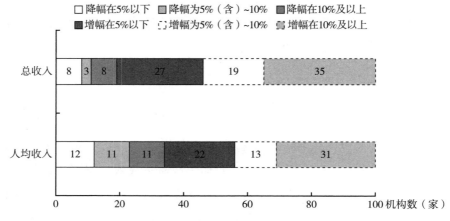

图2　2022年顶级医院标杆的总收入和人均收入增长情况

资料来源：广州艾力彼医院管理中心资料库及医院部门决算报告。

按综合实力由强到弱将顶级医院标杆分为10组，每组10家医院，综合实力最强的10家医院总收入中位数明显较高，比综合实力位居第二的10家医院总收入中位数高29%，是综合实力最弱的10家医院总收入中位数的1.8倍。根据人均收入情况可将顶级医院标杆分成4个方阵，第一方阵20家医院，人均收入全部超百万元，8家医院总收入超百亿元。在第二方阵20家医院中，有18家医院人均收入超百万元，1家医院总收入超百亿元。在第三方阵40家医院中，有26家医院人均收入超百万元，没有医院总收入超百亿元，有22家医院总收入超50亿元。在第四方阵20家医院中，仅有5家医院人均收入超百万元，没有医院总收入超百亿元，仅4家医院总收入超50亿元。顶级医院标杆之间运营效率和经济效益显现出较大差距。

对比各省（区、市）顶级医院标杆收入中位数（见图3），人均收入中位数最高的省份是上海，其次是北京；总收入中位数最高的省份是河南，与第2位的四川拉开较大距离；总收入和人均收入最低的是山西，其次是甘肃。对比其他省（区、市），北京、上海顶级医院标杆床位投入规模小（开放床位大部分为2000～2500张），总收入较高（分别位列第七、第八），拥有较高的人床比（职工人数大部分在3000～5000人），且人均收入中位数都

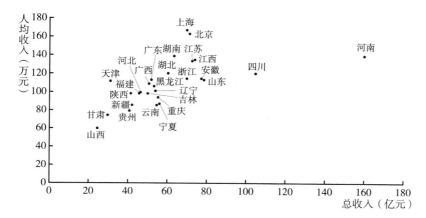

图3　27个省（区、市）顶级医院标杆总收入和人均收入中位数比较

资料来源：广州艾力彼医院管理中心资料库及医院部门决算报告。

超过160万元。总体来看，北京、上海的顶级医院标杆数量多、综合竞争力指数高，不以规模取胜而更追求高质高效，运营效能和综合竞争力俱佳。河南和四川顶级医院标杆综合竞争力指数仅处于中游，但各拥有2家顶级医院标杆，分别为郑州大学第一附属医院和河南省人民医院、四川大学华西医院和四川省人民医院。这4家医院床位规模都较大，其中有2家医院总收入超百亿元，3家医院人均收入超百万元。山西、甘肃、贵州等省份顶级医院标杆数量较少、综合竞争力指数较低，人均收入和总收入也相对较低，运营效能和综合竞争力都比其他省份弱。没有顶级医院标杆分布在内蒙古、海南、青海、西藏，我国优质医疗资源分布不均衡的问题仍然存在。

2023年，在顶级医院标杆中，有66家医院同时为转化医学标杆，其总收入中位数比其余34家非转化医学标杆高75%，人均收入中位数高45%，优势明显。转化医学标杆的总收入和人均收入中位数分别比上年增长9.49%、7.01%，非转化医学标杆的总收入和人均收入中位数分别增长3.99%、1.88%（见表12），说明转化医学标杆的运营效能提升更快且与非转化医学标杆的差距在逐步扩大。转化医学研究越来越受到顶级医院的重视，一方面，其有

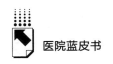

助于医院积极解决"卡脖子"问题；另一方面，转化医学研究可以促进科研与临床结合，加速提升顶级医院的综合实力。

表 12　2022~2023 年转化医学标杆与非转化医学标杆的总收入和人均收入中位数

年份	是否为转化医学标杆	机构数（家）	总收入中位数（亿元）	人均收入中位数（万元）
2022	转化医学标杆	58	65.88	130.41
	非转化医学标杆	42	39.63	94.27
2023	转化医学标杆	66	72.13	139.55
	非转化医学标杆	34	41.21	96.04

资料来源：广州艾力彼医院管理中心资料库及医院部门决算报告。

（二）不同层级医院标杆分析

因 2023 年顶级医院标杆仅 100 家，出于可比性方面的考虑，此处选取地级城市医院、县级医院、中医医院标杆第一梯队进行研究。

对比 2022 年顶级医院标杆、地级城市医院标杆第一梯队、县级医院标杆第一梯队和中医医院标杆第一梯队这 4 个层级医院的总收入和人均收入数据，顶级医院标杆总收入中位数分别是地级城市医院、县级医院、中医医院标杆第一梯队的 2.2 倍、6.2 倍、4.0 倍，顶级医院标杆人均收入中位数分别是地级城市医院、县级医院、中医医院标杆第一梯队的 1.6 倍、2.3 倍、1.5 倍；地级城市医院标杆第一梯队总收入和人均收入分别是县级医院标杆第一梯队的 2.8 倍、1.4 倍（见图 4）。不同层级医院体现出较大差距，仍需上级医院持续不断地对下级医院给予技术上、管理上的帮助，促进分级诊疗制度进一步落实。

顶级医院标杆、地级城市医院标杆第一梯队、县级医院标杆第一梯队和中医医院标杆第一梯队的总收入中位数和人均收入中位数均有不同程度的增长，总收入中位数增长最快的是顶级医院标杆，增长 12%，其次是中医医院和县级医院标杆第一梯队，均增长 9% 左右，地级城市医院标杆第一梯队

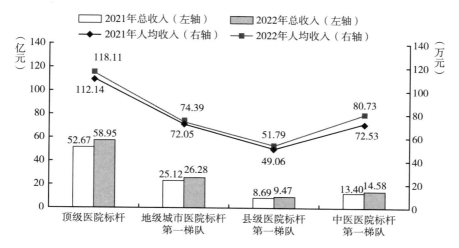

图4　2021~2022年顶级医院标杆、地级城市医院标杆第一梯队、县级医院标杆第一梯队、中医医院标杆第一梯队总收入和人均收入中位数比较

资料来源：广州艾力彼医院管理中心资料库及医院部门决算报告。

增长5%；人均收入中位数增长最快的是中医医院标杆第一梯队，增长11%，其他三个层级医院增速为3%~6%。中医医院标杆第一梯队投入规模比地级城市医院标杆第一梯队小，总收入中位数约为地级城市医院标杆第一梯队的一半，但人均收入中位数比地级城市医院标杆第一梯队高，且总收入和人均收入都有更快的增长速度。近年来多个鼓励中医药技术发展的政策出台，为中医医院快速发展提供了有力支持，中医医院标杆第一梯队运营效能表现出较强的增长势头。

将顶级医院标杆及地级城市医院、县级医院、中医医院标杆第一梯队按综合实力由强到弱分成4组，每组25家医院。第一组医院综合实力最强，第四组医院综合实力最弱。各层级医院标杆不同组别的总收入、人均收入中位数分别见图5、图6。顶级医院标杆和地级城市医院、县级医院、中医医院标杆第一梯队第一组的总收入中位数分别是第四组的2.2倍、2.0倍、1.8倍、2.7倍，人均收入中位数分别是第四组的1.6倍、1.3倍、1.3倍、1.4倍。中医医院标杆第一梯队第一组总收入与第四组的差异相对较大，这是由于中医医院标杆第一梯队涵盖省部级、地市级、区县级等不同层级的

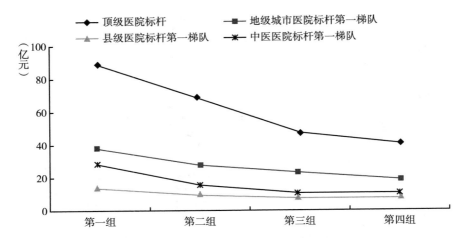

图5 2022年顶级医院标杆、地级城市医院标杆第一梯队、县级医院标杆第一梯队、中医医院标杆第一梯队分组总收入中位数比较

资料来源：广州艾力彼医院管理中心资料库及医院部门决算报告。

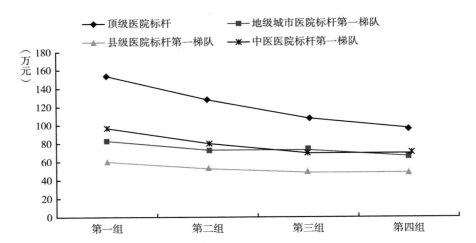

图6 2022年顶级医院标杆、地级城市医院标杆第一梯队、县级医院标杆第一梯队、中医医院标杆第一梯队分组人均收入中位数比较

资料来源：广州艾力彼医院管理中心资料库及医院部门决算报告。

医院，其中第一组都是各省份的龙头中医医院，与第四组拉开较大距离。县级医院标杆第一梯队各组差距较小，特别是第二至第四组75家医院的人均收入和总收入差距不大；第一组总收入和人均收入接近地级城市医院标杆第一梯队第四组的水平，这些医院基本可以承担"大病不出县"的工作任务，运营效能和竞争力较强。

按七大地区①划分，对比分析各层级标杆医院总收入和人均收入中位数（见表13）。华东地区各个层级标杆医院不仅数量多，且总收入、人均收入在七大地区中都位居前三，各个层级发展最均衡、运营效能和综合实力最强。东北地区县级医院标杆第一梯队人均收入中位数为55.54万元、总收入中位数为7.98亿元，在七大地区中分别位列第二、第三，顶级医院标杆和地级城市医院、中医医院标杆第一梯队总收入和人均收入中位数在七大地区中居第5~6位，但东北地区各个层级医院标杆数量不多，整体竞争力不强。华北地区顶级医院标杆、中医医院标杆第一梯队的人均收入中位数在七大地区中居首位，总收入中位数分别位列第三、第四；地级城市医院、县级医院标杆第一梯队总收入和人均收入中位数居第4~6位。华北地区医院标杆集中在北京、天津，北京和天津没有下辖地级城市和县，但顶级医院标杆和中医医院标杆第一梯队数量较多，且具有床位规模不大但医疗技术水平高、人均收入高的特点，导致华北地区地级城市和县级医院标杆第一梯队偏弱但顶级医院标杆和中医医院标杆第一梯队表现较亮眼。华北地区各个省（区、市）之间不同层级、不同类型的医院运营效益表现出较大差距。华中地区顶级医院标杆总收入中位数居首位、人均收入中位数居第2位，表现出色，但其他层级医院总收入和人均收入中位数均居于第4~5位，处于中下游位置。华南地区地级城市医院、中医医院标杆第一梯队表现较好，县级医院标杆第一梯队次之，顶级医院标杆实力不强。西南地区地级城市医院、县级医院、中医医

---

① 本书七大地区划分标准如下：东北地区包括黑龙江、吉林、辽宁；华北地区包括北京、河北、内蒙古、山西、天津；华东地区包括安徽、福建、江苏、江西、山东、上海、浙江；华南地区包括广东、广西、海南；华中地区包括河南、湖北、湖南；西北地区包括甘肃、宁夏、青海、陕西、新疆；西南地区包括贵州、四川、西藏、云南、重庆。

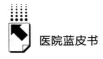

院标杆第一梯队总收入和人均收入中位数居第 2~4 位，顶级医院标杆总收入和人均收入中位数处于中下游位置。西北地区顶级医院标杆和地级城市医院、中医医院标杆第一梯队总收入和人均收入中位数都居末位，且县级医院缺少标杆，各个层级医院实力都有待提高。西北地区地广人稀、经济欠发达，各层级医院发展难度较大，随着跨省（区）帮扶工作持续开展以及医疗资源进一步下沉，西北地区医疗资源配置投入和医疗服务能力都将得到逐步改善。

表 13　2022 年顶级医院标杆、地级城市医院标杆第一梯队、县级医院标杆
第一梯队、中医医院标杆第一梯队七大地区总收入
和人均收入中位数比较

地区	总收入（亿元）				人均收入（万元）			
	顶级医院标杆	地级城市医院标杆第一梯队	县级医院标杆第一梯队	中医医院标杆第一梯队	顶级医院标杆	地级城市医院标杆第一梯队	县级医院标杆第一梯队	中医医院标杆第一梯队
东北	52.74	19.12	7.98	11.52	100.53	59.91	55.54	56.79
华北	61.21	23.15	7.21	13.72	151.16	60.84	38.47	95.22
华东	69.01	30.08	10.31	15.70	126.88	79.00	55.62	81.29
华中	74.83	22.51	7.84	12.34	135.09	61.85	49.54	72.42
华南	50.71	26.02	8.21	16.89	110.49	76.52	46.93	86.08
西北	40.68	17.57	—	10.53	86.79	49.74	—	53.76
西南	61.01	24.20	7.92	14.59	93.91	76.77	52.30	77.74

注：县级医院标杆第一梯队在西北地区没有分布。

资料来源：广州艾力彼医院管理中心资料库及医院部门决算报告。

三　结语

通过医院综合竞争力指数横向分析，2023 年中国 31 个省（区、市）医院综合竞争力指数前 5 位的省份是广东、江苏、山东、浙江、北京，医院综合竞争力指数前 5 位的省会城市依次是广州、杭州、武汉、南京、长沙，广

东和广州医院综合竞争力指数连续多年稳居第一。计划单列市依次是深圳、厦门、大连、宁波和青岛（按医院综合竞争力指数由高到低排列），地级城市前5位依次是苏州、徐州、温州、临沂和东莞。

纵向分析医院综合竞争力指数，各省（区、市）的医院综合竞争力指数发生了一些变化，福建、安徽、天津、云南、重庆、宁夏呈上升趋势，河南、辽宁、广西、江西、山西、吉林、青海呈下降趋势。在省会（首府）城市和计划单列市中，医院综合竞争力指数名次上升的城市有9座，名次下降的城市有8座。2023年咸阳、阜阳、株洲新入围地级城市医院综合竞争力指数50强，同时地级城市医院综合竞争力指数50强的排名也发生了变化，排名上升的地级城市有18座，排名下降的地级城市有13座，上升幅度较大的有临沂、赣州、茂名、镇江、珠海、荆州，下降位次最多的是淮安。

在地级城市医院和县级医院均衡指数方面，2023年地级城市医院标杆第一梯队均衡指数排前3位的是江苏、浙江和广东。全国有8个省（区）仍然没有医院进入地级城市医院标杆第一梯队。地级城市医院标杆第一、第二梯队均衡指数达到1.000的省份有江苏、浙江、山东、福建、湖北，全国有12个省份地级城市医院标杆第一、第二、第三梯队均衡指数达到1.000。2023年，县级医院标杆第一梯队分布在18个省（区、市）的97个县，整体均衡指数为0.076。县级医院标杆第一、第二梯队均衡指数排前5位的省（市）分别是江苏、浙江、山东、重庆和广东，县级医院标杆第一、第二、第三梯队分布在482个县，较2022年增加12个县。从全国层面来看，无论是地级城市医院还是县级医院，东部地区均衡指数均显著高于西部地区，优质医院的分布呈现明显的不均衡现象。

不同层级医院标杆运营效能差距较大。对比分析顶级医院标杆、地级城市医院标杆第一梯队、县级医院标杆第一梯队、中医医院标杆第一梯队，发现顶级医院标杆总收入中位数分别是地级城市医院、县级医院、中医医院标杆第一梯队的2.2倍、6.2倍、4.0倍，顶级医院标杆人均收入中位数分别是地级城市医院、县级医院、中医医院标杆第一梯队的1.6倍、2.3倍、

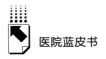
1.5 倍。不同地区医院标杆运营效能差距较大、发展各具特点。华东地区各个层级医院标杆不仅数量多，且总收入、人均收入中位数在七大地区中都位居前三，综合实力较强且发展较为均衡。西北地区各层级医院标杆总收入和人均收入中位数都居末位，整体实力有待提高。

参考文献

庄一强、廖新波主编《中国医院竞争力报告（2023）》，社会科学文献出版社，2023。

庄一强、王兴琳主编《中国医院竞争力报告（2022）》，社会科学文献出版社，2022。

庄一强主编《中国医院竞争力报告（2020~2021）》，社会科学文献出版社，2021。

庄一强、曾益新主编《中国医院竞争力报告（2017）》，社会科学文献出版社，2017。

庄一强、曾益新主编《中国医院竞争力报告（2016）》，社会科学文献出版社，2016。

庄一强、廖新波主编《中国智慧医院发展报告（2023）》，社会科学文献出版社，2023。

庄一强、廖新波主编《中国智慧医院发展报告（2022）》，社会科学文献出版社，2022。

《中国卫生健康统计年鉴（2022）》，中国协和医科大学出版社，2022。

《国务院办公厅关于印发中医药振兴发展重大工程实施方案的通知》（国办发〔2023〕3号），中国政府网，2023年2月28日，https：//www.gov.cn/zhengce/content/2023-02/28/content_5743680.htm。

《国家卫生健康委办公厅关于印发公立医院高质量发展评价指标（试行）操作手册（2022版）的通知》（国卫办医函〔2022〕335号），中国政府网，2022年9月29日，https：//www.gov.cn/zhengce/zhengceku/2022-12/23/content_5733223.htm。

《国家卫生健康委关于印发〈三级医院评审标准（2022年版）〉及其实施细则的通知》（国卫医政发〔2022〕31号），中国政府网，2022年12月6日，https：//www.gov.cn/zhengce/zhengceku/2022-12/18/content_5732583.htm。

《国务院办公厅关于推动公立医院高质量发展的意见》（国办发〔2021〕18号），中国政府网，2021年5月14日，https：//www.gov.cn/gongbao/content/2021/content_5618942.htm。

《关于加强公立医院运营管理的指导意见》（国卫财务发〔2020〕27号），中国政府网，2020年12月21日，https：//www.gov.cn/zhengce/zhengceku/2020－12/26/content_5573493.htm。

《国务院办公厅关于加强三级公立医院绩效考核工作的意见》（国办发〔2019〕4号），中国政府网，2019年1月30日，https：//www.gov.cn/zhengce/content/2019－01/30/content_5362266.htm。

分 报 告

B.2

2023年县级医院竞争力报告[*]

卓进德　刘兆明　刘建华　刘嘉豪[**]

摘　要： 本报告对2023年县级医院标杆第一梯队（100家医院）、第二梯队（200家医院）、第三梯队（200家医院）共500家医院的地域分布和竞争力要素两方面进行研究分析。分析结果显示，东部地区县级医院竞争力要素优势明显，江苏、山东、浙江尤为突出。东部、中部、西部地区差距逐渐缩小。受医保政策等因素影响，县级医院标杆第一梯队年手术量和年出院量持续下降并逐渐趋于平稳。年门急诊人次回到2020年前水平，县级医院标杆整体服务能力继续提升，三级医院占比明显提高。

---

[*] 本报告中的县级医院为县域内的综合医院，不含专科医院、中医医院和部队医院。除特别注明外，本报告所有图表均来自广州艾力彼医院管理中心资料库。

[**] 卓进德，博士，广州艾力彼医院管理中心副主任；刘兆明，广州艾力彼医院管理中心医院认证专家；刘建华，广州艾力彼医院管理中心副主任；刘嘉豪，广州艾力彼医院管理中心数据分析师。

关键词： 县级医院　医院竞争力要素　资源配置

一　2023年县级医院标杆第一梯队分析

（一）地域分布情况

1.省（区、市）分布情况

如表1所示，江苏、山东、浙江三省县级医院标杆数量遥遥领先。相较于2022年，2023年有多个省份的数据出现变化。县级医院标杆数量增加的省份有广东、福建和广西，各增加1家。县级医院标杆数量减少的省份有江苏和浙江，分别减少2家和1家。

表1　2022~2023年县级医院标杆第一梯队省（区、市）分布情况

单位：家

指标	年份	江苏	山东	浙江	广东	四川	湖北	湖南	河北	安徽
医院综合竞争力指数	2023	0.210	0.203	0.185	0.085	0.056	0.053	0.035	0.025	0.024
	2022	0.224	0.205	0.188	0.080	0.055	0.053	0.036	0.025	0.025
入围机构数	2023	18	20	16	8	7	5	4	3	3
	2022	20	20	17	7	7	5	4	3	3
指标	年份	福建	河南	广西	辽宁	吉林	贵州	重庆	云南	内蒙古
医院综合竞争力指数	2023	0.023	0.023	0.022	0.015	0.011	0.011	0.008	0.007	0.006
	2022	0.016	0.022	0.016	0.015	0.011	0.010	0.008	0.007	0.006
入围机构数	2023	3	3	3	2	1	1	1	1	1
	2022	2	3	2	2	1	1	1	1	1

2.县域分布情况

如表2所示，在县级医院标杆第一梯队中，江苏和山东各有12家医院上榜，浙江有14家医院上榜。其中，江苏苏州和山东潍坊表现突出，分别有6家和5家医院进入县级医院标杆第一梯队。但与上年相比，山

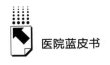
东潍坊位于第一梯队的县级医院标杆减少了 1 家，同时山东菏泽增加了 1 家。全国拥有 3 家及以上县级医院标杆第一梯队医院的城市全部集中在东部地区。

表 2　2022~2023 年县级医院标杆第一梯队所在城市分布情况

单位：家

区域	省份	城市	2022 年上榜数量	2023 年上榜数量
华东	江苏	苏州	6	6
		南通	3	3
		泰州	3	3
	山东	潍坊	6	5
		临沂	4	4
		菏泽	2	3
	浙江	金华	4	4
		温州	4	4
		宁波	3	3
		绍兴	3	3

注：拥有 3 家及以上上榜"县级医院标杆第一梯队"医院的城市。

（二）竞争力要素分析

在本报告中，县级医院标杆评价指标体系包含 3 个维度，分别是医疗技术要素、资源配置要素和医院运营要素。

1. 医疗技术要素

如表 3 和图 1 所示，2023 年县级医院标杆第一梯队"拥有高级职称的职工人数/全院职工总人数"的中位数为 14.93%，相较 2022 年的 14.52% 有所增加；2023 年"正高职称医师人数/医师人数"中位数为 9.70%，相较 2022 年的中位数 8.51%，有所回升。其中，以西部地区县级医院较为明显。东部地区县级医院"拥有高级职称的职工人数/全院职工总人数"和"正高职称医师人数/医师人数"远大于中部和西部地区。2023年，县级医院标杆第一梯队"ICU床位数占比"中位数为4.28%，相比2022年4.20%的中位数呈上升趋势。其中，以西部地区县级医院较为明显。"年住院手术病人（含介入治疗）数量/年出院量"东部、中部、西部地区差异不明显，其中，中部地区比上年下降4.43个百分点。

**表3 2022~2023年东部、中部、西部地区县级医院标杆
第一梯队医疗技术相关指标中位数对比**

单位：%

地区	拥有高级职称的职工人数/全院职工总人数		正高职称医师人数/医师人数		ICU床位数占比		年住院手术病人（含介入治疗）数量/年出院量	
	2022年	2023年	2022年	2023年	2022年	2023年	2022年	2023年
东部	15.01	16.00	10.40	10.75	4.40	4.44	30.41	28.78
中部	12.12	12.38	6.21	6.62	3.58	3.57	31.47	27.04
西部	11.59	14.44	6.29	7.82	3.95	4.53	29.74	29.19
中位数	14.52	14.93	8.51	9.70	4.20	4.28	30.50	28.74

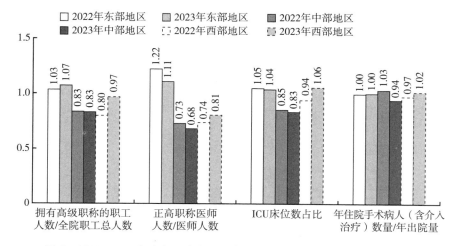

**图1 2022~2023年东部、中部、西部地区县级医院标杆第一梯队医疗
技术相关指标中位值**

说明：以县级医院标杆第一梯队中位值为1。

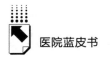

2. 资源配置要素

如表4和图2所示,东部、中部、西部地区县级医院"医师人数/实际开放床位数"和"临床护士人数/实际开放床位数"均有所上升,东部地区县级医院仍领先于中部和西部地区,中部和西部地区县级医院进步明显。在服务量方面,东部地区县级医院"职工总人数/年门急诊量"低于中部、西部

表4　2022~2023年东部、中部、西部地区县级医院标杆第一梯队
资源配置相关指标中位数对比

单位:人/张,人/万人次

地区	医师人数/实际开放床位数		临床护士人数/实际开放床位数		职工总人数/年门急诊量		职工总人数/年出院量	
	2022 年	2023 年	2022 年	2023 年	2022 年	2023 年	2022 年	2023 年
东部	0.41	0.43	0.64	0.65	15.75	15.84	352.70	342.98
中部	0.32	0.35	0.53	0.56	21.10	19.41	312.00	305.25
西部	0.34	0.35	0.57	0.60	21.12	16.53	312.13	301.96
中位数	0.38	0.41	0.62	0.62	17.17	16.82	341.14	325.28

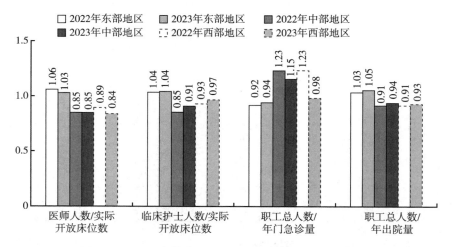

图2　2022~2023年东部、中部、西部地区县级医院标杆
第一梯队资源配置相关指标中位值

说明:以县级医院标杆医院第一梯队中位值为1。

地区，与上年相比略有上升。中部、西部地区县级医院"职工总人数/年门急诊量"均有所下降，西部地区降幅较大。东部地区县级医院"职工总人数/年出院量"仍显著高于中部、西部地区。与2022年相比，东部、中部、西部地区县级医院"职工总人数/年出院量"均有不同程度下降。

3. 医院运营要素

如表5和图3所示，东部地区县级医院运营效率最高，"平均住院天数"进一步降至7.47天。中部地区县级医院平均住院天数下降较为明显，从2022年的9.00天下降至2023年的8.25天，下降了0.75天。在"床位使用率"方面，东部、中部、西部地区县级医院均有不同程度下降，东部与中部地区数据基本持平。西部地区"床位使用率"从2022年的97.29%，下降至2023年的92.70%，下降了4.59个百分点，但仍是三个地区中最高的。2023年东部、中部、西部地区县级医院的"门诊次均费用"均有不同程度下降。西部地区县级医院"门诊次均费用"从2022年的281.03元，下降至2023年的241.58元，减少了39.45元。2023年东部、中部、西部地区县级医院"住院次均费用"均有不同程度下降。东部地区县级医院"住院次均费用"从2022年的10568.68元下降至2023年的9747.29元，减少了821.39元。中部地区县级医院"住院次均费用"仍是最低的，为8008.52元，显著低于东部地区县级医院的9747.29元和西部地区县级医院的9011.23元。2023年"住院次均费用"中位数略有下降，同比下降290.89元。

表5 2022~2023年东部、中部、西部地区县级医院标杆第一梯队
运营相关指标中位数对比

地区	平均住院天数（天）		床位使用率（%）		门诊次均费用（元）		住院次均费用（元）	
	2022年	2023年	2022年	2023年	2022年	2023年	2022年	2023年
东部	7.68	7.47	89.51	88.20	260.50	257.71	10568.68	9747.29
中部	9.00	8.25	92.30	88.45	284.81	280.50	8137.10	8008.52
西部	8.40	8.08	97.29	92.70	281.03	241.58	9114.55	9011.23
中位数	7.96	7.57	90.39	88.79	272.01	257.71	9962.70	9671.81

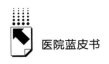

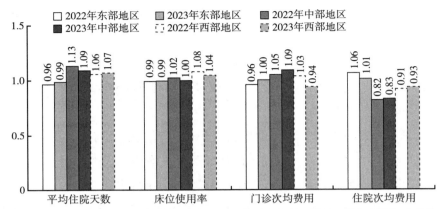

图3 2022~2023年东部、中部、西部地区县级医院标杆第一梯队运营相关指标中位值

说明：以县级医院标杆医院第一梯队中位值为1。

二 2019~2023年县级医院标杆第一梯队纵向分析

（一）地域分布情况

如图4所示，2019~2023年各省（区、市）县级医院标杆第一梯队医院数量变化不明显。江苏、山东、浙江三省名列前茅。西北地区仍没有医院进入县级医院标杆第一梯队。

（二）竞争力要素分析

如图5所示，我国县级医院标杆第一梯队"拥有高级职称的职工人数"和"拥有高级职称的职工人数/全院职工总人数"呈上升趋势，与医院大力培养本院人才和引进外部人才有关。鉴于三级公立医院绩效考核统计口径的改变，县级医院标杆第一梯队的手术量在2019年呈现断崖式下跌。受到医保政策变化等因素影响，2021~2023年"年手术量"和"年出院量"整体呈下降趋势，并趋于稳定。"年门急诊量"2021年下降后又逐渐回升。

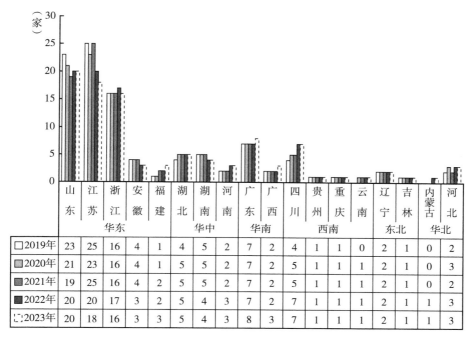

图4 2019~2023年县级医院标杆第一梯队分布情况

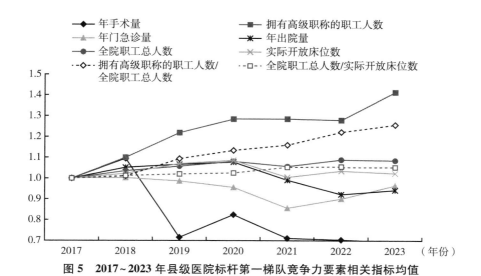

图5 2017~2023年县级医院标杆第一梯队竞争力要素相关指标均值

说明：以2017年各指标数据为1。年份为榜单年份，非数据年份。

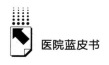
比较近 5 年县级医院标杆第一梯队的发展趋势，"实际开放床位数" "全院职工总人数"增长趋势趋于缓和，表明县级医院的规模扩张趋势得到有效控制。

三　2023年县级医院标杆各梯队情况

（一）七大地区入围机构数量

如图 6 所示，华东地区县级医院标杆数量明显占优。在县级医院标杆中，山东数量最多，有 69 家。

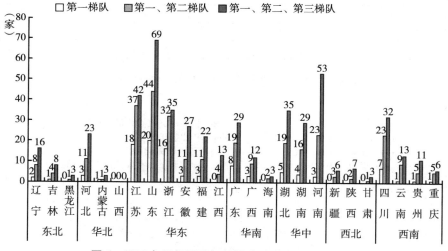

图6　2023 年县级医院标杆医院七大地区分布情况

（二）2023年县级医院各梯队标杆等级及性质分布

如表 6 所示，相较于 2022 年，2023 年三级医院数量显著增加，三级医院占比从 68.20% 提升至 82.20%。县级医院标杆第一梯队全部为三级医院。社会办医医院数量没有变化，公立医院优势更为突出。

表6　2021~2023年县级医院标杆医院等级及医院性质变化情况

单位：家，%

指标	2021 年			2022 年			2023 年		
	第一梯队	第一、第二梯队	第一、第二、第三梯队	第一梯队	第一、第二梯队	第一、第二、第三梯队	第一梯队	第一、第二梯队	第一、第二、第三梯队
三级医院数量	98	237	310	100	258	341	100	275	411
三级以下医院数量	2	63	190	0	42	159	0	25	89
三级医院占比	98.00	79.00	62.00	100.00	86.00	68.20	100.00	91.67	82.20
社会办医院数量	3	12	15	2	9	12	2	9	12
公立医院数量	97	288	485	98	291	488	98	291	488
社会办医院占比	3.00	4.00	3.00	2.00	3.00	2.40	2.00	3.00	2.40
中医医院数量	7	13	31	—	—	—	—	—	—
西医医院数量	93	287	469	—	—	—	—	—	—
中医医院占比	7.00	4.33	6.20	—	—	—	—	—	—

注：2022~2023年指标数据不含中医医院数据。

四　总结和展望

东部地区县级医院标杆医院数量遥遥领先，其中江苏、山东、浙江位于县级医院标杆第一梯队的医院数量占比超五成。中部、西部地区县级医院发展迅速。东部、中部、西部地区差距在逐渐缩小。

从近5年县级医院的发展趋势来看，"拥有高级职称的职工人数"和"拥有高级职称的职工人数/全院职工总人数"整体呈上升趋势，表明县级医院的医疗技术要素水平持续提升。"实际开放床位数""全院职工总人数"增速放缓，表明县级医院的规模扩张趋势得到有效控制。在医保政策变化等因素影响下，"年出院量""年手术量"呈下降趋势，并趋于稳定。由于老百姓的合理就医需求仍在，所以"年门急诊量"逐渐回升。由于国家政策的大力扶持，县级医院服务能力不断提升，县级标杆医院各梯队的三级医院占比显著提升。

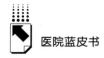

随着"大病不出县"与推动公立医院高质量发展的要求等一系列政策的持续推进，以及"千县工程"的进一步落地，县级医院的改革进一步深化。当前，县级医院的高质量发展初见成效，但在经济周期、医保资金等多方面因素叠加作用下，县级医院面临机遇与挑战并存的现状。因此，县级医院在管理机制上需"先立后破"，以降本增效。2023年，县级医院的资源配置更趋合理，运营效率也得到进一步提升。提质增效、精细化管理、医疗费用与成本控制成为推动中国医院持续高质量发展的重要举措。虽然东部地区仍处于优势地位，但近两年中部和西部地区县级医院发展迅猛，与东部地区的差距正在不断缩小。

参考文献

庄一强主编《中国医院竞争力报告（2020~2021）》，社会科学文献出版社，2021。
庄一强主编《中国医院竞争力报告（2019~2020）》，社会科学文献出版社，2020。
庄一强主编《中国医院竞争力报告（2018~2019）》，社会科学文献出版社，2019。
庄一强主编《中国医院竞争力报告（2017~2018）》，社会科学文献出版社，2018。

附表1 2023年县级医院标杆第一梯队

序号	医院	省（区、市）	城市	级别	信息化评级（EMR/互联互通/智慧服务）
1	江阴市人民医院	江苏	无锡	三甲	六级/四级甲等/3级
2	瑞安市人民医院	浙江	温州	三甲	五级/四级乙等/-
3	高州市人民医院	广东	茂名	三甲	-/四级甲等/-
4	昆山市第一人民医院	江苏	苏州	三甲	
5	宜兴市人民医院	江苏	无锡	三甲	五级/四级甲等/-
6	张家港市第一人民医院	江苏	苏州	三甲	五级/四级甲等/-
7	温岭市第一人民医院	浙江	台州	三甲	五级/四级甲等/-
8	东阳市人民医院	浙江	金华	三甲	
9	天门市第一人民医院	湖北	天门*	三甲	-/四级甲等/-
10	义乌市中心医院	浙江	金华	三甲	-/四级甲等/-
11	滕州市中心人民医院	山东	枣庄	三甲	-/四级甲等/-
12	诸暨市人民医院	浙江	绍兴	三甲	-/四级甲等/-
13	泰兴市人民医院	江苏	泰州	三甲	-/四级甲等/-
14	常熟市第二人民医院	江苏	苏州	三甲	-/四级乙等/-
15	常熟市第一人民医院	江苏	苏州	三级	
16	普宁市人民医院	广东	揭阳	三级	
17	平邑县人民医院	山东	临沂	三乙	-/四级乙等/-
18	简阳市人民医院	四川	成都	三甲	
19	仙桃市第一人民医院	湖北	仙桃*	三甲	
20	余姚市人民医院	浙江	宁波	三乙	-/四级甲等/-
21	永康市第一人民医院	浙江	金华	三乙	-/四级甲等/-
22	单县中心医院	山东	菏泽	三甲	
23	太仓市第一人民医院	江苏	苏州	三乙	五级/四级甲等/-
24	莒县人民医院	山东	日照	三乙	五级/-/-
25	寿光市人民医院	山东	潍坊	三乙	-/四级乙等/-
26	宁乡市人民医院	湖南	长沙	三级	
27	廉江市人民医院	广东	湛江	三级	
28	慈溪市人民医院	浙江	宁波	三乙	-/四级甲等/-
29	兰陵县人民医院	山东	临沂	三乙	
30	新昌县人民医院	浙江	绍兴	三乙	-/四级甲等/-
31	靖江市人民医院	江苏	泰州	三乙	五级/四级甲等/-
32	开平市中心医院	广东	江门	三甲	

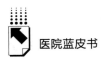

续表

序号	医院	省(区、市)	城市	级别	信息化评级 (EMR/互联互通/ 智慧服务)
33	兴化市人民医院	江苏	泰州	三乙	-/四级甲等/-
34	潍坊市益都中心医院	山东	潍坊	三甲	-/四级甲等/-
35	乐清市人民医院	浙江	温州	三乙	
36	金乡县人民医院	山东	济宁	三乙	-/四级乙等/-
37	汉川市人民医院	湖北	孝感	三甲	-/四级甲等/-
38	梅河口市中心医院	吉林	通化	三甲	
39	安丘市人民医院	山东	潍坊	三乙	-/四级甲等/-
40	遵化市人民医院	河北	唐山	三级	
41	诸城市人民医院	山东	潍坊	三乙	
42	兴义市人民医院	贵州	黔西南州	三甲	五级/-/-
43	丹阳市人民医院	江苏	镇江	三甲	-/四级甲等/-
44	邳州市人民医院	江苏	徐州	三甲	五级/四级甲等/-
45	沭阳医院	江苏	宿迁	三乙	-/四级甲等/-
46	嵊州市人民医院(浙大一院嵊州分院)	浙江	绍兴	三乙	-/四级乙等/-
47	台山市人民医院	广东	江门	三级	
48	福鼎市医院	福建	宁德	三乙	-/四级甲等/-
49	象山县第一人民医院	浙江	宁波	三乙	-/四级甲等/-
50	曹县人民医院	山东	菏泽	三乙	五级/四级乙等/-
51	太和县人民医院	安徽	阜阳	三甲	六级/四级甲等/3级
52	平度市人民医院	山东	青岛	三乙	
53	新泰市人民医院	山东	泰安	三乙	
54	滑县人民医院	河南	安阳	三级	
55	浏阳市人民医院	湖南	长沙	三级	
56	莱州市人民医院	山东	烟台	三级	
57	海安市人民医院	江苏	南通	三乙	
58	沂南县人民医院	山东	临沂	三乙	
59	灵山县人民医院	广西	钦州	三甲	
60	临泉县人民医院	安徽	阜阳	三级	
61	都江堰市人民医院	四川	成都	三甲	
62	启东市人民医院	江苏	南通	三乙	-/四级甲等/-
63	如皋市人民医院	江苏	南通	三乙	

序号	医院	省(区、市)	城市	级别	信息化评级 (EMR/互联互通/ 智慧服务)
64	北流市人民医院	广西	玉林	三甲	
65	莱阳市中心医院	山东	烟台	三甲	
66	瓦房店市中心医院	辽宁	大连	三乙	
67	垫江县人民医院	重庆	重庆	三甲	
68	巩义市人民医院	河南	郑州	三级	-/四级甲等/-
69	石门县人民医院	湖南	常德	三级	
70	枣阳市第一人民医院	湖北	襄阳	三甲	
71	武安市第一人民医院	河北	邯郸	三乙	
72	惠东县人民医院	广东	惠州	三级	
73	普宁市华侨医院	广东	揭阳	三甲	
74	莒南县人民医院	山东	临沂	三乙	
75	桐乡市第一人民医院	浙江	嘉兴	三乙	
76	安徽医科大学附属巢湖医院	安徽	合肥	三甲	
77	昌乐县人民医院	山东	潍坊	三乙	五级/四级甲等/-
78	福清市医院	福建	福州	三级	-/四级甲等/-
79	苍南县人民医院	浙江	温州	三乙	-/四级甲等/-
80	宣汉县人民医院	四川	达州	三甲	
81	庄河市中心医院	辽宁	大连	三级	
82	兰溪市人民医院	浙江	金华	三乙	
83	桃江县人民医院	湖南	益阳	三级	
84	红河州滇南中心医院(个旧市人民医院)	云南	红河州	三甲	
85	邹城市人民医院	山东	济宁	三乙	-/四级甲等/-
86	东台市人民医院	江苏	盐城	三乙	-/四级甲等/-
87	平阳县人民医院	浙江	温州	三乙	-/四级甲等/-
88	安岳县人民医院	四川	资阳	三乙	
89	定州市人民医院	河北	保定	三级	
90	张家港澳洋医院	江苏	苏州	三级	
91	阆中市人民医院	四川	南充	三甲	-/四级乙等/-
92	三台县人民医院	四川	绵阳	三甲	
93	赤峰市宁城县中心医院	内蒙古	赤峰	三甲	
94	桂平市人民医院	广西	贵港	三甲	

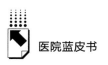

序号	医院	省(区、市)	城市	级别	信息化评级 (EMR/互联互通/ 智慧服务)
95	唐河县人民医院	河南	南阳	三级	
96	晋江市医院	福建	泉州	三级	
97	吴川市人民医院	广东	湛江	三级	
98	彭州市人民医院	四川	成都	三甲	-/四级乙等/-
99	成武县人民医院	山东	菏泽	三乙	五级/四级乙等/-
100	钟祥市人民医院	湖北	荆门	三甲	

注: * 为省直辖县。

附表2　2023年县级医院标杆第二梯队

序号	医院	省(区、市)/城市	级别
101	建湖县人民医院	江苏/盐城	三乙
102	溧阳市人民医院	江苏/常州	三级
103	高密市人民医院	山东/潍坊	三乙
104	高邮市人民医院	江苏/扬州	三乙
105	新沂市人民医院	江苏/徐州	三乙
106	涿州市医院	河北/保定	三甲
107	嘉善县第一人民医院	浙江/嘉兴	三乙
108	湘乡市人民医院	湖南/湘潭	三级
109	义乌復元私立医院	浙江/金华	二甲
110	利辛县人民医院	安徽/亳州	三级
111	麻城市人民医院	湖北/黄冈	三甲
112	德清县人民医院	浙江/湖州	三乙
113	长兴县人民医院	浙江/湖州	三乙
114	罗定市人民医院	广东/云浮	三甲
115	新郑华信民生医院	河南/郑州	三级
116	建德市第一人民医院	浙江/杭州	三乙
117	镇雄县人民医院	云南/昭通	三级
118	河南宏力医院	河南/新乡	三级
119	泗洪医院	江苏/宿迁	三级
120	信宜市人民医院	广东/茂名	三级
121	敦化市医院	吉林/延边州	三级

续表

序号	医院	省(区、市)/城市	级别
122	怀集县人民医院	广东/肇庆	三级
123	昆明理工大学附属安宁市第一人民医院	云南/昆明	三甲
124	桓台县人民医院	山东/淄博	三乙
125	胶州中心医院	山东/青岛	三乙
126	柘城县人民医院	河南/商丘	三级
127	涟水县人民医院	江苏/淮安	三乙
128	博罗县人民医院	广东/惠州	三级
129	英德市人民医院	广东/清远	三甲
130	如东县人民医院	江苏/南通	三级
131	平江县第一人民医院	湖南/岳阳	三级
132	潜江市中心医院	湖北/潜江*	三甲
133	东海县人民医院	江苏/连云港	三级
134	阜南县人民医院	安徽/阜阳	三级
135	湘潭县人民医院	湖南/湘潭	三级
136	阳新县人民医院	湖北/黄石	三乙
137	博白县人民医院	广西/玉林	三甲
138	郯城县第一人民医院	山东/临沂	三乙
139	安徽省庐江县人民医院	安徽/合肥	三级
140	丰城市人民医院	江西/宜春	三乙
141	宁海县第一医院	浙江/宁波	三乙
142	肥城市人民医院	山东/泰安	三乙
143	应城市人民医院	湖北/孝感	三级
144	浠水县人民医院	湖北/黄冈	三级
145	费县人民医院	山东/临沂	三乙
146	乳山市人民医院	山东/威海	三乙
147	大石桥市中心医院	辽宁/营口	三乙
148	镇平县人民医院	河南/南阳	三级
149	邛崃市医疗中心医院	四川/成都	三甲
150	永城市人民医院	河南/商丘	三级
151	澧县人民医院	湖南/常德	三级
152	榆树市医院	吉林/长春	二甲
153	海宁市人民医院	浙江/嘉兴	三乙
154	沛县人民医院	江苏/徐州	三级
155	射洪市人民医院	四川/遂宁	三乙

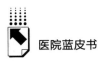

序号	医院	省(区、市)/城市	级别
156	武冈市人民医院	湖南/邵阳	三级
157	昌邑市人民医院	山东/潍坊	二甲
.158	神木市医院	陕西/榆林	三乙
159	临清市人民医院	山东/聊城	三乙
160	邹平市人民医院	山东/滨州	三级
161	禹州市人民医院	河南/许昌	三级
162	杞县人民医院	河南/开封	二甲
163	德惠市人民医院	吉林/长春	二甲
164	崇州市人民医院	四川/成都	三甲
165	湖南师范大学附属湘东医院	湖南/株洲	三级
166	隆回县人民医院	湖南/邵阳	三级
167	荣成市人民医院	山东/威海	三级
168	监利市人民医院	湖北/荆州	三甲
169	丰县人民医院	江苏/徐州	三乙
170	三门县人民医院	浙江/台州	三乙
171	江油市人民医院	四川/绵阳	三甲
172	清河县中心医院	河北/邢台	二甲
173	琼海市人民医院	海南/琼海*	三甲
174	大冶市人民医院	湖北/黄石	三甲
175	颍上县人民医院	安徽/阜阳	三级
176	天台县人民医院	浙江/台州	三乙
177	巨野县人民医院	山东/菏泽	三乙
178	蒙自市人民医院	云南/红河州	三级
179	界首市人民医院	安徽/阜阳	三级
180	安溪县医院	福建/泉州	三级
181	化州市人民医院	广东/茂名	三级
182	罗平县人民医院	云南/曲靖	三乙
183	南部县人民医院	四川/南充	三甲
184	阳春市人民医院	广东/阳江	三级
185	开远市人民医院	云南/红河州	三级
186	陆丰市人民医院	广东/汕尾	二甲
187	莱西市人民医院	山东/青岛	二甲
188	玉环市人民医院	浙江/台州	三乙
189	东明县人民医院	山东/菏泽	三级

续表

序号	医院	省(区、市)/城市	级别
190	太康县人民医院	河南/周口	三级
191	涡阳县人民医院	安徽/亳州	三级
192	香河县人民医院	河北/廊坊	二甲
193	合浦县人民医院	广西/北海	三级
194	汶上县人民医院	山东/济宁	三级
195	大理市第一人民医院	云南/大理州	三级
196	华容县人民医院	湖南/岳阳	三级
197	林州市人民医院	河南/安阳	三级
198	宁国市人民医院	安徽/宣城	三级
199	曲阜市人民医院	山东/济宁	三级
200	凌源市中心医院	辽宁/朝阳	三级
201	建瓯市立医院	福建/南平	二甲
202	玉田县医院	河北/唐山	二甲
203	公安县人民医院	湖北/荆州	三级
204	青州市人民医院	山东/潍坊	二甲
205	临海市第一人民医院	浙江/台州	二甲
206	临朐县人民医院	山东/潍坊	三乙
207	武义县第一人民医院	浙江/金华	三乙
208	仪征市人民医院	江苏/扬州	三乙
209	凤城市中心医院	辽宁/丹东	三级
210	南皮县人民医院	河北/沧州	三级
211	盱眙县人民医院	江苏/淮安	三级
212	平湖市第一人民医院	浙江/嘉兴	三乙
213	安化县人民医院	湖南/益阳	三级
214	登封市人民医院	河南/郑州	三级
215	仙居县人民医院	浙江/台州	三乙
216	黄梅县人民医院	湖北/黄冈	三级
217	大竹县人民医院	四川/达州	三甲
218	江山市人民医院	浙江/衢州	三乙
219	昌图县中心医院	辽宁/铁岭	三级
220	恩施市中心医院	湖北/恩施州	三级
221	灌云县人民医院	江苏/连云港	三级
222	仙游县医院	福建/莆田	三级
223	新化县人民医院	湖南/娄底	三级

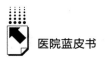

续表

序号	医院	省(区、市)/城市	级别
224	新民市人民医院	辽宁/沈阳	三级
225	平昌县人民医院	四川/巴中	三甲
226	安吉县人民医院	浙江/湖州	二甲
227	邓州市人民医院	河南/南阳	三级
228	平南县人民医院	广西/贵港	三级
229	富顺县人民医院	四川/自贡	三甲
230	瓦房店第三医院	辽宁/大连	三级
231	石河子市人民医院	新疆/石河子*	三甲
232	西昌市人民医院	四川/凉山州	三甲
233	青县人民医院	河北/沧州	二甲
234	滨海县人民医院	江苏/盐城	三级
235	岳池县人民医院	四川/广安	三甲
236	莎车县人民医院	新疆/喀什地区	二甲
237	郓城县人民医院	山东/菏泽	三乙
238	修水县第一人民医院	江西/九江	三级
239	绵竹市人民医院	四川/德阳	三甲
240	洛阳市偃师人民医院	河南/洛阳	三级
241	新兴县人民医院	广东/云浮	三级
242	江汉油田总医院	湖北/潜江*	三甲
243	仪陇县人民医院	四川/南充	三甲
244	沂源县人民医院	山东/淄博	三乙
245	红安县人民医院	湖北/黄冈	三级
246	宝应县人民医院	江苏/扬州	三级
247	阜宁县人民医院	江苏/盐城	三级
248	武穴市第一人民医院	湖北/黄冈	三级
249	陆川县人民医院	广西/玉林	二甲
250	隆昌市人民医院	四川/内江	三乙
251	商城县人民医院	河南/信阳	三级
252	忠县人民医院	重庆/重庆	三级
253	建水县人民医院	云南/红河州	三乙
254	邵东市人民医院	湖南/邵阳	三级
255	仁怀市人民医院	贵州/遵义	三乙
256	龙海市第一医院	福建/漳州	三乙
257	西平县人民医院	河南/驻马店	三级

序号	医院	省(区、市)/城市	级别
258	德江县人民医院	贵州/铜仁	三乙
259	句容市人民医院	江苏/镇江	三级
260	安徽省濉溪县医院	安徽/淮北	三级
261	平舆县人民医院	河南/驻马店	三级
262	奉节县人民医院	重庆/重庆	三甲
263	临沭县人民医院	山东/临沂	三乙
264	资中县人民医院	四川/内江	三甲
265	龙口市人民医院	山东/烟台	三乙
266	光山县人民医院	河南/信阳	三级
267	云阳县人民医院	重庆/重庆	三甲
268	岑溪市人民医院	广西/梧州	三级
269	临洮县人民医院	甘肃/定西	三乙
270	兴国县人民医院	江西/赣州	三级
271	盘州市人民医院	贵州/六盘水	三级
272	巨鹿县医院	河北/邢台	三级
273	信丰县人民医院	江西/赣州	三级
274	石狮市总医院	福建/泉州	三级
275	伊宁市人民医院	新疆/伊犁州	二甲
276	龙川县人民医院	广东/河源	三级
277	雷州市人民医院	广东/湛江	二甲
278	汝州市第一人民医院	河南/平顶山	三级
279	胶州市人民医院	山东/青岛	三级
280	鲁山县人民医院	河南/平顶山	三级
281	禹城市人民医院	山东/德州	二甲
282	邻水县人民医院	四川/广安	三乙
283	横县人民医院	广西/南宁	三级
284	万宁市人民医院	海南/万宁*	三级
285	故城县医院	河北/衡水	三级
286	京山市人民医院	湖北/荆门	三级
287	祁阳市人民医院	湖南/永州	三级
288	郸城县人民医院	河南/周口	三级
289	睢宁县人民医院	江苏/徐州	三级
290	靖边县人民医院	陕西/榆林	二甲
291	射阳县人民医院	江苏/盐城	三级

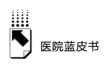

续表

序号	医院	省(区、市)/城市	级别
292	德化县医院	福建/泉州	二甲
293	腾冲市人民医院	云南/保山	三级
294	丰都县人民医院	重庆/重庆	二甲
295	北安市第一人民医院	黑龙江/黑河	三乙
296	武平县医院	福建/龙岩	二甲
297	福建医科大学附一院泉港总医院	福建/泉州	二甲
298	西峡县人民医院	河南/南阳	三级
299	松桃苗族自治县人民医院	贵州/铜仁	三乙
300	金堂县第一人民医院	四川/成都	三甲

注：＊为省直辖县。

附表3　2023年县级医院标杆第三梯队

医院	城市	级别	医院	城市	级别
黑龙江省					
海伦市人民医院	绥化	三乙	肇东市人民医院	绥化	三乙
吉林省					
磐石市医院	吉林	二甲	公主岭市中心医院	长春	三级
吉林省柳河医院	通化	三级	农安县人民医院	长春	三级
辽宁省					
海城市中心医院	鞍山	三级	宽甸县中心医院	丹东	三乙
北票市中心医院	朝阳	三级	绥中县医院	葫芦岛	三级
建平县医院	朝阳	三级	兴城市人民医院	葫芦岛	三级
东港市中心医院	丹东	三级	铁岭县中心医院	铁岭	二甲
河北省					
高碑店市医院	保定	二甲	任丘市人民医院	沧州	二甲
高阳县人民医院	保定	二甲	大名县人民医院	邯郸	二甲
唐县人民医院	保定	三级	涉县医院	邯郸	二甲
河间市人民医院	沧州	二甲	清河县人民医院	邢台	二甲
黄骅市人民医院	沧州	二甲	滦州市人民医院	唐山	二甲
泊头市医院	沧州	二甲	迁安市人民医院	唐山	二甲
内蒙古自治区					
达拉特旗人民医院	鄂尔多斯	三级	准格尔旗中心医院	鄂尔多斯	三级

续表

医院	城市	级别	医院	城市	级别
安徽省					
桐城市人民医院	安庆	三级	霍邱县第一人民医院	六安	三级
蒙城县第一人民医院	亳州	三级	舒城县人民医院	六安	三级
凤阳县人民医院	滁州	三级	砀山县人民医院	宿州	三级
明光市人民医院	滁州	三级	灵璧县人民医院	宿州	三级
全椒县人民医院	滁州	三级	萧县人民医院	宿州	二甲
天长市人民医院	滁州	三级	枞阳县人民医院	铜陵	三级
肥东县人民医院	合肥	三级	无为县人民医院	芜湖	三级
肥西县人民医院	合肥	二甲	广德市人民医院	宣城	三级
福建省					
连江县医院	福州	二甲	南安市医院	泉州	三乙
平潭县医院	福州	二甲	宁化县总医院	三明	二甲
上杭县医院	龙岩	二甲	尤溪县总医院	三明	二甲
邵武市立医院	南平	三乙	漳浦县医院	漳州	三级
惠安县医院	泉州	二甲	诏安县总医院	漳州	二甲
晋江市安海医院	泉州	三级			
江苏省					
金湖县人民医院	淮安	二甲	南京鼓楼医院集团仪征医院	扬州	二甲
灌南县第一人民医院	连云港	二甲	扬中市人民医院	镇江	二甲
泗阳医院	宿迁	二甲			
江西省					
会昌县人民医院	赣州	三级	南昌县人民医院	南昌	三级
宁都县人民医院	赣州	三级	鄱阳县人民医院	上饶	三级
瑞金市人民医院	赣州	三级	铅山县人民医院	上饶	三级
于都县人民医院	赣州	三级	高安市人民医院	宜春	三级
都昌县人民医院	九江	三级			
山东省					
博兴县人民医院	滨州	二甲	鱼台县人民医院	济宁	二甲
临邑县人民医院	德州	三乙	东阿县人民医院	聊城	三乙
宁津县人民医院	德州	二甲	高唐县人民医院	聊城	三级
平原县第一人民医院	德州	二甲	莘县人民医院	聊城	二甲
齐河县人民医院	德州	二甲	阳谷县人民医院	聊城	三级
庆云县人民医院	德州	三乙	蒙阴县人民医院	临沂	三乙
夏津县人民医院	德州	二甲	沂水县人民医院	临沂	三乙

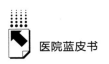
续表

医院	城市	级别	医院	城市	级别
山东省					
广饶县人民医院	东营	三乙	东平县人民医院	泰安	三级
平阴县人民医院	济南	二甲	宁阳县第一人民医院	泰安	三级
嘉祥县人民医院	济宁	二甲	海阳市人民医院	烟台	二甲
梁山县人民医院	济宁	三级	栖霞市人民医院	烟台	二甲
泗水县人民医院	济宁	二甲	招远市人民医院	烟台	二甲
微山县人民医院	济宁	二甲			
浙江省					
桐庐县第一人民医院	杭州	二甲	常山县人民医院	衢州	二甲
海盐县人民医院	嘉兴	三乙			
河南省					
浚县人民医院	鹤壁	三级	长垣市人民医院	新乡	三级
温县人民医院	焦作	三级	固始县人民医院	信阳	三级
济源市人民医院	济源*	三级	潢川县人民医院	信阳	三级
兰考第一医院	开封	三级	罗山县人民医院	信阳	三级
汝阳县人民医院	洛阳	三级	息县人民医院	信阳	三级
伊川县人民医院	洛阳	三级	襄城县人民医院	许昌	三级
宜阳县人民医院	洛阳	三级	长葛市人民医院	许昌	三级
方城县人民医院	南阳	三级	新密市第一人民医院	郑州	二甲
新野县人民医院	南阳	三级	荥阳市人民医院	郑州	二甲
汝州市人民医院	平顶山	三级	鹿邑县人民医院	周口	三级
范县人民医院	濮阳	三级	沈丘县人民医院	周口	三级
灵宝市第一人民医院	三门峡	三级	西华县人民医院	周口	三级
夏邑县人民医院	商丘	三级	确山县人民医院	驻马店	三级
虞城县人民医院	商丘	三级	上蔡县人民医院	驻马店	二甲
辉县市人民医院	新乡	三级	新蔡县人民医院	驻马店	三级
湖北省					
建始县人民医院	恩施州	三级	广水市第一人民医院	随州	三级
蕲春县人民医院	黄冈	三级	赤壁市人民医院	咸宁	三级
英山县人民医院	黄冈	三级	通城县人民医院	咸宁	三级
洪湖市人民医院	荆州	三级	谷城县人民医院	襄阳	三级
石首市人民医院	荆州	三级	南漳县人民医院	襄阳	三级
松滋市人民医院	荆州	三级	宜城市人民医院	襄阳	三级
丹江口市第一医院	十堰	三级	孝昌县第一人民医院	孝感	二甲
郧西县人民医院	十堰	三级	当阳市人民医院	宜昌	三级

续表

医院	城市	级别	医院	城市	级别
湖南省					
汉寿县人民医院	常德	三级	双峰县人民医院	娄底	二甲
桃源县人民医院	常德	三级	新邵县人民医院	邵阳	二甲
桂阳县第一人民医院	郴州	三级	龙山县人民医院	湘西州	三级
衡阳县人民医院	衡阳	二甲	南县人民医院	益阳	二甲
耒阳市人民医院	衡阳	三级	宁远县人民医院	永州	三级
溆浦县人民医院	怀化	三级	湘阴县人民医院	岳阳	三级
涟源市人民医院	娄底	三级			
广东省					
鹤山市人民医院	江门	二甲	海丰县彭湃纪念医院	汕尾	二甲
惠来县人民医院	揭阳	二甲	南雄市人民医院	韶关	二甲
五华县人民医院	梅州	二甲	遂溪县人民医院	湛江	二甲
兴宁市人民医院	梅州	二甲	广宁县人民医院	肇庆	三级
连州市人民医院	清远	三级	四会市人民医院	肇庆	三级
广西壮族自治区					
平果市人民医院	百色	二甲	藤县人民医院	梧州	三级
宾阳县人民医院	南宁	三级			
海南省					
文昌市人民医院	文昌*	三甲			
甘肃省					
会宁县人民医院	白银	三乙	庄浪县人民医院	平凉	三乙
陕西省					
扶风县人民医院	宝鸡	三级	蒲城县医院	渭南	三级
富平县医院	渭南	三级	周至县人民医院	西安	二甲
韩城市人民医院	渭南	二甲			
新疆维吾尔自治区					
伽师县人民医院	喀什地区	二甲	奎屯医院	伊犁州	三甲
沙湾市人民医院	塔城地区	二甲			
重庆市					
石柱土家族自治县人民医院	重庆	三级			
贵州省					
大方县人民医院	毕节	三级	清镇市第一人民医院	贵阳	三级
威宁自治县人民医院	毕节	三级	思南县人民医院	铜仁	三甲
织金县人民医院	毕节	二甲	正安县人民医院	遵义	三级

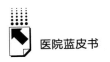

续表

医院	城市	级别	医院	城市	级别
四川省					
大邑县人民医院	成都	三乙	九○三医院	绵阳	三甲
渠县人民医院	达州	三乙	营山县人民医院	南充	三乙
什邡市人民医院	德阳	三甲	乐至县人民医院	资阳	三乙
中江县人民医院	德阳	三甲	荣县人民医院	自贡	三甲
江油市第二人民医院	绵阳	三甲			
云南省					
宜良县第一人民医院	昆明	三级	宣威市第一人民医院	曲靖	三级
会泽县人民医院	曲靖	三乙	景洪市第一人民医院	西双版纳州	三乙

注：＊为省直辖县。

B.3
2023年地级城市医院竞争力报告*

刘先德　蔡光辉　李海贞　陈培钿**

摘　要： 本报告分别从医疗地理分布、竞争力、资源配置、医疗技术、运营状况等维度对地级城市医院标杆第一梯队（100家医院）、第二梯队（200家医院）、第三梯队（200家医院）共500家医院进行研究分析。研究结果显示，目前在医疗服务市场中公立医院仍占据主体地位，而社会办医群体在医疗行业的竞争力偏弱。东部地区医疗技术处于领先地位。全国各地级城市优质医疗资源分布存在明显的不均衡现象。地级城市医院总体规模仍在持续扩张，住院业务量显著上升，门急诊量增长受到较大抑制。各地区医院职工整体配置水平更加均衡，中部地区在运营效率提升方面取得巨大进步，优质医疗资源扩容下沉和区域均衡布局任务仍较为艰巨。

关键词： 地级城市医院　资源配置　医院竞争力

---

* 本报告中的地级城市医院包括综合医院、中医医院、区级医院，不含省会（首府）城市、计划单列市医院。地级城市包括地级城市［不含省会（首府）城市和计划单列市］、自治州、自治盟、地区。除特别注明外，本报告所有图表均来自广州艾力彼医院管理中心资料库。

** 刘先德，广州艾力彼医院管理中心常务副主任；蔡光辉，广州艾力彼医院管理中心星级认证专家；李海贞，广州艾力彼医院管理中心数据分析师；陈培钿，广州艾力彼医院管理中心智慧医院HIC专家。

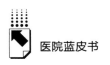

一 医疗地理分布

（一）地区

图 1 显示，东部、中部和西部地区地级城市医院标杆第一梯队入围机构数分别是 64 家、25 家、11 家。其中，东部地区入围机构数占比超过六成，竞争力指数为 0.66，仍处于领先地位，而西部地区医院标杆数量最少，竞争力指数最低。对比 2022 年数据，地级城市医院标杆第一梯队各地区入围机构数量略有变化，东部地区增加 1 家，西部地区减少 1 家。

目前，我国医疗卫生事业迈入高质量发展阶段，医药卫生体制改革正逐步深化。2022 年 12 月，国家卫生健康委员会办公厅发布《关于 2021 年度全国三级公立医院绩效考核国家监测分析情况的通报》，指出优质医疗资源分布不均衡问题仍然存在。从全国数据来看，部分非省会城市的三级公立医院发展势头迅猛，但优质医疗资源主要集中在经济发达省份和省会城市，中西部地区和非省会城市三级公立医院的医疗服务水平相对较低。

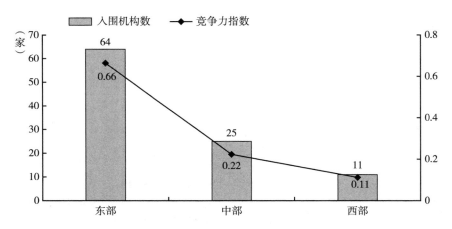

图 1　2023 年东部、中部、西部地区地级城市医院标杆
第一梯队入围机构数和竞争力指数

（二）省（区）

图 2 显示，地级城市医院标杆第一梯队的入围机构分布在全国 19 个省（区），比上年增加了 1 个自治区。四川入围机构数由 7 家减为 6 家，安徽由 3 家减为 2 家，辽宁由 1 家增至 2 家，内蒙古有 1 家医院进入标杆第一梯队，实现零的突破。从入围机构数来看，江苏、广东两省入围机构数合计占比为 36%，竞争力指数分别为 0.209 和 0.178，仍保持领先优势。

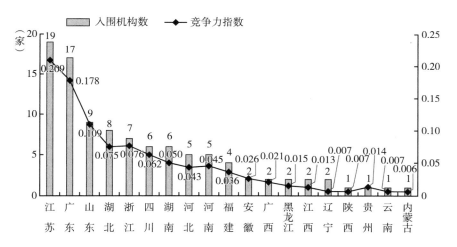

图 2　2023 年全国 19 个省（区）地级城市医院标杆第一梯队入围机构数和竞争力指数

（三）城市

图 3 显示，同时入围 2 家及以上医院的城市共有 21 座，与上年持平。其中，华东、华南、华中、西南地区城市数量分别为 10 座、6 座、4 座、1 座，华东地区城市数量最多，江苏的苏州和无锡入围机构数均为 3 家。对比上年数据，华东地区无锡入围机构数增加 1 家，徐州入围机构数减少 1 家。

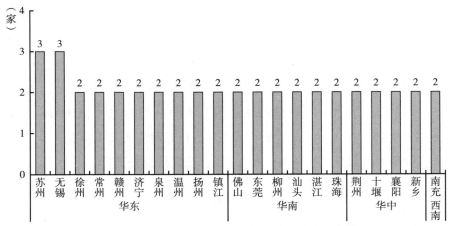

图 3　2023 年地级城市医院标杆第一梯队城市分布情况

说明：此图只绘出了入围 2 家及以上医院的城市。

二　竞争力要素分析

（一）资源配置

表 1 和图 4 显示，从人床比来看，中位数由高到低依次是东部地区、西部地区、中部地区，分别为 1.47、1.43、1.22。其中，东部地区和西部地区基本持平，仍显著高于中部地区。对比上年数据，中部地区和西部地区人床比无变化，东部地区上升 0.05，超过西部地区，同时地级城市医院标杆第一梯队中位数下降 0.01，中部地区人床比仍低于地级城市医院标杆第一梯队中位数。十大标杆[①]人床比中位数由高到低依次是东部地区、西部地区、中部地区，分别为 1.60、1.44、1.23。其中，中部地区十大标杆人床比明显偏低，对比 2022 年数据，东部地区十大标杆人床比持续上升，增加 0.07，西部地区十大标杆人床比下降 0.04，东部与西部地区十大标杆人床比差距进一步拉大。但三个地区人床比与其

---

① 十大标杆是广州艾力彼医院管理中心根据相应的评价指标体系和数据评选出的综合实力较强的 10 家医院。

十大标杆人床比相差无几，提示各地区医院职工整体配置水平更为均衡。

从医床比来看，中位数由高到低依次是东部地区、西部地区、中部地区，分别为 0.42、0.38、0.34，十大标杆中位数由高到低依次是东部地区、西部地区、中部地区，分别为 0.47、0.37、0.36，均比上年略有上升。其中，东部地区医床比最高，且东部地区地级城市医院标杆第一梯队中位数与十大标杆差距显著，西部地区和中部地区总体水平相近。

从护床比来看，东部地区中位数最高，为 0.68，中部地区与西部地区持平，均为 0.56，东部地区显著高于西部地区和中部地区。对比上年数据，东部地区护床比上升 0.20，中部地区无变化，西部地区上升 0.01。十大标杆中位数由高到低依次是东部地区、中部地区、西部地区，分别为 0.69、0.54、0.53，其中东部地区上升 0.04，中部地区和西部地区无变化。就医护床比而言，中位数由高到低依次是东部地区、西部地区、中部地区，分别为 1.10、0.94、0.90，与上年相比，中部地区显著上升，西部地区显著下降，提示西部地区医护人员配置水平有待提升。

表1　2023 年东部、中部、西部地区地级城市医院标杆第一梯队
资源配置相关指标中位数对比（一）

	人床比	医床比	护床比
东部地区	1.47	0.42	0.68
其中：十大标杆	1.60	0.47	0.69
中部地区	1.22	0.34	0.56
其中：十大标杆	1.23	0.36	0.54
西部地区	1.43	0.38	0.56
其中：十大标杆	1.44	0.37	0.53
地级城市医院标杆第一梯队中位数	1.35	0.39	0.62

表2和图5显示，从全院职工人数/年门急诊量来看，地级城市医院标杆第一梯队中位数为 17.99 人/万人次，其中，中部地区最高，为 18.84 人/万人次，西部地区与中部地区持平，均为 16.88 人/万人次。与上年相比，各地区全院职工人数/年门急诊量均有所下降，其中，中部地区下降 5.63%，西部地区下降

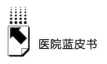

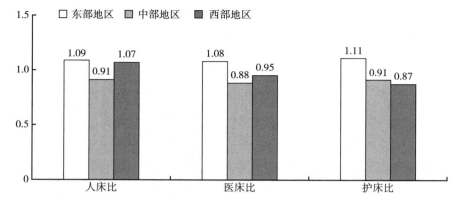

图4　2023年东部、中部、西部地区地级城市医院标杆第一梯队资源配置相关指标中位数对比（一）

说明：以地级城市医院标杆第一梯队中位数为1。

13.03%。从全院职工人数/年出院量来看，地级城市医院标杆第一梯队中位数为319.31人/万人次，中位数由高到低依次是东部地区、西部地区、中部地区，与上年相比，东部地区、中部地区略有上升，西部地区则有所下降，中部地区仍显著低于其他地区，这表明中部地区地级城市医院人力资源配置相对紧缺。

从医师日均担负门急诊量来看，地级城市医院标杆第一梯队中位数为7.3人次。中位数由高到低依次是东部地区、中部地区、西部地区。从医师日均担负住院日来看，地级城市医院标杆第一梯队中位数为2.2住院床日。中位数由高到低依次是中部地区、西部地区、东部地区，提示中部地区医师住院工作负荷相对较重。

表2　2023年东部、中部、西部地区地级城市医院标杆第一梯队资源配置相关指标中位数对比（二）

	全院职工人数/ 年门急诊量 （人/万人次）	全院职工人数/ 年出院量 （人/万人次）	医师日均 担负门急诊 量（人次）	医师日均 担负住院日 （住院床日）
东部地区	16.88	327.21	7.3	2.1
其中：十大标杆	17.54	344.21	7.0	2.3
中部地区	18.84	303.25	7.3	2.6
其中：十大标杆	23.88	316.65	6.0	2.6

续表

	全院职工人数/ 年门急诊量 （人/万人次）	全院职工人数/ 年出院量 （人/万人次）	医师日均 担负门急诊 量（人次）	医师日均 担负住院日 （住院床日）
西部地区	16.88	324.31	6.7	2.4
其中：十大标杆	16.88	325.84	6.9	2.4
地级城市医院标杆第一梯队中位数	17.99	319.31	7.3	2.2

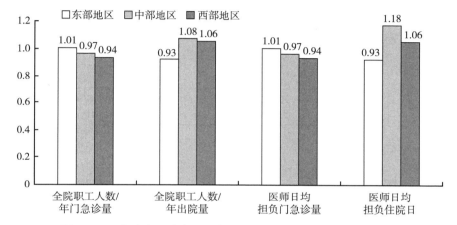

图5 2023年东部、中部、西部地区地级城市医院标杆第一梯队
资源配置相关指标中位数对比（二）

说明：以地级城市医院标杆第一梯队中位数为1。

（二）医疗技术

表3和图6显示，从拥有高级职称的职工人数/全院职工人数来看，地级城市医院标杆第一梯队中位数为16.54%，中位数由高到低依次是东部地区、西部地区、中部地区。从医师人数/全院职工人数来看，地级城市医院标杆第一梯队中位数为29.45%，中位数由高到低依次是东部地区、中部地区、西部地区，其中，中部地区与西部地区基本持平。从年住院量/年门诊量来看，地级城市医院标杆第一梯队中位数为6.85%，与上年基本持平，中位数由高到低依次是西部地区、中部地区、东部地区，且西部地区中位数显著高于东部地区。与上年相比，东部地区中位数有所上升，提示其业务结

构有所变化，门诊业务量有所下降。从 ICU 床占比来看，地级城市医院标杆第一梯队中位数为 5.02%，相比上年略有下降，显示至少一半以上地级城市医院达到《重症医学科建设与管理指南（2020 版）》床位数 5%的最低配置要求。ICU 床占比中位数由高到低依次是东部地区、西部地区、中部地区。西部地区、中部地区与东部地区差距明显，且中部地区 ICU 床占比略有下降。

表3 2023 年东部、中部、西部地区地级城市医院标杆第一梯队
医疗技术相关指标中位数对比（一）

单位：%

	拥有高级职称的职工人数/全院职工人数	医师人数/全院职工人数	年住院量/年门诊量	ICU 床占比
东部地区	16.87	30.00	6.35	5.70
其中：十大标杆	19.61	31.62	5.09	5.77
中部地区	13.41	28.83	7.77	3.73
其中：十大标杆	14.35	29.33	8.78	3.73
西部地区	15.51	28.73	8.16	4.50
其中：十大标杆	15.51	28.31	7.29	4.09
地级城市医院标杆第一梯队中位数	16.54	29.45	6.85	5.02

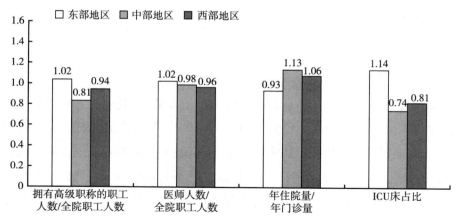

图6 2023 年东部、中部、西部地区地级城市医院标杆第一梯队
医疗技术相关指标中位数对比（一）

说明：以地级城市医院标杆第一梯队中位数为1。

表4和图7显示，从年住院手术量/年出院量来看，地级城市医院标杆第一梯队中位数为35.64%，相比上年略有上升。中位数由高到低依次是东部地区、西部地区、中部地区，分别是37.36%、35.67%、29.84%，十大标杆中位数由高到低依次是西部地区、东部地区、中部地区，分别为44.86%、44.06%、26.37%，中部地区显著低于东部地区和西部地区，提示中部地级城市医院医疗技术水平相对较低。

从四级手术占比来看，地级城市医院标杆第一梯队中位数为24.43%，相比上年略有上升，中位数由高到低依次是东部地区、中部地区、西部地区，分别是26.78%、22.65%、16.49%。十大标杆中位数由高到低同样是东部地区、中部地区、西部地区。东部地区十大标杆中位数为40.61%，远高于中部和西部地区。从微创手术占比来看，地级城市医院标杆第一梯队中位数为22.73%，相比上年略有下降。地区及其十大标杆中位数由高到低依次是东部地区、西部地区、中部地区。与上年相比中部地区微创手术占比继续下降，被西部地区反超，但东部地区依旧遥遥领先。从日间手术占比来看，地级城市医院标杆第一梯队中位数为8.81%，相比上年略有上升。地区及其十大标杆中位数由高到低依次是东部地区、中部地区、西部地区，且地区中位数均显著高于其十大标杆中位数。综合上述指标数据，东部地区及其十大标杆医疗技术水平处于领先地位。

表4　2023年东部、中部、西部地区地级城市医院标杆第一梯队医疗技术相关指标中位数对比（二）

单位：%

	年住院手术量/年出院量	四级手术占比	微创手术占比	日间手术占比
东部地区	37.36	26.78	25.04	10.11
其中：十大标杆	44.06	40.61	35.03	5.72
中部地区	29.84	22.65	21.19	6.93
其中：十大标杆	26.37	24.36	20.53	5.05

续表

	年住院手术量/ 年出院量	四级手术 占比	微创手术 占比	日间手术 占比
西部地区	35.67	16.49	21.87	4.40
其中：十大标杆	44.86	18.01	23.27	3.85
地级城市医院标杆第一梯队中位数	35.64	24.43	22.73	8.81

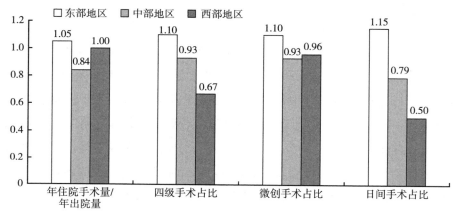

图7 2023年东部、中部、西部地区地级城市医院标杆第一梯队
医疗技术相关指标中位数对比（二）

说明：以地级城市医院标杆第一梯队中位数为1。

（三）运行状况

表5和图8显示，从平均住院天数来看，地级城市医院标杆第一梯队中位数为6.68天，比上年下降23.92%。中位数由高到低依次是西部地区、中部地区和东部地区。与上年相比，东部地区、西部地区略有下降，中部地区则从9.03天降至6.85天，降幅为24.14%。这表明中部地区地级城市医院在运营效率有较大提升。

从床位使用率来看，地级城市医院标杆第一梯队中位数为79.78%，比上年下降2.64个百分点。中位数由高到低依次是东部地区、中部地区和西部地区。与上年相比，东部地区与上年数据持平，中部地区和西部地区大幅下降，中部地区从91.52%下降至78.95%，减少了12.57个百分点，西部地区由 52.16% 下降到 42.05%，减少了 10.11 个百分点。

从门诊次均费用来看，地级城市医院标杆第一梯队中位数为 248.02 元，比上年上升 3.43%。中位数由高到低依次是东部地区、中部地区和西部地区，西部地区明显偏低。与上年相比，各地区门诊次均费用中位数均有所下降，其中，中部地区降幅达 15.86%。

从住院次均费用来看，地级城市医院标杆第一梯队中位数为 14818.37 元，比上年下降 1.8%。中位数由高到低依次是东部地区、中部地区、西部地区。与上年相比，东部地区上升 1.09%，中部地区下降 0.76%，西部地区则显著下降 37.11%，西部地区中位数仅是东部地区的 50.53%，地区之间差距如此大，其深层原因值得进一步探讨。

表 5　2023 年东部、中部、西部地区地级城市医院标杆第一梯队
运行状况相关指标中位数对比

	平均住院天数 （天）	床位使用率 （%）	门诊次均费用 （元）	住院次均费用 （元）
东部	6.66	83.49	277.45	16368.78
中部	6.85	78.95	273.61	13870.79
西部	7.61	42.05	125.93	8270.45
地级城市医院标杆第一梯队中位数	6.68	79.78	248.02	14818.37

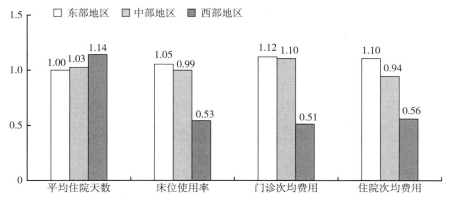

图 8　2023 年东部、中部、西部地区地级城市医院标杆第一梯队
运行状况相关指标中位数对比

说明：以地级城市医院标杆第一梯队中位数为 1。

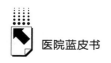
三　地级城市医院标杆第一梯队竞争力分析

图9显示，2019~2023年地级城市医院标杆第一梯队拥有高级职称的职工人数呈现持续上升趋势。全院职工人数、实际开放床位数保持平稳。年住院手术量、拥有高级职称的职工人数/全院职工人数、年出院量已逐步恢复至疫情前水平并略有增长，年门急诊量上升幅度有限，与疫情前相比仍有较大差距。这表明地级城市医院总体规模仍在持续扩大，住院业务量显著上升，与当前医疗改革政策总体导向一致。

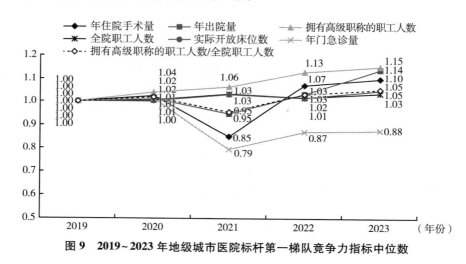

图9　2019~2023年地级城市医院标杆第一梯队竞争力指标中位数

四　地级城市医院标杆第一梯队、第二梯队、第三梯队分布情况

（一）入围机构

图10显示，地级城市医院标杆第二梯队、第三梯队的整体分布情况与上年基本一致，从入围机构数量来看，华东地区最多，地级城市医院标杆第一梯队、第二梯队、第三梯队入围机构数分别为43家、105家、157家，其次是华中地区

和华南地区。从区域分布情况来看，地级城市医院标杆第一梯队入围机构数由多到少依次为华东地区（43家）、华中地区（19家）和华南地区（19家）。从省份分布情况来看，地级城市医院标杆第一梯队入围机构数前3位的省份依次为江苏（19家）、广东（17家）、山东（9家）。就第二梯队而言，各地区入围机构数由多到少依次为华东地区（105家）、华中地区（54家）和华南地区（46家），入围机构数前3位的省份依次为广东（32家）、江苏（28家）、山东（26家）。就第三梯队而言，各地区入围机构数由多到少依次为华东地区（157家）、华中地区（82家）和华南地区（69家），入围机构数前3位的省份依次为广东（43家）、江苏（41家）、河南（37家）。

对比上年数据，就第一梯队入围机构数而言，辽宁增加1家，四川减少1家；就第二梯队入围机构数而言，辽宁增加2家，四川减少2家；就第三梯队入围机构数而言，增加1家的省份有广东、江苏、河北、湖南、辽宁、山西、内蒙古、江西，减少1家的省份有山东、湖北、黑龙江、甘肃，另外，四川、贵州各减少2家。同时，青海和西藏依旧没有医院入围地级城市标杆第三梯队，海南和宁夏依旧没有医院入围地级城市标杆第二梯队。这表明，全国各省（区）间优质医疗资源分布不均衡的现状依然没有得到根本改变。

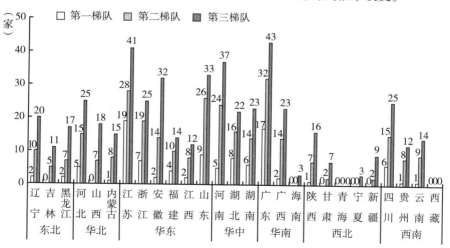

图10　2023年全国27个省（区）入围地级城市医院标杆第一梯队、第二梯队、第三梯队机构数

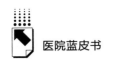

（二）均衡指数

均衡指数用以反映某个区域内各地级城市优质医疗资源分布的均衡性。

表6显示，从地区分布情况来看，华东地区地级城市医院标杆第一梯队均衡指数均值最高，为0.47，西北地区最低，为0.02。华中地区地级城市医院标杆第二梯队均衡指数均值最高，为0.95，西北地区最低，为0.22。华中地区地级城市医院标杆第三梯队均衡指数均值最高，为1.00，西北地区最低，为0.58。与上年相比，在地级城市医院标杆第一梯队中，华北地区和东北地区均衡指数均值略有上升，西南地区略有下降，其他地区不变；在地级城市医院标杆第二梯队中，东北地区、华东地区、华中地区和西北地区均衡指数均值略有上升，其他地区不变；在地级城市医院标杆第三梯队中，华北地区、华东地区、华南地区和华中地区均衡指数均值略有上升，东北地区略有下降，其他地区不变。这表明各地区地级城市优质医疗资源分布存在明显的不均衡现象。

从省（区）分布情况来看，地级城市医院标杆第一梯队均衡指数较高的省份依次为江苏、浙江、广东、山东，均衡指数均在0.5以上。与上年相比，均衡指数为0的省（区）数由9个减为8个。地级城市医院标杆第二梯队均衡指数达到1的省份有江苏、浙江、山东、福建、湖北，均衡指数上升的省份有辽宁、湖北、陕西，其他省（区）不变。地级城市医院标杆第三梯队均衡指数达到1的省份有江苏、浙江、山东、福建、安徽、河南、湖南、河北、贵州、辽宁、湖北、陕西。另外，黑龙江、甘肃均衡指数略有下降，江西、陕西、广西、湖北均衡指数略有上升。

表6　2023年全国27个省（区）地级城市医院标杆第一梯队、第二梯队、第三梯队均衡指数对比

地区	省（区）	第一梯队	第二梯队	第三梯队
东北	黑龙江	0.17	0.33	0.67
	吉林	0	0.38	0.63
	辽宁	0.17	0.75	1.00

续表

地区	省（区）	第一梯队	第二梯队	第三梯队
华北	河北	0.50	0.90	1.00
	内蒙古	0.09	0.45	0.82
	山西	0	0.40	0.90
华东	安徽	0.13	0.80	1.00
	福建	0.43	1.00	1.00
	江苏	0.92	1.00	1.00
	江西	0.10	0.60	0.90
	山东	0.57	1.00	1.00
	浙江	0.67	1.00	1.00
华南	广东	0.63	0.84	0.95
	广西	0.08	0.62	0.85
	海南	0	0	0.67
华中	河南	0.25	0.94	1.00
	湖北	0.42	1.00	1.00
	湖南	0.46	0.92	1.00
西北	甘肃	0	0.15	0.54
	宁夏	0	0	0.75
	青海	0	0	0
	陕西	0.11	0.78	1.00
	新疆	0	0.15	0.62
西南	贵州	0.13	0.75	1.00
	四川	0.25	0.65	0.90
	西藏	0	0	0
	云南	0.07	0.53	0.80

（三）医院性质

图 11 显示，从医院性质来看，2023 年公立医院数量占比超过 90%，处于绝对领先地位。在地级城市医院标杆第一梯队中，社会办医医院占比保持不变，为 2.0%。在地级城市医院标杆第二梯队和第三梯队中，社会办医医院占比降至 2.3% 和 7.0%。这表明目前在医疗服务市

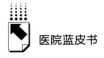

场中公立医院仍占据主体地位，而社会办医群体在医疗行业的竞争力依然偏弱。

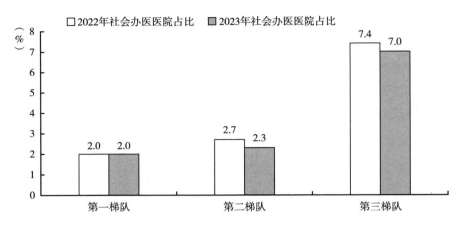

图 11　2022~2023 年地级城市医院标杆第一梯队、第二梯队、
第三梯队社会办医医院占比

五　结语

我国卫生健康事业高质量发展逐步向前推进，优质医疗资源的扩容下沉和区域均衡布局任务仍相当艰巨。从医疗地理分布情况来看，在地级城市医院标杆第一梯队中，东部地区处于领先地位，江苏和广东两省入围机构数较多。而西部地区入围机构数最少，竞争力指数最低。地级城市医院标杆第一梯队和第二梯队的整体分布情况与上年基本一致，全国各省（区）间优质医疗资源分布不均衡的现象依然存在。

从竞争力要素来看，地级城市医院标杆第一梯队拥有高级职称的职工人数呈现上升趋势，年住院手术量、拥有高级职称的职工人数/全院职工人数、年出院量已恢复至疫情前水平并略有增长，年门急诊量上升幅度有限，与疫情前相比仍有较大差距。地级城市医院总体规模仍在持续扩大，住院业务量明显上升，与当前医疗改革政策总体导向一致。各地区医院职工人数整体配置更为均衡，中部地区人力资源相对紧缺，西部地区医护人员配置水平相对较低。中部地区运营效率有所提升，平均住院天数下降24.14%，门急诊次均费用降幅达15.86%。西部地区住院次均费用显著降低，降幅为37.11%。东部地区医疗技术水平处于领先地位。

从均衡指数来看，华东地区地级城市医院标杆第一梯队均衡指数均值最高，华中地区地级城市医院标杆第二梯队均衡指数均值最高，华中和华南地区地级城市医院标杆第三梯队均衡指数均值最高。各地区地级城市优质医疗资源分布存在明显的不均衡现象。从医院性质来看，目前在医疗服务市场中公立医院仍占据主体地位，而社会办医群体在医疗行业的竞争力仍然偏弱。

参考文献

庄一强主编《中国医院竞争力报告（2019～2020）》，社会科学文献出版社，2020。

庄一强主编《中国医院竞争力报告（2020～2021）》，社会科学文献出版社，2021。

庄一强、廖新波主编《中国智慧医院发展报告（2022）》，社会科学文献出版社，2022。

庄一强、王兴琳主编《中国医院竞争力报告（2022）》，社会科学文献出版社，2022。

《国家卫生健康委办公厅关于2021年度全国三级公立医院绩效考核国家监测分析情况的通报》，医政司网站，2022年11月2日，http：//www.nhc.gov.cn/yzygj/s3594q/202212/f40bfe4606eb4b1d8e7c82b1473df9ae.shtml。

《国务院办公厅印发〈关于推动公立医院高质量发展的意见〉》，中国政府网站，2021年6月4日，http：//www.gov.cn/zhengce/content/2021-06/04/content_5615473.htm。

《重症医学科建设与管理指南（2020版）》，重症医学网，2021年12月10日，https：//www.icu.cn/？p=2665。

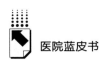

附表1 2023年地级城市医院标杆第一梯队

序号	医院	省（区）	城市	级别	信息化评级（EMR/互联互通/智慧服务）
1	苏州大学附属第一医院	江苏	苏州	三甲	五级/五级乙等/3级
2	徐州医科大学附属医院	江苏	徐州	三甲	-/四级甲等/-
3	温州医科大学附属第一医院	浙江	温州	三甲	五级/四级甲等/3级
4	烟台毓璜顶医院	山东	烟台	三甲	五级/五级乙等/3级
5	聊城市人民医院	山东	聊城	三甲	-/五级乙等/-
6	汕头大学医学院第一附属医院	广东	汕头	三甲	-/四级甲等/-
7	湖北省十堰市太和医院	湖北	十堰	三甲	五级/五级乙等/-
8	临沂市人民医院	山东	临沂	三甲	五级/四级甲等/-
9	佛山市第一人民医院	广东	佛山	三甲	-/四级甲等/-
10	济宁市第一人民医院	山东	济宁	三甲	五级/四级甲等/-
11	徐州市中心医院	江苏	徐州	三甲	-/四级甲等/-
12	沧州市中心医院	河北	沧州	三甲	-/四级甲等/-
13	济宁医学院附属医院	山东	济宁	三甲	五级/四级甲等/-
14	南方医科大学第十附属医院（东莞市人民医院）	广东	东莞	三甲	五级/四级甲等/-
15	南通大学附属医院	江苏	南通	三甲	五级/四级甲等/-
16	常州市第一人民医院	江苏	常州	三甲	五级/四级甲等/-
17	温州医科大学附属第二医院	浙江	温州	三甲	-/四级甲等/-
18	无锡市人民医院	江苏	无锡	三甲	五级/四级甲等/-
19	梅州市人民医院	广东	梅州	三甲	五级/四级甲等/3级
20	遵义医科大学附属医院	贵州	遵义	三甲	-/四级甲等/-
21	郴州市第一人民医院	湖南	郴州	三甲	-/四级甲等/-
22	江苏省苏北人民医院	江苏	扬州	三甲	六级/四级甲等/4级
23	浙江省台州医院	浙江	台州	三甲	六级/五级乙等/3级
24	新乡医学院第一附属医院	河南	新乡	三甲	
25	西南医科大学附属医院	四川	泸州	三甲	五级/四级甲等/-
26	中山市人民医院	广东	中山	三甲	五级/五级乙等/-
27	宜昌市中心人民医院	湖北	宜昌	三甲	-/四级甲等/-
28	广东医科大学附属医院	广东	湛江	三甲	五级/五级乙等/3级
29	潍坊市人民医院	山东	潍坊	三甲	五级/-/-
30	蚌埠医学院第一附属医院	安徽	蚌埠	三甲	-/四级甲等/-
31	惠州市中心人民医院	广东	惠州	三甲	
32	金华市中心医院	浙江	金华	三甲	-/四级甲等/-

续表

序号	医院	省（区）	城市	级别	信息化评级（EMR/互联互通/智慧服务）
33	苏州市立医院	江苏	苏州	三甲	五级/四级甲等/–
34	襄阳市中心医院	湖北	襄阳	三甲	五级/四级甲等/–
35	淮安市第一人民医院	江苏	淮安	三甲	五级/四级甲等/3 级
36	泉州市第一医院	福建	泉州	三甲	五级/四级甲等/–
37	常州市第二人民医院	江苏	常州	三甲	五级/四级甲等/–
38	粤北人民医院	广东	韶关	三甲	–/四级甲等/–
39	福建医科大学附属第二医院	福建	泉州	三甲	五级/四级甲等/–
40	江门市中心医院	广东	江门	三甲	–/四级甲等/–
41	汕头市中心医院	广东	汕头	三甲	五级/四级甲等/–
42	柳州市工人医院	广西	柳州	三甲	五级/四级甲等/–
43	苏州大学附属第二医院	江苏	苏州	三甲	五级/四级甲等/–
44	泰州市人民医院	江苏	泰州	三甲	五级/四级甲等/–
45	柳州市人民医院	广西	柳州	三甲	五级/四级甲等/–
46	清远市人民医院	广东	清远	三甲	五级/四级甲等/–
47	川北医学院附属医院	四川	南充	三甲	五级/四级甲等/–
48	连云港市第一人民医院	江苏	连云港	三甲	六级/五级乙等/3 级
49	河南科技大学第一附属医院	河南	洛阳	三甲	五级/四级甲等/–
50	十堰市人民医院	湖北	十堰	三甲	–/四级甲等/–
51	遂宁市中心医院	四川	遂宁	三甲	–/四级甲等/–
52	南阳市中心医院	河南	南阳	三甲	
53	滨州医学院附属医院	山东	滨州	三甲	–/四级甲等/–
54	齐齐哈尔市第一医院	黑龙江	齐齐哈尔	三甲	–/四级乙等/–
55	南华大学附属第一医院	湖南	衡阳	三甲	–/四级甲等/–
56	邯郸市中心医院	河北	邯郸	三甲	
57	盐城市第一人民医院	江苏	盐城	三甲	五级/四级甲等/–
58	泰安市中心医院	山东	泰安	三甲	–/四级甲等/–
59	皖南医学院第一附属医院（弋矶山医院）	安徽	芜湖	三甲	–/四级甲等/–
60	绍兴市人民医院	浙江	绍兴	三甲	五级/五级乙等/–
61	常德市第一人民医院	湖南	常德	三甲	–/四级甲等/–
62	江苏大学附属医院	江苏	镇江	三甲	五级/四级甲等/3 级
63	淄博市中心医院	山东	淄博	三甲	–/四级甲等/–
64	新乡市中心医院	河南	新乡	三甲	–/四级甲等/–
65	湛江中心人民医院	广东	湛江	三甲	–/四级甲等/–

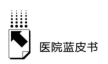

续表

序号	医院	省（区）	城市	级别	信息化评级 （EMR/互联互通/ 智慧服务）
66	德阳市人民医院	四川	德阳	三甲	-/四级甲等/-
67	丽水市中心医院	浙江	丽水	三甲	-/四级甲等/-
68	株洲市中心医院	湖南	株洲	三甲	
69	唐山市工人医院	河北	唐山	三甲	
70	无锡市第二人民医院	江苏	无锡	三甲	五级/四级甲等/-
71	漳州市医院	福建	漳州	三甲	五级/四级甲等/-
72	湖州市中心医院	浙江	湖州	三甲	-/四级甲等/-
73	大庆油田总医院	黑龙江	大庆	三甲	
74	荆州市中心医院	湖北	荆州	三甲	-/四级乙等/-
75	商丘市第一人民医院	河南	商丘	三甲	
76	邵阳市中心医院	湖南	邵阳	三甲	-/四级甲等/-
77	承德医学院附属医院	河北	承德	三甲	-/四级甲等/-
78	荆州市第一人民医院	湖北	荆州	三甲	
79	延安大学附属医院	陕西	延安	三甲	-/四级甲等/-
80	镇江市第一人民医院	江苏	镇江	三甲	五级/四级甲等/3级
81	南充市中心医院	四川	南充	三甲	-/四级甲等/-
82	珠海市人民医院	广东	珠海	三甲	五级/五级乙等/-
83	佛山复星禅诚医院	广东	佛山	三甲	
84	中山大学附属第五医院	广东	珠海	三甲	-/四级甲等/-
85	东莞东华医院	广东	东莞	三甲	-/四级甲等/-
86	赣州市人民医院（南方医院赣州医院）	江西	赣州	三甲	-/四级甲等/-
87	曲靖市第一人民医院	云南	曲靖	三甲	五级/四级甲等/-
88	恩施土家族苗族自治州中心医院	湖北	恩施州	三甲	
89	锦州医科大学附属第一医院	辽宁	锦州	三甲	-/四级甲等/-
90	扬州大学附属医院	江苏	扬州	三甲	
91	茂名市人民医院	广东	茂名	三甲	-/四级甲等/-
92	河北大学附属医院	河北	保定	三甲	
93	龙岩市第一医院	福建	龙岩	三甲	五级/四级甲等/-
94	赣南医科大学第一附属医院	江西	赣州	三甲	-/四级乙等/-
95	赤峰市医院	内蒙古	赤峰	三甲	六级/四级甲等/-
96	襄阳市第一人民医院	湖北	襄阳	三甲	
97	娄底市中心医院	湖南	娄底	三甲	
98	宜宾市第二人民医院	四川	宜宾	三甲	-/四级乙等/-
99	江南大学附属医院	江苏	无锡	三甲	
100	盘锦市中心医院	辽宁	盘锦	三甲	

附表2　2023年地级城市医院标杆第二梯队

序号	医院	省（区）/城市	级别	序号	医院	省（区）/城市	级别
101	沧州市人民医院	河北/沧州	三甲	117	鄂尔多斯市中心医院	内蒙古/鄂尔多斯	三甲
102	阜阳市人民医院	安徽/阜阳	三甲	118	河南大学淮河医院	河南/开封	三甲
103	徐州市第一人民医院	江苏/徐州	三甲	119	嘉兴市第一医院	浙江/嘉兴	三甲
104	肇庆市第一人民医院	广东/肇庆	三甲	120	吉林市中心医院	吉林/吉林	三甲
105	鄂东医疗集团黄石市中心医院	湖北/黄石	三甲	121	邢台市人民医院	河北/邢台	三甲
106	邯郸市第一医院	河北/邯郸	三甲	122	石河子大学医学院第一附属医院	新疆/省直辖县	三甲
107	丽水市人民医院	浙江/丽水	三甲	123	桂林医学院附属医院	广西/桂林	三甲
108	保定市第一中心医院	河北/保定	三甲	124	六安市人民医院	安徽/六安	三甲
109	长治医学院附属和平医院	山西/长治	三甲	125	荆门市第一人民医院	湖北/荆门	三甲
110	临沂市中心医院	山东/临沂	三甲	126	山东大学齐鲁医院德州医院	山东/德州	三甲
111	九江市第一人民医院	江西/九江	三甲	127	秦皇岛市第一医院	河北/秦皇岛	三甲
112	延边大学附属医院	吉林/延边州	三甲	128	烟台市烟台山医院	山东/烟台	三甲
113	湘潭市中心医院	湖南/湘潭	三甲	129	驻马店市中心医院	河南/驻马店	三甲
114	菏泽市立医院	山东/菏泽	三甲	130	赤峰学院附属医院	内蒙古/赤峰	三甲
115	葫芦岛市中心医院	辽宁/葫芦岛	三甲	131	遵义市第一人民医院	贵州/遵义	三甲
116	日照市人民医院	山东/日照	三甲	132	潍坊医学院附属医院	山东/潍坊	三甲

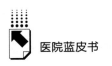

续表

序号	医院	省(区)/城市	级别	序号	医院	省(区)/城市	级别
133	洛阳市中心医院	河南/洛阳	三甲	149	濮阳市人民医院	河南/濮阳	三甲
134	玉溪市人民医院	云南/玉溪	三甲	150	亳州市人民医院	安徽/亳州	三甲
135	宜宾市第一人民医院	四川/宜宾	三甲	151	喀什地区第一人民医院	新疆/喀什地区	三甲
136	佳木斯大学附属第一医院	黑龙江/佳木斯	三甲	152	自贡市第一人民医院	四川/自贡	三甲
137	吉林市人民医院	吉林/吉林	三甲	153	盐城市第三人民医院	江苏/盐城	三甲
138	达州市中心医院	四川/达州	三甲	154	漯河市中心医院	河南/漯河	三甲
139	佳木斯市中心医院	黑龙江/佳木斯	三甲	155	孝感市中心医院	湖北/孝感	三甲
140	安庆市立医院	安徽/安庆	三甲	156	衢州市人民医院	浙江/衢州	三甲
141	乐山市人民医院	四川/乐山	三甲	157	威海市立医院	山东/威海	三甲
142	运城市中心医院	山西/运城	三甲	158	随州市中心医院	湖北/随州	三甲
143	右江民族医学院附属医院	广西/百色	三甲	159	内蒙古科技大学包头医学院第一附属医院	内蒙古/包头	三甲
144	滨州市人民医院	山东/滨州	三甲	160	华北理工大学附属医院	河北/唐山	三甲
145	东莞康华医院	广东/东莞	三甲	161	三门峡市中心医院	河南/三门峡	三甲
146	濮阳市油田总医院	河南/濮阳	三甲	162	国药同煤总医院	山西/大同	三甲
147	莆田学院附属医院	福建/莆田	三甲	163	怀化市第一人民医院	湖南/怀化	三甲
148	胜利油田中心医院	山东/东营	三甲	164	玉林市第一人民医院	广西/玉林	三甲

序号	医院	省(区)/城市	级别	序号	医院	省(区)/城市	级别
165	莆田市第一医院	福建/莆田	三甲	181	攀枝花市中心医院	四川/攀枝花	三甲
166	齐齐哈尔医学院附属第三医院	黑龙江/齐齐哈尔	三甲	182	阳江市人民医院	广东/阳江	三甲
167	芜湖市第二人民医院	安徽/芜湖	三甲	183	南通市第一人民医院	江苏/南通	三甲
168	四平市中心医院	吉林/四平	三甲	184	揭阳市人民医院	广东/揭阳	三甲
169	唐山市人民医院	河北/唐山	三甲	185	信阳市中心医院	河南/信阳	三甲
170	山东第一医科大学第二附属医院	山东/泰安	三甲	186	内蒙古包钢医院	内蒙古/包头	三甲
171	钦州市第一人民医院	广西/钦州	三甲	187	普洱市人民医院	云南/普洱	三甲
172	周口市中心医院	河南/周口	三甲	188	滁州市第一人民医院	安徽/滁州	三甲
173	东营市人民医院	山东/东营	三甲	189	嘉兴市第二医院	浙江/嘉兴	三甲
174	南华大学附属第二医院	湖南/衡阳	三甲	190	南方医科大学顺德医院	广东/佛山	三甲
175	北海市人民医院	广西/北海	三甲	191	聊城市第二人民医院	山东/聊城	三甲
176	牡丹江医学院附属红旗医院	黑龙江/牡丹江	三甲	192	贵港市人民医院	广西/贵港	三甲
177	开封市中心医院	河南/开封	三甲	193	本溪市中心医院	辽宁/本溪	三甲
178	平顶山市第一人民医院	河南/平顶山	三甲	194	榆林市第一医院	陕西/榆林	三甲
179	河南大学第一附属医院	河南/开封	三甲	195	辽宁省健康产业集团抚矿总医院	辽宁/抚顺	三甲
180	大同市第五人民医院	山西/大同	三甲	196	上饶市人民医院	江西/上饶	三甲

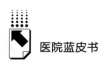

序号	医院	省(区)/城市	级别	序号	医院	省(区)/城市	级别
197	包头市中心医院	内蒙古/包头	三甲	213	辽阳市中心医院	辽宁/辽阳	三甲
198	安阳市人民医院	河南/安阳	三甲	214	廊坊市人民医院	河北/廊坊	三甲
199	许昌市中心医院	河南/许昌	三甲	215	台州市第一人民医院	浙江/台州	三乙
200	三明市第一医院	福建/三明	三甲	216	张家口市第一医院	河北/张家口	三甲
201	萍乡市人民医院	江西/萍乡	三甲	217	宝鸡市中心医院	陕西/宝鸡	三甲
202	上海交通大学医学院附属苏州九龙医院	江苏/苏州	三甲	218	宿迁市第一人民医院	江苏/宿迁	三甲
203	汕头大学医学院第二附属医院	广东/汕头	三甲	219	安康市中心医院	陕西/安康	三甲
204	温州市人民医院	浙江/温州	三甲	220	梧州市红十字会医院	广西/梧州	三甲
205	台州市立医院	浙江/台州	三乙	221	安顺市人民医院	贵州/安顺	三甲
206	牡丹江市第一人民医院	黑龙江/牡丹江	三甲	222	铜陵市人民医院	安徽/铜陵	三甲
207	河北北方学院附属第一医院	河北/张家口	三甲	223	九江学院附属医院	江西/九江	三甲
208	绵阳市第三人民医院	四川/绵阳	三甲	224	南京鼓楼医院集团宿迁医院	江苏/宿迁	三甲
209	宜春市人民医院	江西/宜春	三甲	225	鄂州市中心医院	湖北/鄂州	三甲
210	广西壮族自治区南溪山医院	广西/桂林	三甲	226	文山壮族苗族自治州人民医院	云南/文山州	三甲
211	汉中市中心医院	陕西/汉中	三甲	227	舟山医院	浙江/舟山	三甲
212	温州市中心医院	浙江/温州	三甲	228	国药东风总医院	湖北/十堰	三甲

序号	医院	省（区）/城市	级别	序号	医院	省（区）/城市	级别
229	枣庄市立医院	山东/枣庄	三甲	245	渭南市中心医院	陕西/渭南	三甲
230	连云港市第二人民医院	江苏/连云港	三甲	246	淮北矿工总医院	安徽/淮北	三甲
231	延安大学咸阳医院	陕西/咸阳	三甲	247	铜仁市人民医院	贵州/铜仁	三甲
232	淄博市第一医院	山东/淄博	三甲	248	百色市人民医院	广西/百色	三甲
233	南平市第一医院	福建/南平	三甲	249	益阳市中心医院	湖南/益阳	三甲
234	呼伦贝尔市人民医院	内蒙古/呼伦贝尔	三甲	250	永州市中心医院	湖南/永州	三甲
235	淮安市第二人民医院	江苏/淮安	三甲	251	中山市小榄人民医院	广东/中山	三甲
236	焦作市人民医院	河南/焦作	三甲	252	大理白族自治州人民医院	云南/大理州	三甲
237	咸宁市中心医院	湖北/咸宁	三甲	253	宁德市闽东医院	福建/宁德	三甲
238	昭通市第一人民医院	云南/昭通	三甲	254	通辽市医院	内蒙古/通辽	三甲
239	铁岭市中心医院	辽宁/铁岭	三甲	255	楚雄彝族自治州人民医院	云南/楚雄州	三甲
240	鞍钢集团总医院	辽宁/鞍山	三甲	256	岳阳市中心医院	湖南/岳阳	三甲
241	浙江大学医学院附属第四医院	浙江/金华	三甲	257	贵州医科大学第二附属医院	贵州/黔东南州	三甲
242	临汾市人民医院	山西/临汾	三甲	258	宁德市医院	福建/宁德	三甲
243	佛山市第二人民医院	广东/佛山	三甲	259	北华大学附属医院	吉林/吉林	三甲
244	广元市中心医院	四川/广元	三甲	260	黔西南州人民医院	贵州/黔西南州	三甲

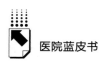
续表

序号	医院	省(区)/城市	级别	序号	医院	省(区)/城市	级别
261	桂林市人民医院	广西/桂林	三甲	277	张家界市人民医院	湖南/张家界	三甲
262	新余市人民医院	江西/新余	三甲	278	盘锦辽油宝石花医院	辽宁/盘锦	三甲
263	六盘水市人民医院	贵州/六盘水	三甲	279	黄山市人民医院	安徽/黄山	三甲
264	蚌埠医学院第二附属医院	安徽/蚌埠	三甲	280	湖州市第一人民医院	浙江/湖州	三乙
265	台州市中心医院	浙江/台州	三甲	281	南华大学附属南华医院	湖南/衡阳	三甲
266	中山市博爱医院	广东/中山	三甲	282	河源市人民医院	广东/河源	三甲
267	徐州矿务集团总医院	江苏/徐州	三甲	283	凉山彝族自治州第一人民医院	四川/凉山州	三甲
268	佛山市南海区人民医院	广东/佛山	三甲	284	德宏州人民医院	云南/德宏州	三乙
269	南阳市第二人民医院	河南/南阳	三甲	285	淄博市市立医院	山东/淄博	三甲
270	黄冈市中心医院	湖北/黄冈	三甲	286	威海市中心医院	山东/威海	三甲
271	临汾市中心医院	山西/临汾	三甲	287	焦作市第二人民医院	河南/焦作	三甲
272	惠州市第三人民医院	广东/惠州	三甲	288	惠州市第一人民医院	广东/惠州	三甲
273	大理大学第一附属医院	云南/大理州	三甲	289	庆阳市人民医院	甘肃/庆阳	三甲
274	黔东南州人民医院	贵州/黔东南州	三甲	290	广安市人民医院	四川/广安	三甲
275	天水市第一人民医院	甘肃/天水	三甲	291	东莞市松山湖中心医院	广东/东莞	三甲
276	安徽理工大学第一附属医院(淮南市第一人民医院)	安徽/淮南	三甲	292	钦州市第二人民医院	广西/钦州	三甲

续表

序号	医院	省(区)/城市	级别	序号	医院	省(区)/城市	级别
293	马鞍山市人民医院	安徽/马鞍山	三甲	297	滨州医学院烟台附属医院	山东/烟台	三甲
294	南阳医专第一附属医院	河南/南阳	三甲	298	南阳南石医院	河南/南阳	三级
295	玉林市红十字会医院	广西/玉林	三级	299	遵义医科大学第五附属(珠海)医院	广东/珠海	三级
296	朝阳市中心医院	辽宁/朝阳	三甲	300	大同市第三人民医院	山西/大同	三甲

附表3　2023年地级城市医院标杆第三梯队

医院	城市	级别	是否公立	医院	城市	级别	是否公立
黑龙江省							
大庆龙南医院	大庆	三甲	是	七台河市人民医院	七台河	三甲	是
大庆市人民医院	大庆	三甲	是	齐齐哈尔医学院附属第二医院	齐齐哈尔	三甲	是
鹤岗鹤矿医院	鹤岗	三甲	否	齐齐哈尔医学院附属第一医院	齐齐哈尔	三甲	是
鹤岗市人民医院	鹤岗	三甲	是	双鸭山双矿医院	双鸭山	三甲	否
牡丹江市第二人民医院	牡丹江	三甲	是	绥化市第一医院	绥化	三甲	是
吉林省							
吉化总医院	吉林	三甲	是	松原吉林油田医院	松原	三甲	否
吉林医药学院附属医院	吉林	三甲	是	松原市中心医院	松原	三级	是
四平市第一人民医院	四平	三级	是	通化市中心医院	通化	三甲	是
辽宁省							
鞍山市中心医院	鞍山	三甲	是	葫芦岛市第二人民医院	葫芦岛	三级	是
本钢总医院	本溪	三甲	是	锦州市中心医院	锦州	三甲	是
朝阳市第二医院	朝阳	三甲	是	锦州医科大学附属第三医院	锦州	三甲	是
丹东市中心医院	丹东	三甲	是	辽宁省健康产业集团阜新矿总医院	阜新	三甲	是
抚顺市中心医院	抚顺	三甲	是	营口市中心医院	营口	三甲	是

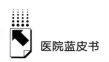

续表

医院	城市	级别	是否公立	医院	城市	级别	是否公立
河北省							
保定市第一医院	保定	三甲	是	华北医疗健康集团峰峰总医院	邯郸	三甲	是
保定市第二医院	保定	三甲	是	京东中美医院	廊坊	三级	否
承德市中心医院	承德	三甲	是	唐山市丰润区人民医院	唐山	三级	是
哈励逊国际和平医院	衡水	三甲	是	唐山中心医院	唐山	三级	否
河北工程大学附属医院	邯郸	三甲	是	唐山市丰南区医院	唐山	二甲	是
内蒙古自治区							
巴彦淖尔市医院	巴彦淖尔	三甲	是	乌海市人民医院	乌海	三甲	是
包钢集团第三职工医院	包头	三甲	否	乌兰察布市中心医院	乌兰察布	三甲	是
包头医学院第二附属医院	包头	三乙	是	兴安盟人民医院	兴安盟	三甲	是
通辽市第二人民医院	通辽	三级	是				
山西省							
北大医疗潞安医院	长治	三甲	否	山西省汾阳医院	吕梁	三甲	是
长治市人民医院	长治	三甲	是	忻州市人民医院	忻州	三甲	是
晋城大医院	晋城	三甲	否	阳泉煤业总医院	阳泉	三甲	是
晋城市人民医院	晋城	三甲	是	运城市盐湖区人民医院	运城	二甲	是
晋中市第一人民医院	晋中	三甲	是	阳泉市第一人民医院	阳泉	三甲	是
吕梁市人民医院	吕梁	三甲	是				
安徽省							
安徽医科大学附属安庆第一人民医院	安庆	三甲	是	淮南新华医疗集团新华医院	淮南	三甲	否
蚌埠市第三人民医院	蚌埠	三甲	是	黄山首康医院	黄山	三级	否
蚌埠市第一人民医院	蚌埠	三乙	是	六安市第二人民医院	六安	三级	是
池州市人民医院	池州	三甲	是	皖北煤电集团总医院	宿州	三甲	否
德驭医疗马鞍山总医院	马鞍山	三甲	否	皖南医学院第二附属医院	芜湖	三甲	是
阜阳市第二人民医院	阜阳	三甲	是	芜湖市第一人民医院	芜湖	三甲	是
淮北市人民医院	淮北	三甲	是	宿州市立医院	宿州	三甲	是
淮南朝阳医院	淮南	三乙	否	宣城市人民医院	宣城	三甲	是
淮南东方医院集团总医院	淮南	三级	否	宣城中心医院	宣城	三级	是
福建省							
龙岩人民医院	龙岩	三乙	是	三明市第二医院	三明	三乙	是
龙岩市第二医院	龙岩	三乙	是	漳州正兴医院	漳州	三级	否

续表

医院	城市	级别	是否公立	医院	城市	级别	是否公立
江苏省							
常州市金坛第一人民医院	常州	三级	是	南通市通州区人民医院	南通	三级	是
常州市武进人民医院	常州	三乙	是	苏州明基医院	苏州	三级	否
南通市海门区人民医院	南通	三级	是	苏州市第九人民医院	苏州	三级	是
淮安市淮阴医院	淮安	二甲	是	泰州市第二人民医院	泰州	三级	是
南京医科大学附属苏州科技城医院	苏州	三级	是	徐州仁慈医院	徐州	三级	否
南通瑞慈医院	南通	三乙	否	扬州市江都人民医院	扬州	三级	是
南通市第三人民医院	南通	三甲	是				
江西省							
抚州市第一人民医院	抚州	三甲	是	景德镇市第一人民医院	景德镇	三甲	是
景德镇市第二人民医院	景德镇	三甲	是	吉安市中心人民医院	吉安	三甲	是
山东省							
北大医疗鲁中医院	淄博	三甲	否	济宁市第三人民医院	济宁	三级	否
滨州市第二人民医院	滨州	三级	是	阳光融和医院	潍坊	三甲	否
滨州市中心医院	滨州	三甲	是	山东国欣颐养集团枣庄中心医院	枣庄	三甲	否
菏泽市牡丹人民医院	菏泽	三乙	是				
浙江省							
金华市人民医院	金华	三乙	是	绍兴市上虞区人民医院	绍兴	三乙	是
衢州市第二人民医院	衢州	二甲	是	绍兴文理学院附属医院（绍兴市立医院）	绍兴	三甲	是
绍兴第二医院	绍兴	三乙	是	绍兴市中心医院	绍兴	三乙	是
河南省							
安阳地区医院	安阳	三甲	是	南阳市第一人民医院	南阳	三甲	是
开封市人民医院	开封	三级	是	平顶山市第二人民医院	平顶山	三级	是
河南科技大学第二附属医院	洛阳	三甲	是	平煤神马集团总医院	平顶山	三甲	否
河南能源焦煤中央医院	焦作	三级	否	新乡市第一人民医院	新乡	三甲	是
鹤壁市人民医院	鹤壁	三甲	是	新乡医学院第三附属医院	新乡	三级	是
黄河三门峡医院	三门峡	三甲	是	驻马店市第一人民医院	驻马店	三级	是
洛阳东方医院	洛阳	三级	否				

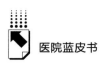
续表

医院	城市	级别	是否公立	医院	城市	级别	是否公立
湖北省							
湖北民族大学附属民大医院	恩施州	三甲	是	荆州市第二人民医院	荆州	三级	是
黄石爱康医院	黄石	三甲	否	孝感市第一人民医院	孝感	三级	是
荆门市第二人民医院	荆门	三甲	是	宜昌市第二人民医院	宜昌	三甲	是
湖南省							
衡阳市中心医院	衡阳	三甲	是	湘南学院附属医院	郴州	三甲	是
湖南医药学院第一附属医院	怀化	三甲	是	湘潭市第一人民医院	湘潭	三甲	是
怀化市第二人民医院	怀化	三甲	是	湘西自治州人民医院	湘西州	三甲	是
邵阳学院附属第一医院	邵阳	三甲	是	岳阳市人民医院	岳阳	三甲	是
郴州市第四人民医院	郴州	三级	是				
广东省							
潮州市人民医院	潮州	三级	是	茂名市电白区人民医院	茂名	三级	是
潮州市中心医院	潮州	三甲	是	韶关市第一人民医院	韶关	三级	是
东莞市滨海湾中心医院	东莞	三级	是	汕头潮南民生医院	汕头	三乙	否
惠州市第六人民医院	惠州	三级	是	云浮市人民医院	云浮	三甲	是
江门市人民医院	江门	三甲	是	中山大学附属第三医院粤东医院	梅州	三甲	是
江门市新会区人民医院	江门	二甲	是				
广西壮族自治区							
广西壮族自治区桂东人民医院	梧州	三甲	是	来宾市人民医院	来宾	三级	是
桂林市第二人民医院	桂林	三甲	是	广西科技大学第一附属医院	柳州	三甲	是
桂林医学院第二附属医院	桂林	三甲	是	柳州市柳铁中心医院	柳州	三甲	是
河池市人民医院	河池	三甲	是	梧州市工人医院	梧州	三甲	是
贺州市人民医院	贺州	三甲	是				
海南省							
儋州市人民医院	儋州	三甲	是	三亚市人民医院	三亚	三甲	是
海南省第三人民医院	三亚	三甲	是				
甘肃省							
定西市人民医院	定西	三甲	是	酒泉市人民医院	酒泉	三甲	是
河西学院附属张掖人民医院	张掖	三甲	是	武威市人民医院	武威	三甲	是
临夏州人民医院	临夏回族自治州	三甲	是				

续表

医院	城市	级别	是否公立	医院	城市	级别	是否公立
宁夏回族自治区							
固原市人民医院	固原	三乙	是	吴忠市人民医院	吴忠	三乙	是
宁夏第五人民医院	石嘴山	三乙	是				
陕西省							
宝鸡市人民医院	宝鸡	三甲	是	咸阳市第一人民医院	咸阳	三甲	是
三二〇一医院	汉中	三甲	是	咸阳市中心医院	咸阳	三甲	是
陕西省核工业二一五医院	咸阳	三甲	是	延安市人民医院	延安	三甲	是
商洛市中心医院	商洛	三甲	是	榆林市第二医院	榆林	三甲	是
铜川市人民医院	铜川	三甲	是				
新疆维吾尔自治区							
阿克苏地区第一人民医院	阿克苏地区	三甲	是	克拉玛依市中心医院	克拉玛依	三甲	是
巴音郭楞蒙古自治州人民医院	巴音郭楞州	三甲	是	克孜勒苏柯尔克孜自治州人民医院	克孜勒苏柯尔克孜自治州	三甲	是
昌吉回族自治州人民医院	昌吉州	三甲	是	伊犁州友谊医院	伊犁州	三甲	是
喀什地区第二人民医院	喀什地区	三甲	是				
贵州省							
毕节市第一人民医院	毕节	三甲	是	黔南州人民医院	黔南州	三甲	是
贵州医科大学第三附属医院	黔南州	三甲	是	遵义市播州区人民医院	遵义	三级	是
四川省							
巴中市中心医院	巴中	三甲	是	四川绵阳四〇四医院	绵阳	三甲	是
广元市第一人民医院	广元	三甲	是	雅安市人民医院	雅安	三甲	是
眉山市人民医院	眉山	三甲	是	资阳市第一人民医院	资阳	三甲	是
内江市第二人民医院	内江	三甲	是	自贡市第三人民医院	自贡	三甲	是
内江市第一人民医院	内江	三甲	是	自贡市第四人民医院	自贡	三甲	是
云南省							
保山市人民医院	保山	三甲	是	曲靖市第二人民医院	曲靖	三甲	是
红河州第一人民医院	红河州	三甲	是	西双版纳州人民医院	西双版纳州	三甲	是
临沧市人民医院	临沧	三甲	是				

B.4
2023年省单医院竞争力报告[*]

任耀辉 蔡 华 关惠谊 翁佳宁[**]

摘 要： 本报告从区域和城市入手分析省单医院标杆的发展情况。结果显示，东部地区最强，中部地区最弱。在省单医院标杆中，东部地区入围数量最多，达61家，其次是西部地区，中部地区最少。深圳、广州、北京、昆明的竞争力指数位居前四，只有拉萨未有医院入围省单医院标杆。对"顶级医院标杆+省单医院标杆"进行分析，入围医院数量较多的是北京、广州和上海，且入围数量远高于其他城市，可见优质医疗资源集中在北京、上海和广州。

关键词： 省单医院标杆 竞争力指数 入围机构数

一 2023年省单医院标杆分析

（一）省单医院十大标杆[①]分布情况

华北地区和西南地区各有3家医院入围省单医院十大标杆，其次是华东地区（入围2家），华南地区和华中地区入围机构较少（各有1家），东北地区和西北地区依然没有医院入围省单医院十大标杆（见图1）。

---

[*] 本报告中的省单医院为位于省会（首府）城市、直辖市和计划单列市的综合医院，含医学院校附属综合医院，不含中医医院、专科医院和部队医院。除特别注明外，本报告所有图表均来自广州艾力彼医院管理中心资料库。

[**] 任耀辉，广州艾力彼医院管理中心助理主任；蔡华，广州艾力彼医院管理中心副主任；关惠谊，广州艾力彼医院管理中心区域经理；翁佳宁，广州艾力彼医院管理中心数据分析师。

[①] 十大标杆是广州艾力彼医院管理中心根据相应的评价指标体系和数据评选出的综合实力较强的10家医院。

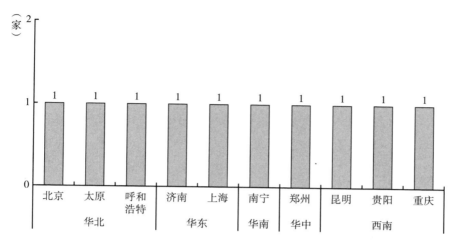

图1 2023年省单医院十大标杆城市分布情况

（二）省单医院标杆分布情况

1. 区域分布情况：东部地区入围医院最多，中部地区最少

东部地区入围医院数量最多，达61家，竞争力指数为0.58，远高于西部和中部地区；西部地区入围医院23家，竞争力指数为0.25；中部地区入围医院最少，仅有16家，竞争力指数也最低，为0.17（见图2）。

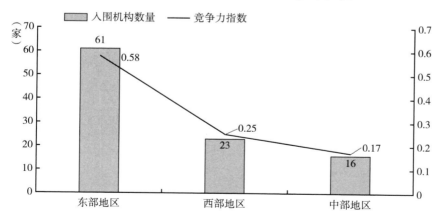

图2 2023年东部、中部、西部地区省单医院标杆入围机构数量及竞争力指数

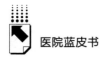

将 2023 年省单医院标杆按照广州艾力彼医院管理中心测算的医院综合实力情况划分为两组，每组各 50 家医院。第一组综合实力较强，东部地区入围医院最多，有 25 家，占比达 50%；东部地区入围第二组的医院达到 36 家。西部地区和中部地区的省单医院标杆数量远少于东部地区，但与东部地区不同，两个地区入围第一组的医院数量均超过第二组。西部地区入围第一组、第二组的医院数分别为 15 家、8 家；中部地区入围第一组、第二组的医院数分别为 10 家、6 家（见图 3），说明不同区域间省单医院标杆分布存在较大差异，医院发展的不均衡性更加凸显。

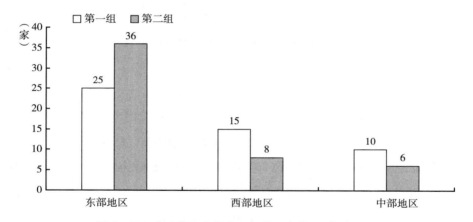

图 3　2023 年东部、中部和西部地区省单医院标杆数量

2. 城市分布情况：深圳、广州入围医院较多

2023 年省单医院标杆覆盖 25 个省会（首府）城市、4 个直辖市和 5 个计划单列市，只有拉萨没有医院入围。

2023 年，省单医院标杆最多的城市是深圳，有 10 家医院入围，竞争力指数达 0.0885；广州有 8 家医院入围，竞争力指数为 0.0701；北京和昆明均有 5 家医院入围，竞争力指数分别为 0.0541 和 0.0536。入围 4 家医院的城市有海口、合肥、沈阳、厦门。入围医院较少的城市有贵阳、兰州、银川、南昌、杭州、长春、长沙、武汉，均只有 1 家医院入围（见表 1）。

表1　2023年省单医院标杆城市分布

单位：家

城市	深圳 **	广州	北京 *	昆明	海口	合肥	沈阳	厦门 **	太原
入围机构数	10	8	5	5	4	4	4	4	3
竞争力指数	0.0885	0.0701	0.0541	0.0536	0.0391	0.0354	0.0332	0.0313	0.0379

城市	郑州	济南	石家庄	南京	成都	上海 *	宁波 **	南宁	天津 *
入围机构数	3	3	3	3	3	3	3	3	3
竞争力指数	0.0372	0.0344	0.0336	0.0331	0.0323	0.0307	0.0301	0.0301	0.0296

城市	大连 **	西安	呼和浩特	重庆 *	哈尔滨	西宁	青岛 **	福州	贵阳
入围机构数	3	3	2	2	2	2	2	2	1
竞争力指数	0.0262	0.0260	0.0253	0.0242	0.0209	0.0201	0.0189	0.0162	0.0142

城市	兰州	银川	南昌	杭州	长春	长沙	武汉		
入围机构数	1	1	1	1	1	1	1		
竞争力指数	0.0131	0.0120	0.0117	0.0102	0.0094	0.0088	0.0086		

注：* 为直辖市，** 为计划单列市。

将2023年省单医院标杆按照广州艾力彼医院管理中心测算的医院综合实力情况划分为4组，每组25家医院，对4个组别进行分析。结果发现，城市的省单医院标杆数量与其医院综合竞争力指数成正比，标杆数量较多的深圳（10家）和广州（8家），其医院综合竞争力指数也居前2位。在标杆数量相同的情况下，入围第一组和第二组的医院数量越多的城市其医院综合竞争力指数也越高。比如，北京和昆明同样有5家省单医院标杆，而北京入围第一组和第二组的医院有3家，昆明有2家，故北京的医院综合竞争力指数高于昆明。同样有4家省单医院标杆的城市海口、合肥、沈阳和厦门，4个城市入围第一组和第二组的医院数量分别是2家、1家、0家、0家，故海口医院综合竞争力指数高于合肥，且二者均高于沈阳和厦门。沈阳的4家省单医院标杆均位于第三组，厦门的4家省单医院标杆位均于第四组，故沈阳的医院综合竞争力指数高于厦门。其他省单医院标杆总数相同的城市也是因为入围医院所处组别不同，城市的医院综合竞争力指数不同（见图4）。

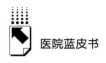

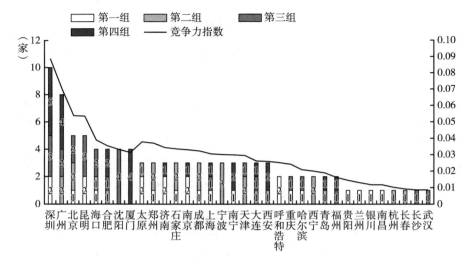

图4　2023年省单医院标杆城市分布情况和竞争力指数

3. 综合分析

位于直辖市、省会（首府）城市和计划单列市的医院标杆包括顶级医院标杆和省单医院标杆，将顶级医院标杆与省单医院标杆进行综合分析，以观察各个城市的医院发展情况，尤其是优质医疗资源的分布情况。入围顶级医院标杆/省单医院标杆数量最多的是北京（13家/5家），其次是广州（9家/8家）和上海（11家/3家），可见北京、上海和广州是优质医疗资源最集中的城市。虽然深圳入围省单医院标杆的机构数量（10家）最多，但只有1家医院入围顶级医院标杆，医院竞争力与北京、上海和广州相比仍有一定差距。海口、宁波、西宁和呼和浩特只有医院入围省单医院标杆，而没有医院入围顶级医院标杆。

（三）竞争力要素分析

从床位规模来看，中部地区实际开放床位数最高（2430张），东部地区最低（1750张）；西部地区全院职工人数最高（3186人），东部地区最低（2613人）；中部与西部地区拥有高级职称的职工人数/全院职工人数均为0.16%，东部地区略高（0.17%）；东部地区全院职工人数/实际开

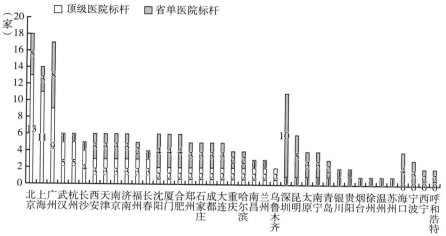

图5 2023年顶级医院标杆和省单医院标杆城市分布情况

放床位数（1.55）略高于西部地区（1.52），且二者均显著高于中部地区（1.27）。西部地区年门急诊量最高（185万人次），中部地区最低（124万人次）；西部地区年住院量最高（9.02万人次），东部地区最低（6.00万人次）。西部地区营业收入略高于东部地区，中部地区最低；东部地区营业收入/全院职工人数和营业收入/实际开放床位数均最高，西部地区次之，中部地区最低。虽然中部和西部地区实际开放床位数均高于东部地区，但二者的营业收入/全院职工人数和营业收入/实际开放床位数均低于东部地区，可见东部地区省单医院的运营效率更高（见表2）。

表2 2023年东部、中部、西部地区省单医院标杆部分指标中位数

地区	实际开放床位数（张）	全院职工人数（人）	年门急诊量（万人次）	年住院量（万人次）	全院职工人数/实际开放床位数（人/张）	拥有高级职称的职工人数/全院职工人数（%）	营业收入（亿元）	营业收入/全院职工人数（万元/人）	营业收入/实际开放床位数（万元/张）
东部	1750	2613	174	6.00	1.55	0.17	19.15	67.19	101.56
中部	2430	2936	124	7.62	1.27	0.16	16.53	58.91	71.18
西部	2100	3186	185	9.02	1.52	0.16	19.61	62.62	93.68
中位数	1940	2831	175	6.39	1.46	0.16	19.16	62.56	93.88

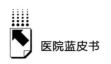
二 省单医院标杆与粤港澳大湾区医院标杆①交叉分析

由表3省单医院标杆与粤港澳大湾区医院标杆（100家）的交叉分析可知，在省单医院标杆中，共有18家医院入围粤港澳大湾区医院标杆，其中8家来自广州，10家来自深圳。

表3 省单医院标杆与粤港澳大湾区医院标杆的交叉医院

序号	医院名称	所在城市
1	北京大学深圳医院	深圳
2	深圳市第二人民医院	深圳
3	暨南大学附属第一医院	广州
4	中山大学附属第六医院	广州
5	深圳市第三人民医院	深圳
6	广东省第二人民医院	广州
7	香港大学深圳医院	深圳
8	华中科技大学协和深圳医院（南山医院）	深圳
9	广州医科大学附属第三医院	广州
10	广州医科大学附属番禺中心医院	广州
11	广州市红十字会医院	广州
12	广州市第八人民医院	广州
13	中山大学附属第八医院	深圳
14	南方医科大学深圳医院	深圳
15	深圳市罗湖区人民医院	深圳
16	南方医科大学第三附属医院	广州
17	中山大学附属第七医院	深圳
18	中国科学院大学深圳医院（光明）	深圳

① 位于粤港澳大湾区（"9+2"城市）的最佳医院，包含综合医院和专科医院，不含部队医院。"9+2"城市为广州、深圳、珠海、佛山、惠州、东莞、中山、江门、肇庆、香港特别行政区、澳门特别行政区。

这18家同时进入省单医院标杆与粤港澳大湾区医院标杆的医院，具有地理位置上的发展优势。其中，广州是广东的政治、经济、文化、医疗中心，拥有1883万常住人口、IVD医疗高新科技产业集群以及中山大学、南方医科大学、广州医科大学等医学高校；2023年深圳地区生产总值达3.46万亿元，其资源丰富、产业发达，拥有以MED为主导方向的医疗高新科技产业集群以及医疗器械、生物医药和数字医疗等领域的先进技术。此外，这18家医院均为知名医科大学附属医院，表明其拥有较强的学术实力、人才优势和区域影响力。

综上，这18家交叉医院可借助医疗服务水平高、地理位置优越、学术研究实力突出等优势，与其他地区的医疗机构、科研院校和政府部门开展跨区域的合作，进行前沿医学科研和学术交流，抓住机遇，实现快速发展；随着港澳药械通和各项医疗融合政策的逐步推进，省单医院必将与粤港澳大湾区医院共同促进区域医疗资源的共享和整合，实现高质量发展。

三　结语

2023年，东部地区入围省单医院标杆的机构最多，达61家，竞争力指数为0.58，远高于中部和西部地区。中部地区（16家）入围医院最少，竞争力指数（0.17）也最低。

深圳入围省单医院标杆的机构最多，有10家，竞争力指数（0.0885）也最高，其次是广州，入围8家，竞争力指数为0.0701；贵阳、兰州、银川、南昌、杭州、长春、长沙、武汉均只有1家医院入围；拉萨没有医院入围。

北京、广州和上海入围"顶级医院标杆+省单医院标杆"的机构数量较多。说明北京、上海和广州是优质医疗资源较为集中的城市。

中部地区和西部地区的全院职工人数和实际开放床位数均高于东部地区，但二者的营业收入/全院职工人数和营业收入/实际开放床位数均低于东部地区，可见东部地区的运营效率更高。

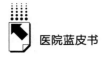

参考文献

庄一强、廖新波主编《中国医院竞争力报告（2023）》，社会科学文献出版社，2023。

庄一强、王兴琳主编《中国医院竞争力报告（2022）》，社会科学文献出版社，2022。

庄一强主编《中国医院竞争力报告（2020~2021）》，社会科学文献出版社，2021。

庄一强主编《中国医院竞争力报告（2019~2020）》，社会科学文献出版社，2020。

附表1 2023年省单医院标杆

序号	医院	省（区、市）	城市	级别	信息化评级（EMR/互联互通/智慧服务）
1	云南省第一人民医院	云南	昆明	三甲	五级/四级甲等/-
2	郑州市中心医院	河南	郑州	三甲	五级/五级乙等/-
3	重庆大学附属三峡医院	重庆	重庆	三甲	五级/四级甲等/-
4	北京清华长庚医院	北京	北京	三级	六级/-/3级
5	山东大学第二医院	山东	济南	三甲	-/四级甲等/-
6	山西医科大学第二医院	山西	太原	三甲	-/四级甲等/-
7	上海市同济医院	上海	上海	三甲	-/四级乙等/-
8	贵州省人民医院	贵州	贵阳	三甲	-/四级甲等/-
9	广西壮族自治区人民医院	广西	南宁	三甲	五级/四级甲等/-
10	内蒙古医科大学附属医院	内蒙古	呼和浩特	三甲	-/四级甲等/-
11	南京市第一医院	江苏	南京	三甲	五级/四级甲等/-
12	甘肃省人民医院	甘肃	兰州	三甲	
13	海南省人民医院	海南	海口	三甲	-/四级甲等/-
14	北京大学深圳医院	广东	深圳	三甲	六级/五级乙等/-
15	山西省人民医院	山西	太原	三甲	-/四级甲等/-
16	深圳市第二人民医院	广东	深圳	三甲	六级/五级乙等/3级
17	河北省人民医院	河北	石家庄	三甲	六级/四级甲等/-
18	成都市第三人民医院	四川	成都	三甲	-/四级甲等/-
19	宁夏回族自治区人民医院	宁夏	银川	三甲	五级/五级乙等/-
20	昆明医科大学第二附属医院	云南	昆明	三甲	-/五级乙等/-
21	哈尔滨医科大学附属第四医院	黑龙江	哈尔滨	三甲	
22	江西省人民医院	江西	南昌	三甲	五级/四级甲等/-
23	南京医科大学第二附属医院	江苏	南京	三甲	五级/四级甲等/-
24	内蒙古自治区人民医院	内蒙古	呼和浩特	三甲	五级/四级甲等/-
25	济南市中心医院	山东	济南	三甲	五级/四级甲等/-
26	暨南大学附属第一医院	广东	广州	三甲	-/四级甲等/-
27	郑州大学第二附属医院	河南	郑州	三甲	
28	青岛市市立医院	山东	青岛	三甲	五级/四级甲等/-
29	天津市人民医院	天津	天津	三甲	
30	河北医科大学第一医院	河北	石家庄	三甲	-/四级乙等/-
31	安徽医科大学第二附属医院	安徽	合肥	三甲	五级/四级甲等/-
32	中山大学附属第六医院	广东	广州	三甲	五级/四级甲等/-
33	郑州人民医院	河南	郑州	三甲	五级/四级甲等/3级

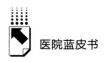
续表

序号	医院	省 (区、市)	城市	级别	信息化评级（EMR/ 互联互通/智慧服务）
34	山西白求恩医院	山西	太原	三甲	-/四级甲等/-
35	首都医科大学附属北京潞河医院	北京	北京	三级	
36	天津市天津医院	天津	天津	三甲	
37	首都医科大学附属北京世纪坛医院	北京	北京	三甲	五级/五级乙等/-
38	成都市第二人民医院	四川	成都	三甲	-/四级甲等/-
39	青海大学附属医院	青海	西宁	三甲	
40	石家庄市人民医院	河北	石家庄	三甲	-/四级甲等/-
41	浙江医院	浙江	杭州	三甲	六级/五级乙等/3级
42	宁波市第二医院	浙江	宁波	三甲	-/四级甲等/-
43	重庆市人民医院	重庆	重庆	三甲	
44	宁波市医疗中心李惠利医院	浙江	宁波	三甲	-/五级乙等/-
45	青海省人民医院	青海	西宁	三甲	五级/四级甲等/-
46	宁波大学附属第一医院	浙江	宁波	三甲	-/五级乙等/-
47	西安市红会医院	陕西	西安	三甲	-/三级/-
48	成都市第五人民医院	四川	成都	三甲	-/四级甲等/-
49	大连市中心医院	辽宁	大连	三甲	-/四级甲等/-
50	海南医学院第一附属医院	海南	海口	三甲	-/四级甲等/-
51	吉林省人民医院	吉林	长春	三甲	
52	黑龙江省医院	黑龙江	哈尔滨	三甲	-/四级甲等/-
53	大连大学附属中山医院	辽宁	大连	三甲	五级/四级甲等/3级
54	云南大学附属医院	云南	昆明	三甲	
55	长沙市中心医院	湖南	长沙	三甲	
56	合肥市第一人民医院	安徽	合肥	三甲	-/四级乙等/-
57	辽宁省人民医院	辽宁	沈阳	三甲	五级/四级甲等/-
58	深圳市第三人民医院	广东	深圳	三甲	六级/五级乙等/-
59	武汉市第三医院	湖北	武汉	三甲	-/四级甲等/-
60	广东省第二人民医院	广东	广州	三甲	五级/五级乙等/-
61	上海市同仁医院	上海	上海	三乙	-/四级甲等/-
62	香港大学深圳医院	广东	深圳	三甲	五级/五级乙等/-
63	清华大学第一附属医院	北京	北京	三级	
64	海南医学院第二附属医院	海南	海口	三甲	
65	航天中心医院	北京	北京	三级	五级/四级甲等/-
66	华中科技大学协和深圳医院(南山医院)	广东	深圳	三甲	五级/四级甲等/3级

续表

序号	医院	省 （区、市）	城市	级别	信息化评级（EMR/ 互联互通/智慧服务）
67	昆明市延安医院	云南	昆明	三甲	
68	广州医科大学附属第三医院	广东	广州	三甲	-/四级甲等/-
69	海口市人民医院	海南	海口	三甲	
70	昆明市第一人民医院	云南	昆明	三甲	
71	中国医科大学附属第四医院	辽宁	沈阳	三甲	-/四级甲等/-
72	沈阳医学院附属中心医院	辽宁	沈阳	三甲	-/四级甲等/-
73	福州市第二总医院	福建	福州	三甲	
74	天津市第三中心医院	天津	天津	三甲	-/四级甲等/-
75	沈阳市第四人民医院	辽宁	沈阳	三甲	五级/四级甲等/-
76	西安市第四医院	陕西	西安	三甲	-/四级甲等/-
77	南京市江宁医院	江苏	南京	三甲	-/四级甲等/-
78	西安市中心医院	陕西	西安	三甲	
79	南宁市第二人民医院	广西	南宁	三甲	-/四级甲等/-
80	广州医科大学附属番禺中心医院	广东	广州	三甲	-/四级甲等/-
81	福州市第一总医院	福建	福州	三甲	
82	广西医科大学第二附属医院	广西	南宁	三甲	
83	合肥市第二人民医院	安徽	合肥	三甲	-/四级乙等/-
84	安徽省第二人民医院	安徽	合肥	三甲	
85	复旦大学附属中山医院厦门医院	福建	厦门	三级	-/五级乙等/-
86	厦门医学院附属第二医院	福建	厦门	三甲	五级/四级甲等/-
87	厦门市第五医院	福建	厦门	三乙	五级/四级甲等/-
88	广州市红十字会医院	广东	广州	三甲	-/四级甲等/-
89	青岛市中心医院	山东	青岛	三甲	
90	广州医科大学附属市八医院	广东	广州	三级	-/四级甲等/-
91	中山大学附属第八医院	广东	深圳	三甲	
92	山东省立第三医院	山东	济南	三甲	-/四级甲等/-
93	同济大学附属上海市第四人民医院	上海	上海	二甲	-/四级甲等/-
94	南方医科大学深圳医院	广东	深圳	三甲	-/四级甲等/-
95	厦门大学附属翔安医院	福建	厦门	三级	-/四级甲等/-
96	深圳市罗湖区人民医院	广东	深圳	三甲	-/四级甲等/-
97	南方医科大学第三附属医院	广东	广州	三甲	-/四级甲等/-
98	大连市第三人民医院	辽宁	大连	三甲	
99	中山大学附属第七医院	广东	深圳	三甲	-/五级乙等/-
100	深圳市光明区人民医院	广东	深圳	三甲	

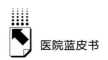

附表2 2024年粤港澳大湾区医院标杆

序号	医院	城市	级别	是否公立	是否为联网总医院/委属医院	是否为医学院附属医院
1	玛丽医院	香港		是	是	是
2	中山大学附属第一医院	广州	三甲	是	是	是
3	威尔斯亲王医院	香港		是	是	是
4	南方医科大学南方医院	广州	三甲	是		是
5	中山大学肿瘤防治中心	广州	三甲	是	是	
6	香港伊利沙伯医院	香港		是	是	
7	中山大学孙逸仙纪念医院	广州	三甲	是	是	是
8	东区尤德夫人那打素医院	香港		是	是	
9	香港养和医院	香港				
10	广东省人民医院	广州	三甲	是		
11	广州医科大学附属第一医院	广州	三甲	是		是
12	中山大学附属第三医院	广州	三甲	是	是	是
13	玛嘉烈医院	香港		是	是	
14	屯门医院	香港		是	是	
15	基督教联合医院	香港		是	是	
16	香港浸信会医院	香港				
17	广东省中医院	广州	三甲	是		是
18	广华医院	香港		是		
19	南方医科大学珠江医院	广州	三甲	是		是
20	圣德肋撒医院	香港				
21	广州市第一人民医院	广州	三甲	是		
22	深圳市人民医院	深圳	三甲	是		
23	广州中医药大学第一附属医院	广州	三甲	是		是
24	广州市妇女儿童医疗中心	广州	三甲	是		
25	广州医科大学附属第二医院	广州	三甲	是		是
26	北京大学深圳医院	深圳	三甲	是		
27	深圳市第二人民医院	深圳	三甲	是		
28	佛山市第一人民医院	佛山	三甲	是		
29	暨南大学附属第一医院	广州	三甲	是		是
30	中山大学附属第六医院	广州	三甲	是	是	是
31	南方医科大学第十附属医院（东莞市人民医院）	东莞	三甲	是		
32	中山市人民医院	中山	三甲	是		

续表

序号	医院	城市	级别	是否公立	是否为联网总医院/委属医院	是否为医学院附属医院
33	港怡医院	香港				
34	深圳市第三人民医院	深圳	三甲	是		
35	广东省妇幼保健院	广州	三甲	是		
36	广东省第二人民医院	广州	三甲	是		
37	香港大学深圳医院	深圳	三甲	是		
38	中山大学中山眼科中心	广州	三甲	是	是	是
39	广州医科大学附属肿瘤医院	广州	三甲	是		是
40	惠州市中心人民医院	惠州	三甲	是		
41	华中科技大学协和深圳医院（南山医院）	深圳	三甲	是		
42	佛山市中医院	佛山	三甲	是		
43	广州医科大学附属第三医院	广州	三甲	是		是
44	江门市中心医院	江门	三甲	是		
45	珠海市人民医院	珠海	三甲	是		
46	仁伯爵综合医院	澳门		是		
47	佛山复星禅诚医院	佛山	三甲			
48	镜湖医院	澳门				
49	深圳市中医院	深圳	三甲	是		
50	中山大学附属第五医院	珠海	三甲	是	是	是
51	东莞东华医院	东莞	三甲			
52	香港港安医院	香港				
53	广州医科大学附属番禺中心医院	广州	三甲	是		
54	深圳市儿童医院	深圳	三甲	是		
55	圣保禄医院	香港				
56	明爱医院	香港		是		
57	广州市红十字会医院	广州	三甲	是		
58	将军澳医院	香港		是		
59	肇庆市第一人民医院	肇庆	三甲	是		
60	广州市第八人民医院	广州	三级	是		
61	中国医学科学院肿瘤医院深圳医院	深圳	三甲	是		
62	北区医院	香港		是		
63	中山市中医院	中山	三甲	是		
64	中国医学科学院阜外医院深圳医院	深圳	三甲	是		

续表

序号	医院	城市	级别	是否公立	是否为联网总医院/委属医院	是否为医学院附属医院
65	东莞康华医院	东莞	三甲			
66	中山大学附属第八医院	深圳	三甲	是	是	是
67	九龙医院	香港		是		
68	广东省第二中医院	广州	三甲	是		
69	深圳市妇幼保健院	深圳	三甲	是		
70	南方医科大学顺德医院	佛山	三甲	是		是
71	中山大学附属口腔医院	广州	三甲	是	是	是
72	仁济医院	香港		是		
73	南方医科大学深圳医院	深圳	三甲	是		是
74	佛山市妇幼保健院	佛山	三甲	是		
75	佛山市第二人民医院	佛山	三甲	是		
76	深圳市罗湖区人民医院	深圳	三甲	是		
77	律敦治及邓肇坚医院	香港		是		
78	中山市小榄人民医院	中山	三甲	是		
79	江门市五邑中医院	江门	三甲	是		
80	南方医科大学第三附属医院	广州	三甲	是		是
81	中山市博爱医院	中山	三甲	是		
82	仁安医院	香港				
83	东莞市中医院	东莞	三甲	是		
84	中山大学附属第七医院	深圳	三甲	是	是	是
85	中国科学院大学深圳医院（光明）	深圳	三甲	是		
86	香港中文大学医院	香港				是
87	深圳市龙华区人民医院	深圳	三甲	是		
88	南方医科大学中西医结合医院	广州	三甲	是		是
89	嘉诺撒医院	香港				
90	惠州市第三人民医院	惠州	三甲	是		
91	深圳市龙岗中心医院	深圳	三甲	是		
92	广州医科大学附属第五医院	广州	三甲	是		是
93	佛山市南海区人民医院	佛山	三甲	是		
94	南方医科大学口腔医院（广东省口腔医院）	广州	三甲	是		是
95	广东祈福医院	广州	三甲			
96	东莞市妇幼保健院	东莞	三甲	是		

续表

序号	医院	城市	级别	是否公立	是否为联网总医院/委属医院	是否为医学院附属医院
97	明德国际医院	香港				
98	珠海市妇幼保健院	珠海	三甲	是		
99	北京协和医院澳门医学中心	澳门		是		是
100	东莞市松山湖中心医院	东莞	三甲	是		

注：香港港安医院包括司徒拔道和荃湾。

B.5
2023年顶级医院竞争力报告

姚淑芳　刘先德　王永会　雷至珊*

摘　要： 本报告从6个维度对2023年顶级医院标杆数据进行分析。研究结果显示，医院标杆数量较多的城市分别是上海（3家）、北京（2家）、杭州（2家）。在顶级医院标杆中，从资源配置和医疗技术维度来看，第一梯队医院与其他医院的差距逐年缩小，在学科建设及学术科研等方面差距较大，并有逐步扩大的趋势。

关键词： 顶级医院标杆　医院竞争力　医疗资源

　　本报告中的顶级医院为全国最佳综合医院，不包含部队医院、专科医院和中医医院。广州艾力彼医院管理中心（以下简称"艾力彼"）的顶级医院标杆评价指标包含六大维度：诚信服务、资源配置、医疗技术、医院运营、学术科研和智慧医院建设。本报告以2023年中国顶级医院标杆为研究对象，对评价指标体系进行数据分析，遵循"数据说话"的原则，展示2023年中国顶级医院标杆的现状。除特别注明外，本报告所有图表均来自广州艾力彼医院管理中心资料库。

---

* 姚淑芳，博士，广州艾力彼医院管理中心常务副主任；刘先德，广州艾力彼医院管理中心常务副主任；王永会，广州艾力彼医院管理中心医院事业部高级区域经理；雷至珊，广州艾力彼医院管理中心数据分析师。

一 综合分析：顶级医院标杆

（一）顶级医院十大标杆①地域分布情况

2023年顶级医院十大标杆所在城市分别为北京、上海、成都、武汉、广州及杭州，其中上海有3家、北京和杭州各2家，分布集中在超一线城市（见表1）。从更广阔的区域分布来看，在顶级医院十大标杆中，有5家医院位于华东地区，有2家医院位于华北地区，华中地区、华南地区和西南地区各有1家，七大区中仅东北和西北地区没有分布。可见，顶级医院十大标杆呈现了一定的地域集聚情况，并受当地人口数量、经济体量等因素影响。与2022年相比，武汉减少1家医院，杭州增加1家医院，顶级医院十大标杆进一步向华东地区集中。

表1 2023年顶级医院十大标杆

序号	医院名称	地区	省（市）	城市
1	北京协和医院	华北	北京	北京
2	四川大学华西医院	西南	四川	成都
3	上海交通大学医学院附属瑞金医院	华东	上海	上海
4	复旦大学附属中山医院	华东	上海	上海
5	浙江大学医学院附属第一医院	华东	浙江	杭州
6	华中科技大学同济医学院附属同济医院	华中	湖北	武汉
7	复旦大学附属华山医院	华东	上海	上海
8	浙江大学医学院附属第二医院	华东	浙江	杭州
9	北京大学第三医院	华北	北京	北京
10	中山大学附属第一医院	华南	广东	广州

---

① 指根据艾力彼医院管理中心相应评价指标体系和数据评选出的综合实力较强的10家医院。

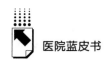

2023 年中国顶级医院十大标杆总体变化不大，这也表明这些顶级医院标杆实力雄厚，并能长期保持强劲的竞争力。

（二）顶级医院十大标杆的科研能力

从学术论文发表情况来看，顶级医院十大标杆被高度认可，并且在综合医院中遥遥领先。根据中国科学技术信息研究所发布的《2023 年中国科技论文统计结果》，在进入"2023 年国内论文被引用次数较多医院"前 20 位的医院中，顶级医院十大标杆有 5 家；有 8 家顶级医院十大标杆进入"2023 年国际论文被引用篇数较多的医疗机构"前 20 位；有 9 家顶级医院十大标杆进入"2023 年中国卓越科技论文较多的医疗机构"前 30 位；同时，在"2022 年度中国医院科技量值（综合）"排名中，顶级医院十大标杆全部进入该榜单前 30 强（见表 2）。

表 2   2023 年顶级医院十大标杆科研能力比较

序号	医院名称	2023 年国内论文被引用次数较多医院排序*	2023 年国际论文被引用篇数较多的医疗机构排序*	2023 年中国卓越科技论文较多的医疗机构排序*	2022 年度中国医院科技量值（综合）排序	自然指数—国际医疗机构序号**
1	北京协和医院	3	3	3	2	—
2	四川大学华西医院	2	1	1	1	19
3	上海交通大学医学院附属瑞金医院	—	15	21	11	44
4	复旦大学附属中山医院	17	8	12	3	45
5	浙江大学医学院附属第一医院	—	4	19	5	56
6	华中科技大学同济医学院附属同济医院	7	5	5	4	80
7	复旦大学附属华山医院	—	—	27	17	78
8	浙江大学医学院附属第二医院	—	16	23	13	54

续表

序号	医院名称	2023年国内论文被引用次数较多医院排序*	2023年国际论文被引用篇数较多的医疗机构排序*	2023年中国卓越科技论文较多的医疗机构排序*	2022年度中国医院科技量值(综合)排序	自然指数—国际医疗机构序号**
9	北京大学第三医院	6	—	11	6	—
10	中山大学附属第一医院	—	11	—	30	75

注：* 中国科学技术信息研究所发布的《2023年中国科技论文统计结果》。** 自然指数网站（Nature Index）2023年自然指数—医疗机构（Healthcare Institution）年度榜单。

（三）顶级医院十大标杆的学科建设

学科建设在医院的高质量发展中具有相当重要的战略地位，对顶级医院标杆竞争力进行评价，学科建设是重中之重。顶级医院承担着非常重要的科研、教学任务，同时学科建设离不开高校的多方支持。顶级医院十大标杆所属的8所高校在学科建设上也代表国内顶尖水平。对比发现，在教育部第四轮一级学科评估中，浙江大学和上海交通大学获得A+，领先于其他学校；而在美国U.S.News全球大学临床医学学科排名中，上海交通大学、北京大学、复旦大学表现较好。

通过对比分析教育部公布的第四轮一级学科评估结果、美国U.S.News全球大学临床医学学科排名、英国Q.S.全球大学医学学科排名、英国T.H.E.全球大学临床医学学科排名等数据，可得出以下几点结论。

顶级医院十大标杆所属高校都是教育部评估认证的一级学科（临床医学）A级；美国U.S.News全球大学临床医学学科排名结果显示，有5所高校进入全球前150；在英国T.H.E.全球大学临床医学学科排名中，有6所高校进入前100；在英国Q.S.全球大学临床医学学科排名中，有7所高校进入前300，其中3所跻身前100；在软科GRAS全球大学临床医学学科排名中，有4所高校进入前300。以上数据说明顶级医院十大标杆所属高校的医学类学科发展情况总体较好。根据国际医学类学科量化评估结果，综合表现最好的是北京大学，其次为上海交通大学和复旦大学。国内的量化评估数据显示，浙江大学和上海交通大学的医学类学科最优（A+），而后是复旦大学和北京协和医学院（A）。

表3　2023年顶级医院十大标杆所属高校学科建设情况

顶级医院十大标杆所属高校	医院数量（家）	教育部第四轮一级学科评估结果——临床医学*	美国 U.S.News 全球大学临床医学学科排名**	英国 T.H.E. 全球大学临床医学学科排名***	英国 Q.S. 全球大学临床医学学科排名****	软科 GRAS 全球大学临床医学学科排名*****
北京协和医学院	1	A	121	—	—	151~200
四川大学	1	A-	201	56	201~250	401~500
复旦大学	2	A	73	38	74	151~200
上海交通大学	1	A+	62	52	80	151~200
华中科技大学	1	A-	155	83	148	301~400
浙江大学	2	A+	156	82	114	401~500
北京大学	1	A-	69	24	38	201~300
中山大学	1	A-	105	101~125	151~200	301~400

注：＊教育部学位与研究生教育发展中心2016年开展第四轮一级学科评估。＊＊《美国新闻与世界报道》2023年全球大学临床医学学科（Clinical Medicine）排名。＊＊＊英国泰晤士高等教育2024年全球大学临床医学学科（Clinical，Pre-clinicl & Health）排名。＊＊＊＊英国 Quacquarelli Symonds 2023年全球大学临床医学学科（Medicine）排名。＊＊＊＊＊软科 GRAS 2023年全球大学临床医学学科排名。

顶级医院十大标杆与所属高校间的从属关系及人才流通体系，从制度上保障了人才培养、教学、科研等方面的持续良性运转和双向沟通。理论教学依托高校与临床实践，最终实现高校和医院的共同发展。在顶级医院标杆名单中，占绝对优势的是高校附属（含直属附属和非直属附属）医院，其中有28家医院是"双一流"学科建设高校的直属医院。"双一流"医学类学科建设高校的竞争力指数如表4所示。

表4　2023年顶级医院标杆所属"双一流"医学类学科建设高校及其竞争力指数

"双一流"医学类学科建设高校*	顶级医院标杆数量（家）	综合竞争力指数（排序）	平均竞争力指数（排序）
上海交通大学	4	0.0483（1）	0.0121（8）
北京大学	3	0.0373（2）	0.0124（5）
浙江大学	3	0.0366（3）	0.0122（7）
中山大学	3	0.0352（4）	0.0117（9）
复旦大学	2	0.0264（5）	0.0132（3）
华中科技大学	2	0.0259（6）	0.0129（4）
武汉大学	2	0.0206（7）	0.0103（11）
广州医科大学	2	0.0191（8）	0.0095（13）
天津医科大学	2	0.0185（9）	0.0092（14）
北京协和医学院	1	0.0136（10）	0.0136（1）
四川大学	1	0.0135（11）	0.0135（2）
山东大学	1	0.0123（12）	0.0123（6）
郑州大学	1	0.0115（13）	0.0115（10）
东南大学	1	0.0102（14）	0.0102（12）

注：＊2017年教育部发布《关于公布世界一流大学和一流学科建设高校及建设学科名单的通知》，公布世界一流大学和一流学科（简称"双一流"）建设高校及建设学科名单。

从数据来看，上海交通大学、北京大学、浙江大学和中山大学表现优异。这4所高校直属医院（为2023年顶级医院标杆）的数量在3家及以上。高校与医院相结合的模式，先天具备良好的学科建设基础，为医院发展提供了有力保障，同时直属医院的数量优势也帮助这4所高校的综合竞争力名列前茅。从平均竞争力指数来看，北京协和医学院、四川大学和复旦大学这3所高校具有较强的竞争力。这3所高校尽管上榜医院数量相对较少，但凭借单家医院的强劲实力，平均竞争力指数名列前茅。研究发现，高校临床医学学科建设水平与其附属医院的竞争力呈正相关关系。高质量的学科建设是临床工作强有力的支撑，只有临床发展与学科建设相辅相成，才能实现"医""教""研""学"多维度的互促共进。

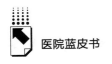

二　地域分布

对顶级医院标杆按照艾力彼测算的医院综合竞争力进行阶梯式分组，共分成4个组，每组包含25家医院。

华东地区上榜医院数量最多，有36家，与上年持平；华北地区次之，上榜19家；其后分别是华南地区（11家）、华中地区（11家）、东北地区（9家）、西北地区（8家）、西南地区（6家）。第一组医院主要集中在华东地区（9家）、华北地区（5家）、华中地区（5家）、华南地区（4家），西南地区和东北地区各有1家医院上榜，西北地区医院无缘第一组（见图1）。按照东部、中部、西部地区的划分，东部地区上榜机构有64家，中部地区有21家，西部地区有15家，东部地区占绝对优势。

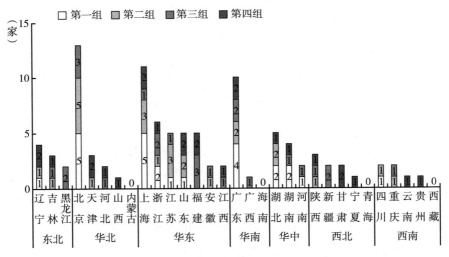

图1　2023年顶级医院标杆七大地区分布情况

从省（区、市）分布情况来看，上榜医院较多的省（市）分别是北京、上海和广东。北京上榜的医院数量最多，共13家，其中第一组5家，第二组5家，第三组3家，属于优质医疗资源集中的地区，与北京作为国家行政及科教文化中心的地位相匹配。上海是华东地区优质医疗资源最集中的城市，共上榜 11 家医院，其中第一组 5 家，第二组 3 家，第三组 1 家，第四组 2 家。广东则集中了华南地区大多数的顶级医院标杆，共上榜 10 家医院，其中第一组 4 家，第二、第三、第四组各有 2 家。内蒙古、西藏、青海、海南无顶级医院标杆（见图 2）。

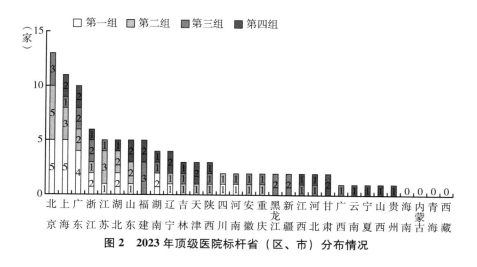

图 2　2023 年顶级医院标杆省（区、市）分布情况

三　竞争力要素分析：学术科研水平差距较大

根据数据分析采用的 TOPSIS 分析法，将医院综合竞争力指标体系分为以下 6 个维度：诚信服务、资源配置、医疗技术、医院运营、智慧医院建设和学术科研。本节将选择部分维度对各个梯队医院进行分析。

（一）医疗技术

顶级医院标杆主要通过人才团队、学科建设、医疗质量等方面体现其提供优质医疗服务的能力，如图 3 所示（将第一组数据标定为 1.00，其他组数据等比例缩放）。国家卫健委临床重点专科数量从第一组至第四组递减。第一组在国家卫健委临床重点专科、国家疑难病症诊治中心和国家级区域医疗中心试点输出医院数量上占有绝对领先优势。这些数据一方面反映顶级医

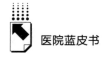
院标杆资源、实力进一步集中向第一组集中，强者恒强；另一方面在均衡配置区域医疗资源、实现就近就医的基础上，国家级区域医疗中心试点输出医院集中在第一、第二组的顶级医院标杆。

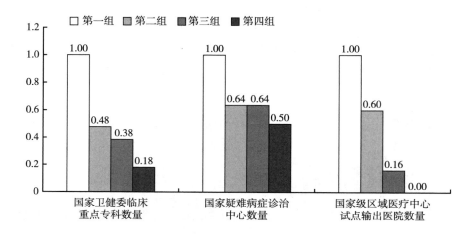

图3　2023年顶级医院标杆医疗技术要素组别比较

（二）资源配置与医院运营

通过全院职工人数、实际开放床位数、全院职工人数/床位数及年出院量/床位数来评估医院为患者提供医疗服务的能力。

如图4所示，从全院职工人数和实际开放床位数两个指标来看，第一组都是最高的，而且全院职工人数/床位数也最高，高人床比有利于医院在为患者提供更多优质医疗服务的同时开展更多临床研究，推动我国医疗技术水平提升。从年出院量/床位数指标来看，第一组医院的表现也优于其他三组，可见第一组医院在拥有较高医疗服务能力的同时，其运营效率也相对较高。综合4个指标数据来看，第二组医院的实际开放床位数略少于第三组医院，这说明规模未必是医院综合实力的决定性因素，现阶段顶级医院标杆将实现从规模发展向质量效益的转型。这与现阶段医疗行业高质量发展的主题相契合。

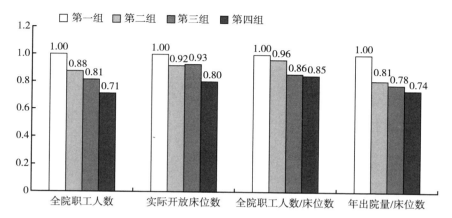

图4　2023年顶级医院标杆资源配置与医院运营要素组别比较

（三）学术科研

学术科研维度对医院的科研、教学情况进行评价。如图5所示，将第一组医院数据定为1，其他组医院数据等比例缩放。第一组医院在院士人数、学术领袖人数、国家临床医学研究中心数量和"双一流"医学类学科建设高校直属附属医院数量上都具有绝对领先优势。

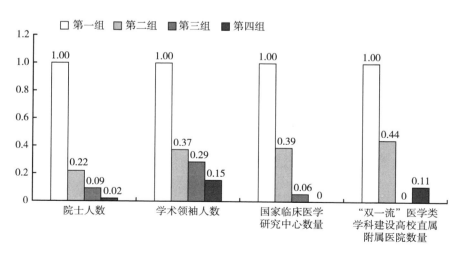

图5　2023年顶级医院标杆学术科研要素组别比较

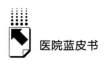

四　结语

从地区分布情况来看，华东地区顶级医院标杆数量最多，有 36 家，与上年持平，同时第一组医院数量也是最多的，共 9 家。按照东部、中部、西部地区来划分，东部地区有 64 家医院入围，中部地区有 21 家医院入围，西部地区有 15 家医院入围，东部地区占有绝对优势。从省（区、市）分布情况来看，入围医院最多的省（市）分别是北京、上海和广东。北京入围顶级医院标杆的数量最多，共 13 家，内蒙古、青海、西藏、海南没有医院入围顶级医院标杆。入围顶级医院标杆的数量与各地经济、人口、教育等资源呈正相关关系，并表出现强者恒强的发展态势。

从竞争力要素方面来看，在顶级医院标杆中，第一组医院无论是医疗质量、服务能力还是运营效率都优于其他三组，且已经从规模发展转向质量效益。从学术要素方面来看，在人才配置和国家临床医学研究中心等高质量平台建设上，顶级医院标杆都具有压倒性优势，第一、第二组医院优势明显。同时，顶级医院在国家级区域医疗中心建设中发挥重要的支持作用，为当地的医疗服务发展和医疗资源均衡配置提供了强有力的支撑，为实现分级诊疗、就近医疗提供了行之有效的解决方案。

参考文献

庄一强、廖新波主编《中国医院竞争力报告（2023）》，社会科学文献出版社，2023。

庄一强、王兴琳主编《中国医院竞争力报告（2022）》，社会科学文献出版社，2022。

庄一强主编《中国医院竞争力报告（2021）》，社会科学文献出版社，2021。

庄一强主编《中国医院竞争力报告（2019~2020）》，社会科学文献出版社，2020。

庄一强主编《中国医院竞争力报告（2018~2019）》，社会科学文献出版社，2019。

庄一强主编《中国医院竞争力报告（2017~2018）》，社会科学文献出版社，2018。

庄一强、曾益新主编《中国医院竞争力报告（2017）》，社会科学文献出版社，2017。

国家卫生和计划生育委员会：《2020中国卫生健康统计年鉴》，中国协和医科大学出版社，2020。

《教育部　财政部　国家发展改革委关于公布世界一流大学和一流学科建设高校及建设学科名单的通知》，教育部网站，2017年9月，http：//www. moe. gov. cn/srcsite/A22/s7065/202202/t20220211_ 598710. html？eqid=abd6143b000379b700000003642bd9db。

《中国科技论文统计结果　2019中国卓越科技论文报告》，中国科学技术信息研究所网站，2019年11月，http：//conference. istic. ac. cn/cstpcd2019/。

美国新闻和世界报道—教育网（U. S. News Education）：www. usnews. com/education。

英国泰晤士高等教育网（Times Higher Education）：www. timeshighereducation. com。

英国Q. S. 世界大学排行网（Quacquarelli Symonds Top Universities）：www. topuniversities. com。

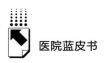

附表　2023 年顶级医院标杆

序号	医院	省（区、市）	城市	级别	信息化评级（EMR/互联互通/智慧服务）
1	北京协和医院	北京	北京	三甲	五级/四级甲等/3 级
2	四川大学华西医院	四川	成都	三甲	五级/五级乙等/3 级
3	上海交通大学医学院附属瑞金医院	上海	上海	三甲	七级/五级乙等/4 级
4	复旦大学附属中山医院	上海	上海	三甲	五级/五级乙等/3 级
5	浙江大学医学院附属第一医院	浙江	杭州	三甲	五级/五级乙等/3 级
6	华中科技大学同济医学院附属同济医院	湖北	武汉	三甲	五级/五级乙等/3 级
7	复旦大学附属华山医院	上海	上海	三甲	五级/四级甲等/–
8	浙江大学医学院附属第二医院	浙江	杭州	三甲	五级/五级乙等/3 级
9	北京大学第三医院	北京	北京	三甲	六级/五级乙等/3 级
10	中山大学附属第一医院	广东	广州	三甲	五级/五级乙等/3 级
11	华中科技大学同济医学院附属协和医院	湖北	武汉	三甲	五级/五级乙等/–
12	北京大学第一医院	北京	北京	三甲	–/四级甲等/–
13	中南大学湘雅医院	湖南	长沙	三甲	五级/五级乙等/–
14	山东大学齐鲁医院	山东	济南	三甲	–/四级甲等/–
15	上海交通大学医学院附属仁济医院	上海	上海	三甲	五级/五级乙等/3 级
16	南方医科大学南方医院	广东	广州	三甲	六级/五级乙等/3 级
17	中国医科大学附属第一医院	辽宁	沈阳	三甲	五级/四级甲等/–
18	江苏省人民医院	江苏	南京	三甲	–/五级乙等/3 级
19	上海交通大学医学院附属第九人民医院	上海	上海	三甲	–/四级甲等/–
20	北京大学人民医院	北京	北京	三甲	–/四级甲等/–
21	中南大学湘雅二医院	湖南	长沙	三甲	—
22	郑州大学第一附属医院	河南	郑州	三甲	六级/五级乙等/3 级
23	中山大学孙逸仙纪念医院	广东	广州	三甲	–/四级甲等/
24	首都医科大学附属北京天坛医院	北京	北京	三甲	六级/四级甲等/3 级
25	广东省人民医院	广东	广州	三甲	五级/五级乙等/–
26	南京鼓楼医院	江苏	南京	三甲	六级/五级乙等/3 级
27	广州医科大学附属第一医院	广东	广州	三甲	五级/五级乙等/–
28	山东第一医科大学附属省立医院	山东	济南	三甲	五级/四级甲等/–
29	上海市第六人民医院	上海	上海	三甲	五级/四级甲等/3 级
30	中国医科大学附属盛京医院	辽宁	沈阳	三甲	七级/五级乙等/3 级
31	苏州大学附属第一医院	江苏	苏州	三甲	五级/五级乙等/3 级
32	上海交通大学医学院附属新华医院	上海	上海	三甲	–/五级乙等/–
33	中山大学附属第三医院	广东	广州	三甲	–/四级甲等/–

序号	医院	省（区、市）	城市	级别	信息化评级（EMR/互联互通/智慧服务）
34	武汉大学人民医院	湖北	武汉	三甲	-/五级乙等/-
35	中日友好医院	北京	北京	三甲	五级/四级甲等/-
36	浙江大学医学院附属邵逸夫医院	浙江	杭州	三甲	六级/五级乙等/3级
37	首都医科大学宣武医院	北京	北京	三甲	五级/五级乙等/-
38	四川省人民医院	四川	成都	三甲	五级/四级甲等/-
39	首都医科大学附属北京安贞医院	北京	北京	三甲	-/四级甲等/-
40	首都医科大学附属北京同仁医院	北京	北京	三甲	-/四级甲等/-
41	东南大学附属中大医院	江苏	南京	三甲	五级/四级甲等/-
42	青岛大学附属医院	山东	青岛	三甲	六级/五级乙等/3级
43	吉林大学白求恩第一医院	吉林	长春	三甲	五级/五级乙等/-
44	天津医科大学总医院	天津	天津	三甲	-/四级甲等/-
45	重庆医科大学附属第一医院	重庆	重庆	三甲	-/四级甲等/-
46	上海市第一人民医院	上海	上海	三甲	五级/五级乙等/-
47	武汉大学中南医院	湖北	武汉	三甲	五级/五级乙等/-
48	西安交通大学第一附属医院	陕西	西安	三甲	五级/四级甲等/-
49	北京医院	北京	北京	三甲	五级/-/-
50	安徽医科大学第一附属医院	安徽	合肥	三甲	五级/四级甲等/-
51	北京朝阳医院	北京	北京	三甲	五级/四级甲等/-
52	福建医科大学附属协和医院	福建	福州	三甲	五级/四级甲等/-
53	福建医科大学附属第一医院	福建	福州	三甲	五级/四级甲等/3级
54	哈尔滨医科大学附属第一医院	黑龙江	哈尔滨	三甲	五级/四级甲等/-
55	中国科学技术大学附属第一医院（安徽省立医院）	安徽	合肥	三甲	五级/五级乙等/-
56	哈尔滨医科大学附属第二医院	黑龙江	哈尔滨	三甲	五级/四级甲等/-
57	北京积水潭医院	北京	北京	三甲	—
58	首都医科大学附属北京友谊医院	北京	北京	三甲	五级/五级乙等/3级
59	西安交通大学第二附属医院	陕西	西安	三甲	-/四级乙等/-
60	新疆医科大学第一附属医院	新疆	乌鲁木齐	三甲	五级/四级甲等/-
61	重庆医科大学附属第二医院	重庆	重庆	三甲	-/四级甲等/-
62	上海市东方医院	上海	上海	三甲	五级/四级甲等/-
63	徐州医科大学附属医院	江苏	徐州	三甲	-/四级甲等/-
64	南昌大学第一附属医院	江西	南昌	三甲	五级/五级乙等/3级
65	温州医科大学附属第一医院	浙江	温州	三甲	五级/四级甲等/3级

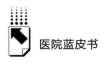
续表

序号	医院	省（区、市）	城市	级别	信息化评级（EMR/互联互通/智慧服务）
66	中南大学湘雅三医院	湖南	长沙	三甲	五级/四级乙等/—
67	南方医科大学珠江医院	广东	广州	三甲	—/四级甲等/—
68	河北医科大学第二医院	河北	石家庄	三甲	—/四级甲等/—
69	福建省立医院	福建	福州	三甲	五级/四级甲等/3级
70	广州市第一人民医院	广东	广州	三甲	—/四级甲等/—
71	河南省人民医院	河南	郑州	三甲	五级/五级乙等/—
72	吉林大学第二医院	吉林	长春	三甲	—/五级乙等/—
73	广西医科大学第一附属医院	广西	南宁	三甲	五级/四级甲等/—
74	浙江省人民医院	浙江	杭州	三甲	六级/五级乙等/3级
75	新疆维吾尔自治区人民医院	新疆	乌鲁木齐	三甲	六级/四级甲等/—
76	湖南省人民医院	湖南	长沙	三甲	—/四级甲等/—
77	昆明医科大学第一附属医院	云南	昆明	三甲	五级/—/—
78	天津医科大学第二医院	天津	天津	三甲	—
79	深圳市人民医院	广东	深圳	三甲	五级/五级乙等/—
80	上海市第十人民医院	上海	上海	三甲	五级/四级甲等/—
81	厦门大学附属第一医院	福建	厦门	三甲	六级/五级乙等/3级
82	吉林大学中日联谊医院	吉林	长春	三甲	五级/五级乙等/—
83	大连医科大学附属第一医院	辽宁	大连	三甲	—/四级甲等/—
84	大连医科大学附属第二医院	辽宁	大连	三甲	五级/五级乙等/—
85	兰州大学第二医院	甘肃	兰州	三甲	五级/五级乙等/—
86	宁夏医科大学总医院	宁夏	银川	三甲	—/四级甲等/—
87	烟台毓璜顶医院	山东	烟台	三甲	五级/五级乙等/3级
88	天津市第一中心医院	天津	天津	三甲	—
89	广州医科大学附属第二医院	广东	广州	三甲	五级/五级乙等/—
90	复旦大学附属华东医院	上海	上海	三甲	—/四级甲等/—
91	兰州大学第一医院	甘肃	兰州	三甲	五级/五级乙等/—
92	杭州市第一人民医院	浙江	杭州	三甲	六级/五级乙等/3级
93	南昌大学第二附属医院	江西	南昌	三甲	五级/四级甲等/3级
94	山东第一医科大学第一附属医院	山东	济南	三甲	五级/四级甲等/3级
95	山西医科大学第一医院	山西	太原	三甲	—/四级甲等/—
96	贵州医科大学附属医院	贵州	贵阳	三甲	—
97	河北医科大学第三医院	河北	石家庄	三甲	—/四级甲等/—
98	厦门大学附属中山医院	福建	厦门	三甲	五级/五级乙等/3级
99	陕西省人民医院	陕西	西安	三甲	五级/四级甲等/—
100	武汉市中心医院	湖北	武汉	三甲	五级/五级乙等/3级

B.6
2023年中医医院竞争力报告[*]

徐权光　梁竞涛　陈家伟　左　亮[**]

摘　要： 本报告采用分层分级方法对中医医院标杆第一梯队（100 家医院）、第二梯队（200 家医院）、第三梯队（200 家医院）共 500 家医院进行归纳分析，从地理分布、竞争力指数、均衡指数多个角度深入剖析。分析结果显示，我国东部、中部、西部地区的中医卫生事业发展不均衡现象仍然严峻，东部地区中医发展水平明显高于中西部地区。优质中医医疗资源主要分布在华东地区，华北、西北、东北地区分布较少且主要集中在省会城市。均衡指数较高的省份是湖南、江苏、浙江、山东、湖北 5 省，西部地区和东北地区中医发展不均衡现象突出。此外，西部地区在高层次中医人才方面仍处于劣势，应加大人才支持力度。从整体上看，我国中医发展不均衡不充分问题仍突出，但国家出台一系列政策大力支持中医事业发展，中医医疗服务能力呈现稳步提升趋势。

关键词： 医院标杆　竞争力指数　均衡指数

---

[*] 本报告研究对象为各级中医药管理局管辖的综合性中医医院，含中西医结合医院和民族医院，不含专科医院和部队医院。除特别注明外，本报告所有图表均来自广州艾力彼医院管理中心资料库。

[**] 徐权光，广州艾力彼医院管理中心副主任；梁竞涛，广州艾力彼医院管理中心助理咨询师；陈家伟，广州艾力彼医院管理中心智慧医院 HIC 专家；左亮，广州艾力彼医院管理中心事业部区域总监。

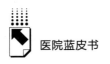

一 2023年中医医院标杆第一梯队分析

（一）地理分布分析

1. 三大地区入围机构数与竞争力指数分析

从中医医院标杆第一梯队三大地区入围机构数看：2023年，东部地区入围机构数仍居首位，达56家；其次是中部与西部地区，均有22家。与2022年相比，东部地区入围机构数增加了4家，而中部地区入围机构数减少了4家，西部地区入围机构数无变化。

从中医医院标杆第一梯队三大地区入围机构的竞争力指数看：2023年，东部>中部>西部。其中，东部地区入围机构的竞争力指数达0.577，远高于中部与西部地区（见图1）。与2022年相比，东部地区入围机构的竞争力指数上升了0.036，而中部与西部地区均有不同程度的下降，分别下降了0.030、0.006。

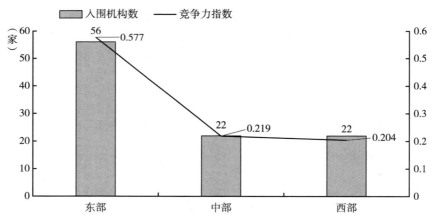

图1 2023年中医医院标杆第一梯队东部、中部、西部地区入围机构数和竞争力指数

通过对2023年中医医院标杆第一梯队入围机构地区分布及各地区竞争力指数的分析可以得出：2023年中医医院标杆第一梯队中，东部地区的入围机构数与竞争力指数仍有显著优势，而中部地区与西部地区的中医医院发展有靠拢趋势。可见，东部与中部、西部地区中医医院发展仍存在不均衡的现象。

2. 各省（区、市）入围机构数与竞争力指数分析

入围 2023 年中医医院标杆第一梯队的机构分布在 29 个省（区、市），与 2022 年相比减少了 1 个西部省份（青海）。通过表 1 可以看出，2023 年中医医院标杆第一梯队入围机构数及竞争力指数排名前五位的省（市）是广东、北京、江苏、上海、浙江，省份与 2022 年保持一致，但是排名略有变动。其中，广东仍居首位，较 2022 年入围机构数增加 2 家、竞争力指数升高 0.012，分别达 12 家、0.116，是唯一入围机构数超过 10 家且竞争力指数超过 0.1 的省份。北京仍居第二位，其入围机构数与竞争力指数基本不变，分别为 8 家、0.095。江苏和上海均较 2022 年提高 1 名，分别居第三、第四位，其入围机构数较 2022 年均增加了 1 家，分别为 8 家、6 家；竞争力指数均升高了 0.009，分别达 0.074、0.068。浙江较 2022 年降低了 2 名，居第五位，其入围机构数减少 1 家、竞争力指数降低 0.005，分别为 6 家、0.063。此外，河南入围机构数较 2022 年减少 2 家，竞争力指数下降 0.015，综合排名下降了 5 名。

从入围机构数与竞争力指数排名前十的省（市）看，位于东部地区的有 6 个省份，位于中部与西部地区的省份均只有 2 个。此外，青海、西藏两个西部省（区）均没有中医医院入围 2023 年中医医院标杆第一梯队。可见，中部、西部尤其是西部地区中医医院发展水平仍较东部地区落后，我国中医医院发展不平衡的状况仍然存在。

表 1　2023 年中医医院标杆第一梯队各省（区、市）入围机构数及竞争力指数

单位：家

省（区、市）	广东	北京	江苏	上海	浙江	湖南	山东	陕西	四川	湖北
入围机构数	12	8	8	6	6	5	5	5	4	4
竞争力指数	0.116	0.095	0.074	0.068	0.063	0.047	0.046	0.045	0.042	0.042

省(区、市)	天津	河南	黑龙江	福建	广西	河北	安徽	江西	贵州	甘肃
入围机构数	4	3	3	3	3	2	2	2	2	2
竞争力指数	0.041	0.032	0.031	0.031	0.028	0.023	0.020	0.019	0.019	0.019

省(区、市)	山西	辽宁	重庆	内蒙古	吉林	新疆	云南	海南	宁夏	
入围机构数	2	1	1	2	1	1	1	1	1	
竞争力指数	0.017	0.014	0.013	0.013	0.012	0.011	0.009	0.007	0.007	

3. 城市分布与均衡指数分析

根据2022年11月民政部编写的《中华人民共和国乡镇行政区划简册（2022）》，我国共有293个地级市、7个地区、30个自治州、3个盟，合计333个地级区划（以下简称"地级城市"）。在2023年中医医院标杆第一梯队中，入围的100家机构分布在51个地级城市，较2022年减少了5个城市，优质中医医疗资源更加集中。从表2可知，有7个地级城市拥有3家及以上机构入围2023年中医医院标杆第一梯队，均为省会城市，说明高质量的中医医疗资源主要集中在省会城市。其中，广州和杭州拥有入围中医医院标杆第一梯队机构数最多，均为5家；其次是长沙，有4家。此外，西部地区仍然没有拥有3家及以上机构入围中医医院标杆第一梯队的地级城市。

表2　2023年有多家机构入围中医医院标杆第一梯队的城市

单位：家

地区	省份	城市	入围机构数
华东	浙江	杭州	5
	江苏	南京	3
华中	湖南	长沙	4
	湖北	武汉	3
	河南	郑州	3
华南	广东	广州	5
东北	黑龙江	哈尔滨	3

注："多家"指3家及以上。

从表3可知，2023年中医医院标杆第一梯队分布在25个省（区）、52个城市。其中，入围城市数最多的是广东，为7个，均衡指数①为0.333；均衡指数最高的是江苏，达0.385，入围城市数5个。说明广东入围中医医院标杆第一梯队的机构仅集中在小部分城市，中医医院发展不如江苏均衡。

与2022年相比，共有4个省份入围城市数及均衡指数下降：河南下降最多，其入围城市数减少2个，均衡指数下降了0.117；陕西、浙江、安徽入围城市数均减少1个，均衡指数分别下降了0.100、0.091、0.063。共有2个省（区）入围城市数及均衡指数上升：内蒙古入围城市数增加1个，均衡指数上升了0.084；广西入围城市数增加1个，均衡指数上升了0.071。此外，2023年中医医院标杆第一梯队的省份新增了湖南（入围城市数为2个，均衡指数为0.143），但减少了青海。

整体来看，东部地区均衡指数高于中部和西部地区，且西部地区仅陕西均衡指数较高。

表3　2023年中医医院标杆第一梯队各省（区）入围城市数及均衡指数

单位：个

省（区）	江苏	广东	陕西	山东	海南	福建	广西	宁夏	河北
入围城市数	5	7	3	4	1	2	3	1	2
均衡指数	0.385	0.333	0.300	0.250	0.250	0.222	0.214	0.200	0.182
省（区）	江西	浙江	内蒙古	湖北	四川	湖南	安徽	贵州	吉林
入围城市数	2	2	2	2	3	2	2	1	1
均衡指数	0.182	0.182	0.167	0.154	0.143	0.143	0.125	0.111	0.111
省（区）	山西	黑龙江	辽宁	甘肃	新疆	云南	河南		
入围城市数	1	1	1	1	1	1	1		
均衡指数	0.091	0.077	0.071	0.071	0.071	0.063	0.059		

---

① 均衡指数能够反映医疗资源在地理分布上的广泛程度，由各省（区）拥有入围中医医院标杆第一梯队机构的地级城市数量除以该省（区）地级城市总数得出。

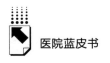

（二）竞争力要素分析

医院综合竞争力评价包括资源配置、人力资源、技术质量、运行效率、学术科研等维度，能够衡量不同地区医院的能力水平及差距。本报告竞争力要素分析选取了资源配置和人力资源两个维度进行简要分析。

职工数和床位数是医院开展医疗工作的基础，反映了医疗机构的规模和能力，也是评估医疗资源供给能力的重要指标。从三大地区分布看，2023年全院职工人数依次为西部>东部>中部，实际开放床位数依次为中部>西部>东部，但人床比依次为东部>西部>中部，可见东部地区医务人员配置比中部和西部地区更加充足。与2022年相比，三大地区的全院职工人数和实际开放床位数均有增加，其中中部地区增加最多，实际开放床位数仍居三大地区首位；其次是西部地区，全院职工人数赶超东部地区，居于首位。

从高层次人才来看，高级职称人数占比依次为东部>中部>西部。与2022年相比，东部和西部地区的高级职称人数占比分别上升了0.43个、0.56个百分点，但西部地区下降了0.45个百分点，可见西部地区高层次人才在三大地区中处于劣势（见表4）。

表4　2023年东部、中部、西部地区中医医院标杆第一梯队入围机构部分指标均值

	全院职工人数（人）	实际开放床位数（张）	高级职称人数（人）	高级职称人数占比（%）
东部地区	2141	1482	413	19.21
中部地区	1923	1781	328	17.37
西部地区	2148	1666	344	16.03
第一梯队均值	2095	1594	381	18.16

由图2可见，2021~2023年中医医院标杆第一梯队中，全院职工人数及实际开放床位数均逐年稳步增加：全院职工人数复合增长率为2.71%，从

2021年的1986人增加至2023年的2095人；实际开放床位数复合增长率为2.57%，从2021年的1515张增加至2023年的1594张。

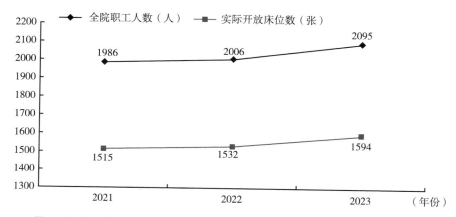

图2 2021~2023年中医医院标杆第一梯队全院职工人数和实际开放床位数

从人床比看，2023年中医医院标杆第一梯队人床比较2022年略有上升，从1.309升至1.314，人力资源配置更加充足（见图3）。

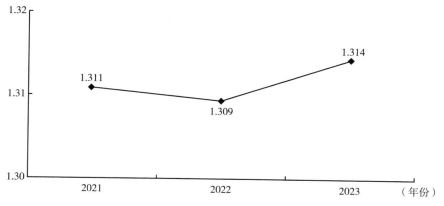

图3 2021~2023年中医医院标杆第一梯队人床比

医院是技术、知识密集型单位，竞争力在很大程度上来自人才，人才是医院中长期战略规划中的重要内容。同时，优秀人才引进和培养是医院高质

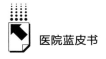

量发展的重要举措，引进高层次人才是提升弱势学科核心能力的有效途径。由图4可知，2021~2023年中医医院标杆第一梯队的高级职称人数逐年增加，从335人增至381人；其占比也在逐年升高，从16.82%升至18.16%。这表明中医医院标杆第一梯队的高层次人才不断增多，更能引领中医医院高质量、高水平发展。同时也说明国家大力推动中医药改革发展逐渐显露成效，中医药健康服务能力不断增强，患者能获得更高水平的中医医疗服务。

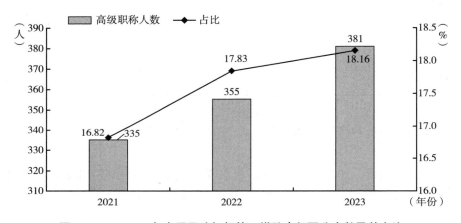

图4　2021~2023年中医医院标杆第一梯队高级职称人数及其占比

从三大地区的高层次人才分布看（见图5），2023年中医医院标杆第一梯队的高级职称人数依次为东部>西部>中部，其高级职称人数占比依次为东部>中部>西部。显然，东部地区的高级职称人数及其占比仍稳居三大地区首位，其中医医疗服务能力相对较强；中部地区的高级职称人数占比居第二位，但高级职称人数相对较少；西部地区的高级职称人数居第二位，但高级职称人数占比相对较低。

与2022年相比，三大地区的高级职称人数均有增加，东部、中部、西部地区分别增加了20人、32人、17人，但西部地区的高级职称人数占比较2022年不升反降，下降了0.45个百分点，东部和中部地区则分别上升了0.43个、0.56个百分点，这表明国家需加大对西部中医卫生事业发展的支持力度。

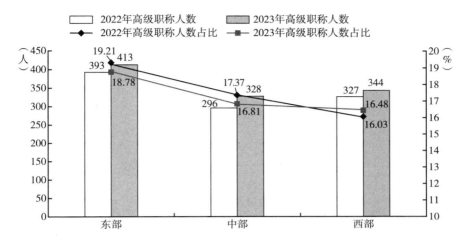

图5　2022～2023年中医医院标杆第一梯队东部、中部、西部地区入围机构高级职称人数及其占比

二　中医医院标杆各梯队分析

（一）地理分布分析

图6显示，2023年中医医院标杆第一、第二梯队（300家）在七大区域（华东、华南、华中、华北、西南、西北、东北）均有分布，涉及31个省（区、市），与2022年相比无变化。从七大区域分布看，华东地区入围省份最多，达7个，入围中医医院标杆第一、第二梯队的机构数也最多，达99家。从31个省（区、市）分布看，入围中医医院标杆第一、第二梯队机构数最多的是广东，达31家，含25家中医医院和6家中西医结合医院；第二位是江苏，共30家机构入围，含27家中医医院和3家中西医结合医院；此外，浙江、山东两省也有20家以上机构入围中医医院标杆第一、第二梯队。

与2022年相比，江苏入围2023年中医医院标杆第一、第二梯队的机构

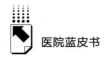

数量从 28 家增加至 30 家，而湖北从 12 家减少至 10 家。此外，海南、四川、贵州均减少了 1 家，广东、甘肃、辽宁均增加了 1 家。

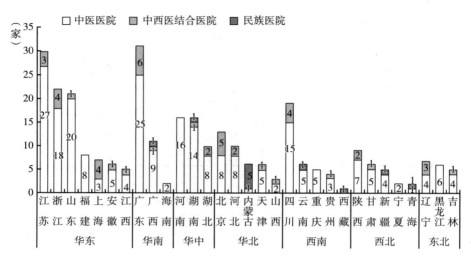

图 6　2023 年中医医院标杆第一、第二梯队各省（区、市）分布

由图 7 可知，2023 年中医医院标杆在七大区域的机构数依次为华东（178 家）、华中（73 家）、西南（72 家）、华南（62 家）、华北（57 家）、西北（30 家）、东北（28 家）。可见，优质中医医疗资源主要集中在华东地区。

在省份分布上，江苏入围中医医院标杆的机构数最多，达 50 家。入围中医医院标杆机构数前十的省份分别是江苏（50 家）、广东（44 家）、山东（42 家）、四川（37 家）、浙江（36 家）、河南（26 家）、湖南（26 家）、湖北（21 家）、北京（19 家）、安徽（17 家），入围机构总数达 318 家，占比达 63.6%，分布集中，表明我国各地区中医卫生事业发展仍不均衡，优质中医医疗资源集中在头部省份。

与 2022 年相比，各省份入围中医医院标杆的机构数变化不大：浙江、广东、河南、四川分别增加 1 家，广西、湖北、天津、云南分别减少 1 家，其他省份保持不变。入围中医医院标杆前十省（市）的机构总数占比较

2022年增加0.6个百分点，高水平中医医院分布更加趋于集中，优质中医资源分布不均衡现象有所加剧。

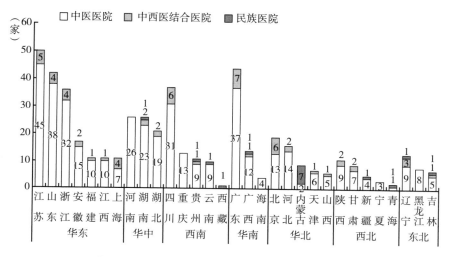

图7　2023年中医医院标杆各省（区、市）分布

（二）均衡度分析

表5显示，2023年中医医院标杆第一、第二梯队分布在27个省（区）、152个城市，总数与2022年相比无变化。从均衡指数分析，浙江达1.000，说明其下辖的11个地级城市均有机构入围中医医院标杆第一、第二梯队，省内各地市的中医发展较其他省（区）更均衡；其次是江苏，均衡指数为0.923，其下辖的13个地级城市中的12个城市有机构入围，各地级城市的优质中医资源分布也比较均衡。从入围城市数分析，广东最多、达14个，其次是四川、达13个，但这两个省份的均衡指数均低于0.7（分别为0.667和0.619），说明广东、四川两省下辖的地级城市较多，而较高水平的中医医院仅集中在部分城市，仍有小部分城市的中医发展相对落后。

与2022年相比，中医医院标杆第一、第二梯队各省（区）入围城市数和均衡指数变动如下：浙江、甘肃、广西入围城市数均增加1个，均衡指数

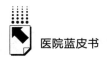

分别上升0.091、0.072、0.071；四川、湖北、海南入围城市数均减少1个，均衡指数分别下降0.048、0.077、0.250。

表5　2023年中医医院标杆第一、第二梯队各省（区）入围城市数及均衡指数

单位：个

省（区）	浙江	江苏	山东	湖南	广东	四川	陕西	广西	福建
入围城市数	11	12	12	10	14	13	6	8	5
均衡指数	1.000	0.923	0.750	0.714	0.667	0.619	0.600	0.571	0.556
省（区）	河北	河南	湖北	内蒙古	贵州	吉林	安徽	云南	甘肃
入围城市数	6	9	5	4	3	3	5	5	4
均衡指数	0.545	0.529	0.385	0.333	0.333	0.333	0.313	0.313	0.286
省（区）	江西	海南	黑龙江	辽宁	新疆	宁夏	西藏	青海	山西
入围城市数	3	1	3	3	3	1	1	1	1
均衡指数	0.273	0.250	0.231	0.214	0.214	0.200	0.143	0.125	0.091

由表6可知，共有13个城市拥有4家及以上机构入围中医医院标杆第一、第二梯队，与2022年一致，但城市数及入围机构数有所变化：广州入围中医医院标杆第一、第二梯队的机构数仍居首位，达9家，比2022年增加1家；杭州和郑州并列第二，均有7家机构入围；此外，沈阳进入拥有4家及以上机构入围中医医院标杆第一、第二梯队的城市行列。

从七大地区分布看，华东地区仍为拥有多家机构入围中医医院标杆第一、第二梯队的城市数最多的区域，其次是华中、华南地区。

表6　2023年有多家机构入围中医医院标杆第一、第二梯队的城市

单位：家

地区	省份	城市	入围机构数
华东	江苏	苏州	6
		南京	5
	浙江	杭州	7
	山东	济南	4

续表

地区	省份	城市	入围机构数
华中	河南	郑州	7
	湖南	长沙	6
	湖北	武汉	4
华南	广东	广州	9
		深圳	5
东北	黑龙江	哈尔滨	4
	辽宁	沈阳	4
西南	四川	成都	5
华北	河北	石家庄	4

注："多家"指4家及以上。

从表7可得，2023年中医医院标杆分布在27个省（区）、224个城市。从入围城市数分析，拥有10个及以上城市入围中医医院标杆的省（区）有9个，较2022年减少1个（云南），入围城市数前9位排序为：四川（18个）、广东（17个）、山东（15个）、湖南（14个）、河南（14个）、江苏（13个）、湖北（12个）、浙江（11个）、广西（11个）。从均衡指数分析，湖南、江苏、浙江三省均达1.000，表明这3个省份下辖的地级城市均有机构入围中医医院标杆；此外，共有12个省份均衡指数达到0.800及以上，比上年增加了1个省份（广东）。

表7 2023年中医医院标杆各省（区）入围城市数及均衡指数

单位：个

省（区）	湖南	江苏	浙江	山东	湖北	福建	四川	河南	河北
入围城市数	14	13	11	15	12	8	18	14	9
均衡指数	1.000	1.000	1.000	0.938	0.923	0.889	0.857	0.824	0.818
省（区）	江西	广东	陕西	广西	贵州	安徽	云南	辽宁	内蒙古
入围城市数	9	17	8	11	7	9	9	7	6
均衡指数	0.818	0.810	0.800	0.786	0.778	0.563	0.563	0.500	0.500
省（区）	海南	吉林	甘肃	宁夏	黑龙江	山西	新疆	西藏	青海
入围城市数	2	4	6	2	5	3	3	1	1
均衡指数	0.500	0.444	0.429	0.400	0.385	0.273	0.214	0.143	0.125

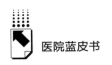

与 2022 年相比，2023 年中医医院标杆分布的省（区）不变，但入围城市数及均衡指数有些许变动：四川、广东、广西三省（区）入围城市数均增加了 1 个，均衡指数分别上升 0.047、0.048、0.072；湖北、云南两省入围城市数均减少了 1 个，均衡指数分别下降 0.077、0.062；其他省份无变动。

由表 8 可见，共有 13 个城市拥有 5 家及以上机构入围中医医院标杆。从省份分布上看，江苏有 5 个城市拥有 5 家及以上机构入围，在所有省（区）中最多。从城市分布看，广州中医医院标杆入围机构数最多，达 12 家；此外，成都和杭州也均拥有 10 家及以上中医医院入围。

表 8　2023 年有多家机构入围中医医院标杆的城市

单位：家

地区	省份	城市	入围机构数
华东	江苏	南京	8
		苏州	7
		南通	6
		徐州	5
		泰州	5
	浙江	杭州	10
		绍兴	5
	山东	济南	6
华南	广东	广州	12
		深圳	6
华中	河南	郑州	7
	湖南	长沙	6
西南	四川	成都	11

注："多家"指 5 家及以上。

与 2022 年比较，拥有 5 家及以上机构入围中医医院标杆的城市数量减少 1 个（南宁），其他城市入围机构数变化不大：南京、杭州增加 1 家，成都减少 1 家。

从地区分布看，拥有 5 家及以上机构入围中医医院标杆的城市主要集中在华东地区，其次是华南地区，而华北、西北、东北地区均无拥有 5 家及以上机构入围中医医院标杆的城市。

（三）其他特征

从医院等级看，中医医院标杆第一、第二梯队中，三甲医院是主体，有 285 家、比 2022 年增加 7 家，占比为 95.0%、比上年提高 2.3 个百分点。在中医医院标杆各层级中，三级医院占比达 92.8%，为 464 家（包括 56 家中西医结合医院和 16 家民族医院）；三级以下医院占比 7.2%，为 36 家（包括 2 家中西医结合医院）。

从医院属性看，中医医院标杆中有 9 家社会办医院。其中，华东地区 4 家，华北地区 2 家，华南地区 2 家，华中地区 1 家。

从医院类型看，中医医院标杆中，中医医院、中西医结合医院、民族医院分别占 85.2%、11.6%、3.2%。截至 2022 年，我国中医医院、中西医结合医院、民族医院分别有 4779 家、762 家、321 家，同比分别增长 3.2%、0.8%、-2.4%。

三　结语

2020 年以来，中医医疗服务已逐渐承担起重要的公共卫生职能。随着人口老龄化的持续加深及生活方式的改变等，近年来国家愈加重视中医医疗服务，并出台一系列政策大力支持中医事业发展。2022 年 3 月，国务院办公厅印发《"十四五"中医药发展规划》；9 月，健康中国行动推进办等三部门发布《健康中国行动中医药健康促进专项活动实施方案》；10 月，国家中医药管理局发布《"十四五"中医药人才发展规划》。2023 年 2 月，国务院发布《中医药振兴发展重大工程实施方案》。

其中，《"十四五"中医药发展规划》明确指出，中医药发展不平衡、不充分问题依然突出，中医药优质医疗服务资源总体不足，基层中医药服务

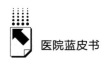
能力依然薄弱，中西医协同作用发挥不够，传承创新能力有待增强，中医药特色人才培养质量仍需持续提升等。

本报告通过对中医医院标杆的深入分析，提出我国中医卫生事业的发展存在以下四个问题。

一是我国中医卫生事业发展不均衡的现象仍然严峻，中部和西部地区与东部地区的中医发展水平差距仍然较大。在中医医院标杆第一梯队中，位于东部地区的机构数占56%，其竞争力指数远高于中部和西部地区，且入围机构数及竞争力指数排名前五的省（市）均位于东部地区（广东、北京、江苏、上海、浙江）。此外，由中医医院标杆分析可知，入围前十省（市）机构总数占比达63.6%，显示我国优质中医资源集中在部分省份，且主要集中在省会城市。

二是优质中医资源在各省（区、市）的分布差异较大且相对集中，东部地区的均衡指数明显高于中部和西部地区。从七大区域看，优质的中医医疗资源主要集中在华东地区，其中医医院标杆入围机构数达178家，且拥有5家及以上机构入围中医医院标杆的城市也主要集中在华东地区，而华北、西北、东北地区均无。在省份分布上，江苏、浙江、湖南三省均衡指数均达1.000，其下辖的地级城市均有机构入围中医医院标杆；入围中医医院标杆机构数前三位均为东部地区省份：江苏（50家）、广东（44家）、山东（42家）。

三是中医医院标杆第一梯队的全院职工人数、实际开放床位数、高级职称人数及占比整体稳定增长，中医医疗资源供给能力和诊疗水平也在同步提高。从三大地区看，东部地区医务人员配置比中部和西部地区更加充足，且高级职称人数及占比仍稳居首位，其中医医疗服务能力相对较强。而西部地区的高层次人才在三大地区中仍处于劣势，其高级职称人数占比较2022年不升反降，显示国家需加大对西部地区中医卫生事业发展的支持力度。高层次中医人才的不断增多，更能引领中医医院的高质量、高水平发展，增强中医药健康服务能力，让患者能获得更高水平的中医医疗服务。

四是中医医院综合实力不断增强，竞争态势越发激烈。在中医医院标杆中，以三甲医院和三级医院为主体，且其占比逐年提高。而入围中医医院标杆的社会办中医医院发展相对停滞，仍为9家，竞争力不足。

参考文献

庄一强、廖新波主编《中国医院竞争力报告（2023）》，社会科学文献出版社，2023。

庄一强、王兴琳主编《中国医院竞争力报告（2022）》，社会科学文献出版社，2022。

中华人民共和国民政部编《中华人民共和国乡镇行政区划简册（2022）》，中国社会出版社，2022。

《国务院办公厅关于印发中医药振兴发展重大工程实施方案的通知》，中国政府网，2023年2月28日，https：//www.gov.cn/zhengce/zhengceku/2023-02/28/content_5743680.htm？eqid＝ef6a404d0007a485000000066479ff84。

《"十四五"中医药发展规划》，国家发展和改革委员会网站，2022年6月1日，https：//www.ndrc.gov.cn/fggz/fzzlgh/gjjzxgh/202206/t20220601_1326724_ext.html。

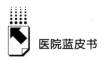

附表1 2023年中医医院标杆第一梯队

序号	医院	省（区、市）	城市	级别	信息化评级（电子病历/互联互通/智慧服务）
1	广东省中医院	广东	广州	三甲	五级/五级乙等/-
2	江苏省中医院	江苏	南京	三甲	五级/四级甲等/3级
3	上海中医药大学附属龙华医院	上海	上海	三甲	-/五级乙等/-
4	中国中医科学院广安门医院	北京	北京	三甲	五级/五级乙等/3级
5	中国中医科学院西苑医院	北京	北京	三甲	-/四级甲等/-
6	上海中医药大学附属曙光医院	上海	上海	三甲	-/四级甲等/-
7	北京中医药大学东直门医院	北京	北京	三甲	-/四级甲等/-
8	广州中医药大学第一附属医院	广东	广州	三甲	五级/五级乙等/-
9	辽宁中医药大学附属医院	辽宁	沈阳	三甲	
10	浙江省中医院	浙江	杭州	三甲	五级/五级乙等/3级
11	天津中医药大学第一附属医院	天津	天津	三甲	
12	成都中医药大学附属医院	四川	成都	三甲	
13	首都医科大学附属北京中医医院	北京	北京	三甲	-/四级甲等/-
14	河南中医药大学第一附属医院	河南	郑州	三甲	-/四级甲等/-
15	山东中医药大学附属医院	山东	济南	三甲	-/四级甲等/-
16	重庆市中医院	重庆	重庆	三甲	-/四级乙等/-
17	上海中医药大学附属岳阳中西医结合医院	上海	上海	三甲	-/四级甲等/-
18	湖北省中医院	湖北	武汉	三甲	-/四级甲等/-
19	广西中医药大学第一附属医院	广西	南宁	三甲	
20	长春中医药大学附属医院	吉林	长春	三甲	-/四级甲等/-
21	安徽中医药大学第一附属医院	安徽	合肥	三甲	五级/-/-
22	浙江省立同德医院	浙江	杭州	三甲	-/四级甲等/-
23	黑龙江中医药大学附属第一医院	黑龙江	哈尔滨	三甲	
24	武汉市第一医院	湖北	武汉	三甲	五级/五级乙等/3级
25	福建中医药大学附属人民医院	福建	福州	三甲	-/四级甲等/-
26	北京中医药大学东方医院	北京	北京	三甲	
27	中国中医科学院望京医院	北京	北京	三甲	-/四级甲等/-
28	佛山市中医院	广东	佛山	三甲	-/四级甲等/-
29	湖南中医药大学第一附属医院	湖南	长沙	三甲	-/四级甲等/-
30	陕西中医药大学附属医院	陕西	咸阳	三甲	-/二级/-
31	江西中医药大学附属医院	江西	南昌	三甲	-/四级甲等/-
32	深圳市中医院	广东	深圳	三甲	六级/五级乙等/-

续表

序号	医院	省（区、市）	城市	级别	信息化评级（电子病历/互联互通/智慧服务）
33	成都市中西医结合医院	四川	成都	三甲	−/四级甲等/−
34	新疆维吾尔自治区中医医院	新疆	乌鲁木齐	三甲	
35	河北省中医院	河北	石家庄	三甲	−/四级甲等/−
36	河北省沧州中西医结合医院	河北	沧州	三甲	五级/四级甲等/−
37	甘肃省中医院	甘肃	兰州	三甲	−/四级甲等/−
38	厦门市中医院	福建	厦门	三甲	−/四级甲等/−
39	西南医科大学附属中医医院	四川	泸州	三甲	
40	河南省中医院	河南	郑州	三甲	
41	陕西省中医医院	陕西	西安	三甲	
42	中山市中医院	广东	中山	三甲	
43	常州市中医医院	江苏	常州	三甲	
44	黑龙江省中医医院	黑龙江	哈尔滨	三甲	
45	上海市中医医院	上海	上海	三甲	−/四级甲等/−
46	广东省第二中医院	广东	广州	三甲	
47	杭州市中医院	浙江	杭州	三甲	五级/四级甲等/−
48	天津市中医药研究院附属医院	天津	天津	三甲	
49	潍坊市中医院	山东	潍坊	三甲	−/四级甲等/−
50	山西省中医院	山西	太原	三甲	
51	柳州市中医院	广西	柳州	三甲	五级/四级甲等/−
52	湖南中医药大学第二附属医院	湖南	长沙	三甲	−/四级乙等/−
53	襄阳市中医医院（襄阳市中医药研究所）	湖北	襄阳	三甲	
54	杭州市红十字会医院	浙江	杭州	三甲	五级/四级甲等/−
55	贵州中医药大学第一附属医院	贵州	贵阳	三甲	
56	云南省中医医院	云南	昆明	三甲	
57	天津中医药大学第二附属医院	天津	天津	三甲	
58	江门市五邑中医院	广东	江门	三甲	−/四级甲等/−
59	东莞市中医院	广东	东莞	三甲	−/四级甲等/−
60	西安市中医医院	陕西	西安	三甲	−/四级甲等/−
61	贵州中医药大学第二附属医院	贵州	贵阳	三甲	
62	浙江中医药大学附属第二医院（浙江省新华医院）	浙江	杭州	三甲	
63	无锡市中医医院	江苏	无锡	三甲	−/四级/−

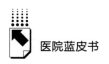
续表

序号	医院	省(区、市)	城市	级别	信息化评级(电子病历/互联互通/智慧服务)
64	南京市中医院	江苏	南京	三甲	五级/四级甲等/-
65	长沙市中医医院	湖南	长沙	三甲	
66	上海市第七人民医院	上海	上海	三甲	五级/四级甲等/-
67	湖南省直中医医院	湖南	株洲	三甲	
68	山东中医药大学第二附属医院	山东	济南	三甲	
69	徐州市中医院	江苏	徐州	三甲	
70	临沂市中医医院	山东	临沂	三甲	
71	安康市中医医院	陕西	安康	三甲	
72	黑龙江中医药大学附属第二医院	黑龙江	哈尔滨	三甲	
73	苏州市中医医院	江苏	苏州	三甲	五级/四级甲等/-
74	北京中医药大学第三附属医院	北京	北京	三甲	
75	茂名市中医院	广东	茂名	三甲	
76	昆山市中医院	江苏	苏州	三甲	
77	温州市中医院	浙江	温州	三甲	-/四级甲等/-
78	湖南省中医药研究院附属医院	湖南	长沙	三甲	
79	上海市中西医结合医院	上海	上海	三甲	-/四级甲等/-
80	郑州市中医院	河南	郑州	三甲	
81	福建中医药大学附属第二人民医院	福建	福州	三甲	
82	天津市中西医结合医院	天津	天津	三甲	
83	九江市中医医院	江西	九江	三甲	-/四级甲等/-
84	甘肃中医药大学附属医院	甘肃	兰州	三甲	-/四级甲等/-
85	六安市中医院	安徽	六安	三甲	
86	北京中医药大学房山医院	北京	北京	三甲	
87	山西省中西医结合医院	山西	太原	三甲	
88	湖北省中西医结合医院	湖北	武汉	三甲	
89	海南省中医院	海南	海口	三甲	
90	宁夏回族自治区中医医院	宁夏	银川	三甲	
91	内蒙古自治区中医医院	内蒙古	呼和浩特	三甲	-/四级甲等/-
92	青岛市中医医院(海慈)	山东	青岛	三甲	
93	江苏省中西医结合医院	江苏	南京	三甲	-/四级甲等/-
94	遂宁市中医院	四川	遂宁	三甲	
95	内蒙古民族大学附属医院	内蒙古	通辽	三甲	

续表

序号	医院	省（区、市）	城市	级别	信息化评级（电子病历/互联互通/智慧服务）
96	南方医科大学中西医结合医院	广东	广州	三甲	-/四级甲等/-
97	广东祈福医院	广东	广州	三甲	
98	陕西中医药大学第二附属医院	陕西	咸阳	三甲	-/四级乙等/-
99	桂林市中医医院	广西	桂林	三甲	
100	深圳市宝安区中医院	广东	深圳	三甲	

附表2　2023年中医医院标杆第二梯队

序号	医院	省份/城市*	级别
101	武汉市中医医院	湖北/武汉	三甲
102	广州医科大学附属中医医院	广东/广州	三甲
103	宁波市中医院	浙江/宁波	三甲
104	泰州市中医院	江苏/泰州	三甲
105	日照市中医医院	山东/日照	三甲
106	芜湖市中医医院	安徽/芜湖	三甲
107	四川省第二中医医院	四川/成都	三甲
108	宝鸡市中医医院	陕西/宝鸡	三甲
109	内蒙古国际蒙医医院	内蒙古/呼和浩特	三甲
110	辽宁中医药大学附属第二医院	辽宁/沈阳	三甲
111	常德市第一中医医院	湖南/常德	三甲
112	开封市中医院	河南/开封	三甲
113	攀枝花市中西医结合医院	四川/攀枝花	三甲
114	浙江中医药大学附属第三医院	浙江/杭州	三甲
115	山西中医药大学附属医院	山西/太原	三甲
116	长春市中医院	吉林/长春	三甲
117	金华市中医医院	浙江/金华	三甲
118	安阳市中医院	河南/安阳	三甲
119	青海省中医院	青海/西宁	三甲
120	河南中医药大学第三附属医院	河南/郑州	三甲
121	温州市中西医结合医院	浙江/温州	三甲
122	泰安市中医医院	山东/泰安	三甲
123	昆明市中医医院	云南/昆明	三甲
124	北京市第一中西医结合医院	北京/北京	三甲

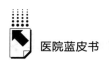
续表

序号	医院	省份/城市*	级别
125	唐山市中医医院	河北/唐山	三甲
126	江苏省第二中医院	江苏/南京	三甲
127	吉林省中医药科学院第一临床医院	吉林/长春	三甲
128	周口市中医院	河南/周口	三甲
129	广东省中西医结合医院	广东/佛山	三甲
130	青海省藏医院	青海/西宁	三甲
131	天津市武清区中医医院	天津/天津	三甲
132	上海市宝山区中西医结合医院	上海/上海	三甲
133	濮阳市中医医院	河南/濮阳	三甲
134	洛阳市中医院	河南/洛阳	三甲
135	驻马店市中医院	河南/驻马店	三甲
136	广州市中西医结合医院	广东/广州	三甲
137	杭州市萧山区中医院	浙江/杭州	三甲
138	张家港市中医医院	江苏/苏州	三甲
139	深圳市中西医结合医院	广东/深圳	三甲
140	玉林市中医医院	广西/玉林	三甲
141	嘉兴市中医医院	浙江/嘉兴	三甲
142	南昌市洪都中医院	江西/南昌	三甲
143	石家庄市中医院	河北/石家庄	三甲
144	昭通市中医医院	云南/昭通	三甲
145	内江市中医医院	四川/内江	三甲
146	四川省中西医结合医院	四川/成都	三甲
147	江西省中西医结合医院	江西/南昌	三甲
148	荆州市中医医院	湖北/荆州	三甲
149	南通市中医院	江苏/南通	三甲
150	绵阳市中医医院	四川/绵阳	三甲
151	广州中医药大学顺德医院	广东/佛山	三甲
152	烟台市中医医院	山东/烟台	三甲
153	盐城市中医院	江苏/盐城	三甲
154	达州市中西医结合医院	四川/达州	三甲
155	眉山市中医医院	四川/眉山	三甲
156	玉溪市中医医院	云南/玉溪	三甲
157	乌鲁木齐市中医医院	新疆/乌鲁木齐	三甲
158	荆门市中医医院	湖北/荆门	三甲

续表

序号	医院	省份/城市*	级别
159	黔南州中医院	贵州/黔南州	三甲
160	抚顺市中医院	辽宁/抚顺	三甲
161	秦皇岛市中医医院	河北/秦皇岛	三甲
162	岳阳市中医医院	湖南/岳阳	三甲
163	榆林市中医医院	陕西/榆林	三甲
164	天水市中西医结合医院	甘肃/天水	三甲
165	广元市中医院	四川/广元	三甲
166	淄博市中医医院	山东/淄博	三甲
167	江阴市中医院	江苏/无锡	三甲
168	常熟市中医院（常熟市新区医院）	江苏/苏州	三甲
169	齐齐哈尔市中医医院	黑龙江/齐齐哈尔	三甲
170	昌吉回族自治州中医医院	新疆/昌吉州	三甲
171	北京中医医院怀柔医院	北京/北京	三甲
172	太和县中医院	安徽/阜阳	三甲
173	广州中医药大学深圳医院（福田）	广东/深圳	三甲
174	浏阳市中医医院	湖南/长沙	三甲
175	自贡市中医院	四川/自贡	三甲
176	楚雄彝族自治州中医医院	云南/楚雄州	三甲
177	连云港市中医院	江苏/连云港	三甲
178	哈尔滨市中医医院	黑龙江/哈尔滨	三甲
179	北京市中西医结合医院	北京/北京	三甲
180	丽水市中医院	浙江/丽水	三甲
181	衡阳市中医医院	湖南/衡阳	三甲
182	新疆维吾尔自治区维吾尔医医院	新疆/乌鲁木齐	三甲
183	沭阳县中医院	江苏/宿迁	三乙
184	湖州市中医院	浙江/湖州	三甲
185	扬州市中医院	江苏/扬州	三甲
186	北京中医药大学孙思邈医院	陕西/铜川	三甲
187	重庆市北碚区中医院	重庆/重庆	三甲
188	广州市番禺区中医院	广东/广州	三甲
189	高州市中医院	广东/茂名	三甲
190	重庆市永川区中医院	重庆/重庆	三甲
191	青岛西海岸新区中医医院	山东/青岛	三甲
192	诸暨市中医院	浙江/绍兴	三甲

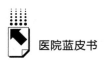
序号	医院	省份/城市 *	级别
193	漳州市中医院	福建/漳州	三甲
194	威海市中医院	山东/威海	三甲
195	辽源市中医院	吉林/辽源	三甲
196	包头市蒙医中医医院	内蒙古/包头	三甲
197	大庆市中医医院	黑龙江/大庆	三甲
198	温岭市中医院	浙江/台州	三甲
199	吉林省吉林中西医结合医院	吉林/吉林	三甲
200	珠海市中西医结合医院	广东/珠海	三甲
201	河南省中医药研究院附属医院	河南/郑州	三甲
202	绍兴市中医院	浙江/绍兴	三甲
203	清远市中医院	广东/清远	三甲
204	大连市中西医结合医院	辽宁/大连	三甲
205	湛江市第一中医医院	广东/湛江	三甲
206	普洱市中医医院	云南/普洱	三甲
207	辽宁中医药大学附属第四医院	辽宁/沈阳	三甲
208	河北以岭医院	河北/石家庄	三甲
209	庆阳市中医医院	甘肃/庆阳	三甲
210	垫江县中医院	重庆/重庆	三甲
211	北京和平里医院	北京/北京	三甲
212	公安县中医医院	湖北/荆州	三甲
213	湘西土家族苗族自治州民族中医院	湖南/湘西州	三甲
214	大连市中医医院	辽宁/大连	三甲
215	新郑市中医院	河南/郑州	二甲
216	河池市中医医院	广西/河池	三甲
217	资阳市中医院	四川/资阳	三甲
218	惠州市中医医院	广东/惠州	三甲
219	宜昌市中医医院	湖北/宜昌	三甲
220	莒县中医医院	山东/日照	三甲
221	睢县中医院	河南/商丘	二甲
222	陕西省中西医结合医院	陕西/西安	三甲
223	广西国际壮医医院	广西/南宁	三甲
224	怀化市中医医院	湖南/怀化	三甲
225	亳州市中医院	安徽/亳州	三甲
226	锡林郭勒盟蒙医医院	内蒙古/锡林郭勒	三甲

续表

序号	医院	省份/城市*	级别
227	西藏自治区藏医院	西藏/拉萨	三甲
228	新密市中医院	河南/郑州	三级
229	新泰市中医院	山东/泰安	三甲
230	宜兴市中医医院	江苏/无锡	三甲
231	济南市中医医院	山东/济南	三甲
232	乐山市中医医院	四川/乐山	三甲
233	泸州市中医医院	四川/泸州	三甲
234	邳州市中医院	江苏/徐州	三甲
235	益阳市第一中医医院	湖南/益阳	三甲
236	太仓市中医医院	江苏/苏州	三乙
237	贺州市中医医院	广西/贺州	三甲
238	通许县中医医院	河南/开封	二甲
239	菏泽市中医医院	山东/菏泽	三甲
240	醴陵市中医院	湖南/株洲	三甲
241	泉州市中医院	福建/泉州	三甲
242	成都市新都区中医医院	四川/成都	三甲
243	南宁市中医医院	广西/南宁	三甲
244	呼和浩特市蒙医中医医院	内蒙古/呼和浩特	三甲
245	北京中医药大学深圳医院（龙岗）	广东/深圳	三甲
246	永州市中医院	湖南/永州	三甲
247	梅州市中医医院	广东/梅州	三甲
248	睢宁县中医院	江苏/徐州	三乙
249	平邑县中医医院	山东/临沂	三甲
250	寿光市中医医院	山东/潍坊	二甲
251	钟祥市中医院	湖北/荆门	三甲
252	南京市中西医结合医院	江苏/南京	三甲
253	天水市中医医院	甘肃/天水	三甲
254	石家庄平安医院	河北/石家庄	三甲
255	廊坊市中医医院	河北/廊坊	三甲
256	北京丰台中西医结合医院	北京/北京	三甲
257	沈阳市第七人民医院	辽宁/沈阳	三甲
258	毕节市中医医院	贵州/毕节	三甲
259	福州市中医院	福建/福州	三甲
260	南平市人民医院	福建/南平	三甲

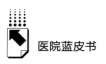

续表

序号	医院	省份/城市*	级别
261	淮安市中医院	江苏/淮安	三甲
262	重庆市铜梁区中医院	重庆/重庆	三甲
263	银川市中医医院	宁夏/银川	三甲
264	海口市中医院	海南/海口	三甲
265	舟山市中医院	浙江/舟山	三甲
266	新昌县中医院	浙江/绍兴	三甲
267	泰州市姜堰中医院	江苏/泰州	三甲
268	南充市中医医院	四川/南充	三甲
269	阳江市中医医院	广东/阳江	三甲
270	保定市第一中医院	河北/保定	三甲
271	聊城市中医医院	山东/聊城	三甲
272	伊犁哈萨克自治州中医医院	新疆/伊犁州	三甲
273	枣庄市中医医院	山东/枣庄	三甲
274	玉田县中医医院	河北/唐山	三级
275	济南市章丘区中医医院	山东/济南	三甲
276	宿迁市中医院	江苏/宿迁	三甲
277	天津市北辰区中医医院	天津/天津	三甲
278	苏州市中西医结合医院	江苏/苏州	三乙
279	梅州市第二中医医院	广东/梅州	三甲
280	三门峡市中医医院	河南/三门峡	三甲
281	中山陈星海中西医结合医院	广东/中山	三甲
282	湘潭市中医医院	湖南/湘潭	三甲
283	海宁市中医医院	浙江/嘉兴	三乙
284	广州市增城区中医医院	广东/广州	三级
285	盱眙县中医院	江苏/淮安	三级
286	泗阳县中医院	江苏/宿迁	三乙
287	钦州市中医医院	广西/钦州	三甲
288	桂林市中西医结合医院	广西/桂林	三甲
289	晋江市中医院	福建/泉州	三甲
290	宁乡市中医医院	湖南/长沙	三甲
291	萍乡市中医院	江西/萍乡	三甲
292	义乌市中医医院	浙江/金华	三甲
293	莱州市中医医院	山东/烟台	三甲
294	海安市中医院	江苏/南通	三甲

续表

序号	医院	省份/城市*	级别
295	射洪市中医院	四川/遂宁	三甲
296	安徽省中西医结合医院	安徽/合肥	三级
297	梧州市中医医院	广西/梧州	三甲
298	武威市中医院	甘肃/武威	三甲
299	衢州市中医医院	浙江/衢州	三甲
300	汕头市中医医院	广东/汕头	三甲

注：*包括自治州。

附表3　2023年中医医院标杆第三梯队

医院	城市*	级别	医院	城市*	级别
黑龙江省					
佳木斯市中医医院	佳木斯	三甲	牡丹江市中医医院	牡丹江	三甲
吉林省					
延边朝医院	延边州	三级	长春中医药大学附属第三临床医院	长春	三甲
辽宁省					
本溪市中医院	本溪	三甲	阜新市中医院	阜新	三甲
丹东市中医院	丹东	三甲	辽宁省蒙医院	阜新	三甲
东港市中医院	丹东	三甲	锦州市中医医院	锦州	三甲
北京市					
北京市密云区中医医院	北京	三级	北京中医医院顺义医院	北京	三甲
北京市宣武中医医院	北京	三乙	东城区第一人民医院	北京	二甲
北京中医医院平谷医院	北京	三甲	中国中医科学院广安门医院南区	北京	三甲
河北省					
承德市中医院	承德	三甲	涉县中医院	邯郸	二甲
承德县中医院	承德	二甲	衡水市中医医院	衡水	三甲
邯郸市中医院	邯郸	三甲	迁安市中医院	唐山	三甲
内蒙古自治区					
阿鲁科尔沁旗中医医院	赤峰	三甲	呼伦贝尔市中蒙医院	呼伦贝尔	三甲
呼伦贝尔市蒙医医院	呼伦贝尔	三乙			

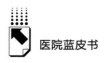

续表

医院	城市*	级别	医院	城市*	级别
山西省					
晋中市中医院	晋中	三甲	长治市中医研究所附属医院	长治	三甲
太原市中医医院	太原	三乙			
天津市					
天津市滨海新区中医医院	天津	三甲			
安徽省					
蚌埠市中医医院	蚌埠	三甲	天长市中医院	滁州	三级
利辛县中医院	亳州	三级	庐江县中医院	合肥	三级
蒙城县中医院	亳州	三甲	淮北市中医医院	淮北	三甲
涡阳县中医院	亳州	三级	濉溪县中医院	淮北	三级
滁州市中西医结合医院	滁州	三甲	铜陵市中医医院	铜陵	三甲
明光市中医院	滁州	三级			
福建省					
龙岩市中医院	龙岩	三甲	三明市中西医结合医院	三明	三甲
宁德市中医院	宁德	三甲			
江苏省					
常州市武进区中医医院	常州	三甲	靖江市中医院	泰州	三乙
溧阳市中医院	常州	二甲	泰兴市中医院	泰州	二甲
南京市江宁中医院	南京	三级	泰州市中西医结合医院	泰州	三乙
南京市溧水区中医院	南京	三级	沛县中医院	徐州	二甲
南京市浦口区中医院	南京	三级	新沂市中医院	徐州	三级
南通市海门区中医院	南通	二甲	东台市中医院	盐城	三乙
启东市中医院	南通	三乙	高邮市中医医院	扬州	三乙
如东县中医院	南通	三乙	丹阳市中医院	镇江	三乙
如皋市中医院	南通	三乙	镇江市中西医结合医院	镇江	三乙
苏州市吴江区中医医院	苏州	二甲	镇江市中医院	镇江	三甲
江西省					
赣州市中医院	赣州	三甲	新余市中医院	新余	三甲
泰和县中医院	吉安	三甲	宜春市中医院	宜春	三甲
景德镇市中医医院	景德镇	三甲	鹰潭市中医院	鹰潭	三甲

续表

医院	城市*	级别	医院	城市*	级别
山东省					
滨州市中医医院	滨州	三甲	山东青岛中西医结合医院	青岛	三甲
山东中医药大学附属医院东营医院	东营	三级	肥城市中医医院	泰安	三甲
德州市中医院	德州	三甲	泰安市中医二院	泰安	二甲
临邑县中医院	德州	二甲	荣成市中医院	威海	三甲
郓城县中医医院	菏泽	二甲	高密市中医院	潍坊	三甲
济南市中西医结合医院	济南	三甲	诸城中医医院	潍坊	三甲
济阳区中医院	济南	二甲	莱阳市中医院	烟台	二甲
济宁市兖州区中医医院	济宁	二甲	烟台市蓬莱中医医院	烟台	三甲
济宁市中医院	济宁	三甲	滕州市中医医院	枣庄	三甲
曲阜市中医院	济宁	三甲	淄博市中西医结合医院	淄博	三甲
青岛市即墨区中医医院	青岛	三甲			
上海市					
上海市奉贤区中医医院	上海	二甲	上海市青浦区中医医院	上海	二甲
上海市嘉定区中医医院	上海	二甲	上海市松江区方塔中医医院	上海	二甲
浙江省					
杭州市临平区中医院	杭州	三乙	宁波市奉化区中医院	宁波	三甲
杭州市余杭区中医院	杭州	三乙	余姚市中医院	宁波	三乙
临安区中医院	杭州	二甲	绍兴市柯桥区中医院	绍兴	三乙
长兴县中医院	湖州	三甲	绍兴市上虞中医院	绍兴	三甲
平湖市中医院	嘉兴	三乙	台州市中医院	台州	三甲
东阳市中医院	金华	三甲	瑞安市中医院	温州	三乙
兰溪市中医院	金华	二甲	永嘉县中医医院	温州	三乙
河南省					
焦作市中医院	焦作	三甲	平顶山市中医医院	平顶山	三甲
开封市第二中医院	开封	三级	商丘市中医院	商丘	三甲
漯河市中医院	漯河	三甲	许昌市中医院	许昌	三甲
邓州市中医院	南阳	二甲	禹州市中医院	许昌	三级
南阳市中医院	南阳	三甲	项城市中医院	周口	三级

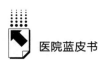
续表

医院	城市*	级别	医院	城市*	级别
			湖北省		
鄂州市中医医院	鄂州	三甲	随州市中医医院	随州	三甲
黄冈市中医医院	黄冈	三甲	天门市中医医院	天门（直辖县）	三甲
大冶市中医医院	黄石	二甲	仙桃市中医医院	仙桃（直辖县）	三甲
黄石市中医医院	黄石	三甲	谷城县中医医院	襄阳	三级
洪湖市中医医院	荆州	三甲	汉川市中医医院	孝感	二甲
十堰市中医医院	十堰	三甲			
			湖南省		
澧县中医医院	常德	三甲	邵阳市中西医结合医院	邵阳	三甲
郴州市中医医院	郴州	三甲	邵阳市中医医院	邵阳	三甲
常宁市中医院	衡阳	三级	桃江县中医医院	益阳	三级
娄底市中医医院	娄底	三甲	祁阳市中医医院	永州	二甲
邵东市中医医院	邵阳	三级	张家界市中医医院	张家界	三甲
			广东省		
东莞市中西医结合医院	东莞	三级	翁源县中医院	韶关	二甲
广州市白云区中医院	广州	三级	深圳市罗湖区中医院	深圳	三甲
广州市黄埔区中医院	广州	二甲	罗定市中医院	云浮	三甲
广州市荔湾区中医医院	广州	二甲	云浮市中医院	云浮	三甲
江门市新会区中医院	江门	二甲	湛江市第二中医医院	湛江	三甲
开平市中医院	江门	二甲	肇庆市中医院	肇庆	三甲
英德市中医院	清远	三级			
			广西壮族自治区		
北海市中医医院	北海	三甲	贵港市中医医院	贵港	三级
防城港市中医医院	防城港	三甲			
			海南省		
琼海市中医院	琼海（省辖县）	三甲	三亚市中医院	三亚	三甲
			甘肃省		
定西市中医院	定西	三乙	兰州市中医医院	兰州	二甲
金昌市中西医结合医院	金昌	二甲			

续表

医院	城市*	级别	医院	城市*	级别
宁夏回族自治区					
中卫市中医医院	中卫	三乙			
陕西省					
商洛市中医医院	商洛	三甲	延安市中医医院	延安	三甲
重庆市					
云阳县中医院	重庆	三甲	重庆市开州区中医院	重庆	三级
重庆市涪陵区中医院	重庆	三甲	重庆市綦江区中医院	重庆	三级
重庆市江津区中医院	重庆	三甲	重庆市石柱县中医院	重庆	三级
重庆市九龙坡区中医院	重庆	三甲	重庆市渝北区中医院	重庆	三级
贵州省					
金沙县中医院	毕节	三级	仁怀市中医院	遵义	三乙
黔东南州中医医院	黔东南州	三甲	遵义市播州区中医院	遵义	三级
黔西南州中医院	黔西南州	三甲	遵义市中医院	遵义	三甲
贵州德江县民族中医院	铜仁	三乙			
四川省					
巴中市中医院	巴中	三甲	四川什邡市中医医院	德阳	三乙
成都市双流区中医医院	成都	三甲	苍溪县中医医院	广元	三甲
都江堰市中医医院	成都	三甲	凉山州中西医结合医院	凉山州	三甲
简阳市中医医院	成都	三甲	三台县中医院	绵阳	三甲
彭州市中医医院	成都	三甲	阆中市中医医院	南充	三乙
邛崃市中医院	成都	三乙	雅安市中医医院	雅安	三甲
四川成都市龙泉驿区中医医院	成都	三甲	宜宾市中医医院	宜宾	三甲
德阳市中西医结合医院	德阳	三乙	安岳县中医院	资阳	三甲
绵竹市中医院	德阳	三乙	富顺县中医院	自贡	三乙
云南省					
保山市中医院	保山	三甲	曲靖市中医医院	曲靖	三甲
大理白族自治州中医医院	大理州	三甲	文山州中医医院	文山州	三甲

注：*包括自治州和省辖县。

B.7
2023年肿瘤医院竞争力报告[*]

徐权光　刘　亦　刘剑文　刘嘉豪[**]

摘　要： 本报告从国内肿瘤医院的数量、等级、类型、地域分布、竞争力指数和资源配置等多个维度，详细分析了2023年国内肿瘤医院标杆（50家）发展变化情况。对比研究发现，国内肿瘤医院十大标杆[①]稳中有变，10大标杆愈加重视学科建设，科研水平持续提高。江苏和广东入围肿瘤医院标杆机构数最多，不同地区优质肿瘤医院分布仍不均衡；医院等级和医院性质与医院竞争力有关联，公立和三级医院的综合竞争力更强；肿瘤医院标杆资源配置总体较优，省部级和公立医院集聚优势资源。

关键词： 肿瘤医院　竞争力指数　学术科研

根据国家癌症中心发布的中国恶性肿瘤发病和死亡情况数据，2022年中国新发癌症482万例，其中发病前五位是肺癌、结直肠癌、甲状腺癌、肝癌和胃癌；死亡257万例，死亡原因前五位分别是肺癌、肝癌、胃癌、结直肠癌和食管癌。男性最常见的癌症是肺癌，而肺癌超越乳腺癌成为女性最常见的癌症。日益增长的肿瘤新发和死亡数据与中国肿瘤医疗服务资源供给不匹配的困境仍然存在，相比2020年，中国肿瘤医院数量没有增加，肿瘤医

---

* 本报告中的肿瘤医院指肿瘤专科医院以及第二名称为肿瘤医院的大专科小综合医院。除特别注明外，本报告所有图表均来自广州艾力彼医院管理中心资料库。

** 徐权光，广州艾力彼医院管理中心副主任；刘亦，广州艾力彼医院管理中心产业发展部高级区域总监；刘剑文，广州艾力彼医院管理中心数据分析师；刘嘉豪，广州艾力彼医院管理中心数据分析师。

① 根据艾力彼医院管理中心相应评价指标体系和数据评选出的综合实力较强的十家医院。

疗服务市场供需缺口突出。

　　为了解和促进中国肿瘤医院的发展，广州艾力彼医院管理中心（以下简称"艾力彼"）对我国肿瘤医院进行了多年研究。本报告以艾力彼发布的2023年中国肿瘤医院标杆为研究对象，从城市分布、所属高校、科技影响力、竞争力指数等维度进行分析，希望助力肿瘤医院高质量发展。

一　肿瘤医院十大标杆综合竞争力

（一）肿瘤医院十大标杆稳中有变，华东地区入围最多

　　2023年肿瘤医院十大标杆主要分布在经济发达的京津、苏浙沪地区的一线城市和省会城市，其中京津和苏浙沪地区各有3家医院入围，其他4家分布在广州、济南、郑州和长沙等省会城市（见表1）。

表1　2023年中国肿瘤医院十大标杆情况

医院名称	城市	医院名称	城市
中国医学科学院肿瘤医院	北京	浙江省肿瘤医院	杭州
中山大学肿瘤防治中心	广州	江苏省肿瘤医院	南京
复旦大学附属肿瘤医院	上海	山东第一医科大学附属肿瘤医院	济南
北京大学肿瘤医院	北京	河南省肿瘤医院	郑州
天津市肿瘤医院	天津	湖南省肿瘤医院	长沙

（二）"双一流"高校是肿瘤医院十大标杆学科发展的基石

　　医院的高质量发展离不开学科建设，而依托高校的科研优势，附属医院的学科发展更能得到助益。2023年肿瘤医院十大标杆所属10所高校的医学学科均为教育部一级学科，在教育部第四轮基础医学学科评估结果中，北京协和医学院和北京大学获得A+，领先于其他学校；教育部第四轮临床医学学科评估结果中，北京协和医学院和复旦大学获得A，优于其他大学（见表2）。与前两年相比，这10所高校的国际排名基本稳定。

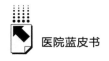

对比肿瘤医院十大标杆所属 10 所高校的各类国际排名发现，2023 年在美国 U. S. News 全球临床医学学科排名中，北京大学和复旦大学 2 所高校进入 100 强，有 9 所高校进入 500 强，新入围十大标杆的湖南省肿瘤医院所属中南大学排名第 175 位。在美国 U. S. News 全球肿瘤学学科排名中，中山大学、复旦大学、北京大学和中南大学 4 所高校进入 100 强，且排名没有变化。在 2024 年 T. H. E. 全球临床医学学科排名中，复旦大学排名提升了 7 名至第 38 位，南京医科大学和郑州大学也进步明显，分别跻身前 400 位和前 500 位。在英国 Q. S. 全球临床医学学科排名中，北京大学排名提升 16 名至第 38 位，南京医科大学、郑州大学和中南大学较上年都进步明显。

表 2　2023 年中国肿瘤医院十大标杆所属高校中外排名

高校	附属肿瘤医院排名	教育部第四轮学科评估结果（基础医学）*	教育部第四轮学科评估结果（临床医学）*	美国 U. S. News 全球临床医学学科排名 **	美国 U. S. News 全球肿瘤学学科排名 **	英国 T. H. E. 全球临床医学学科排名 ***	英国 Q. S. 全球临床医学学科排名 ****
北京协和医学院	1	A+	A	121	110	—	—
中山大学	2	A−	A−	105	51	101~125	151~200
复旦大学	3	A	A	73	59	38	74
北京大学	4	A+	A−	69	88	24	38
天津医科大学	5	B+	B	418	143	—	—
中国科学院大学	6	—	—	418	243	—	—
南京医科大学	7	B+	B+	277	102	301~400	451~500
山东第一医科大学	8	—	—	609	264	—	—
郑州大学	9	B−	B	479	119	401~500	551~600
中南大学	10	B+	A−	175	94	—	301~350

注：* 中国教育部学位与研究生教育发展中心 2016 年开展的第四轮一级学科评估。** 《美国新闻与世界报道》2023 年全球大学临床医学学科（Clinical Medicine）排名、肿瘤学学科（Oncology）排名。*** 英国泰晤士高等教育 2024 年全球大学临床医学学科（Clinical, Pre-clinical&Health）排名。**** 英国 Quacquarelli Symonds2023 年全球大学临床医学学科（Medicine）排名。

高等院校在人才培养、科研教学和临床学科建设领域为其附属医院提供了良好学习资源和发展平台，高校综合实力的提升会促进其附属医院学科建设发展，附属医院学科建设的进步也有利于高校综合实力的提高。2023 年中国肿瘤医院标杆中，高校附属医院占比 68.75%，有 13 家肿瘤医院是"双一流"高校的附属医院；按高校分类统计其附属肿瘤医院的竞争力指数发现，北京协和医学院和复旦大学最具竞争力，其附属肿瘤医院竞争力指数均大于0.04，排在前列，且各有 2 家附属肿瘤医院为标杆（见表3）。

表3　2023 年中国肿瘤医院标杆所属"双一流"高校及其竞争力指数

单位：家

"双一流"医学类 学科建设高校	附属肿瘤医院标杆 入围数量	竞争力指数
北京协和医学院	2	0.0564
复旦大学	2	0.0530
中山大学	1	0.0364
北京大学	1	0.0323
天津医科大学	1	0.0311
南京医科大学	1	0.0269
郑州大学	1	0.0252
华中科技大学	1	0.0199
广州医科大学	1	0.0189
浙江大学	1	0.0178
南京中医药大学	1	0.0136

注：2022 年中国教育部发布《关于公布第二轮世界一流大学及一流学科建设高校和建设学科名单的通知》，公布世界一流大学及一流学科（简称"双一流"）建设高校和建设学科名单。

（三）科研是推动肿瘤医院十大标杆发展的引擎

根据中国医学科学院医学信息研究所发布的 2022 年度中国医学院校/中国医院科技量值（STEM），肿瘤医院十大标杆全部上榜中国医院 STEM 肿瘤学前 60 位。肿瘤医院十大标杆中，有一半以上的医院 STEM 排名呈上升趋势，其中河南省肿瘤医院 STEM 排名实现跨越式提升，比上年提高 17 名，科研水平迅速提高（见表4）。在中外权威肿瘤专科科研排名中，肿瘤医院十大标杆中有 4 家入围 Nature Index 癌症研究百强医疗机构。综合中国医院 STEM 综合排名和 Nature Index 癌症研究百强医疗机构排名结果来

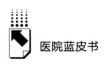

看，中国肿瘤医院十大标杆的科研能力处于领先水平，科研的创新发展提升了医院核心竞争力。科研是医院发展的动能，《公立医院高质量发展促进行动（2021—2025年）》和《"十四五"优质高效医疗卫生服务体系建设实施方案》都强调医院学术科研和成果转化的重要性。医院想要走得更高、更远，就必须重视科研。肿瘤医院十大标杆应充分运用其科研优势和资源，加快推进研究型医院建设，以转化医学为核心，集中力量开展核心技术攻关，推动临床科研成果转化，解决医学领域"卡脖子"问题，增强医院核心竞争力和自主创新能力，促进医院高质量发展。

表4　肿瘤医院十大标杆及中外权威肿瘤专科科研排名

肿瘤医院十大标杆	Nature Index 癌症研究百强医疗机构排名 *	中国医院 STEM 综合排名（肿瘤学排名）**
中国医学科学院肿瘤医院	58	10（1）
中山大学肿瘤防治中心	20	12（2）
复旦大学附属肿瘤医院	36	40（6）
北京大学肿瘤医院	—	49（5）
天津市肿瘤医院	90	65（7）
浙江省肿瘤医院	—	91（22）
江苏省肿瘤医院	—	（48）
山东第一医科大学附属肿瘤医院	—	（23）
河南省肿瘤医院	—	（31）
湖南省肿瘤医院	—	（55）

注：* 自然指数网站（Nature Index）2023年自然指数——癌症研究百强医疗机构（Leading 100 healthcare institutions）。** 中国医学科学院医学信息研究所"2022年度中国医院科技量值（STEM）——综合"100强和"2022年度中国医院科技量值（STEM）——肿瘤学"100强。

二　肿瘤医院标杆综合竞争力

（一）东部、南部和中部医院的综合竞争力强

从分布看，肿瘤医院标杆分布在全国29个省（区、市），占全国34

个省级行政区的85.29%,覆盖范围较广,除西藏和宁夏外,其他省(区、市)均有医院入围。从竞争力指数看,广东、江苏、北京为竞争力指数前三名。广东、江苏、浙江是肿瘤医院标杆入围机构数较多的省份,其中广东和江苏各上榜5家医院;其次是浙江,有3家医院上榜(见表5)。

表5　2023年肿瘤医院标杆各省（区、市）入围机构数及其竞争力指数

单位：家

省（区、市）	广东	江苏	浙江	北京	上海	山东	河南	黑龙江	山西	云南
入围机构数	5	5	3	2	2	2	2	2	2	2
竞争力指数	0.102	0.088	0.060	0.072	0.053	0.042	0.040	0.036	0.035	0.034
省（区、市）	安徽	江西	甘肃	内蒙古	天津	湖南	四川	福建	河北	重庆
入围机构数	2	2	2	2	1	1	1	1	1	1
竞争力指数	0.033	0.032	0.032	0.029	0.031	0.025	0.024	0.022	0.022	0.022
省（区、市）	辽宁	吉林	湖北	广西	新疆	陕西	贵州	海南	青海	
入围机构数	1	1	1	1	1	1	1	1	1	
竞争力指数	0.021	0.020	0.020	0.020	0.020	0.018	0.016	0.016	0.015	

（二）肿瘤医院标杆中,公立和三级医院的综合竞争力强

根据医院等级划分,肿瘤医院标杆中,有44家为三甲医院,占比88%,非三甲医院只有6家,占比12%;按医院登记注册类型划分,公立医院占优势,共有46家,占比92%,而非公立医院只有4家,占比8%（见图1）。由2023年肿瘤医院标杆特征分布可以看出:医院等级越高,其竞争力越强;公立肿瘤医院综合竞争力远高于非公立肿瘤医院。公立肿瘤医院在学科建设、高层次人才团队、医疗技术水平、治疗方法多元化和品牌效应等方面具有领先优势。希望随着政策的倾斜和资本的加入,非公立肿瘤医院能实现迅速发展,从差异化服务、品牌专科建设、MDT多学科诊疗、患者体验、规模扩张等方面入手,发挥自身优势。基

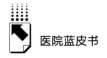

于肿瘤患者不同的诊疗需求，公立和非公立肿瘤医院应充分利用自身优势，在医疗技术、人才建设、服务体验、科研教学、品牌拓展等方面加强合作，满足社会多层次、多元化的医疗服务需求，通过市场化竞争机制，提高医疗服务效率和质量，为肿瘤患者提供更加有效、合理、优质的医疗服务。

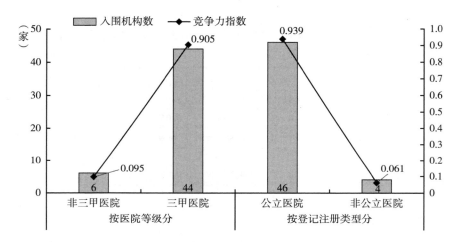

图 1　2023 年肿瘤医院标杆特征分布

（三）肿瘤医院标杆资源配置总体较优，省部级和公立医院集聚优势资源

由表 6 可知，肿瘤医院标杆实际开放床位数的中位数为 1256 张，全院职工人数的中位数为 1491 人，高级职称人数的中位数为 289 人。实际开放床位数、全院职工人数和高级职称人数是医院竞争力的重要指标，其中，实际开放床位数是医院医疗服务能力的体现，全院职工人数和高级职称人数是人才队伍建设的重要指标。肿瘤医院标杆中，实际开放床位数的较大和较小分位数相差 1031 张，全院职工人数的较大和较小分位数相差 1224 人，高级职称人数的较大和较小分位数相差 215 人，对比发现肿瘤医院标杆各机构实际开放床位数和人员配置差距较大。一般来说，床位规模大、学科配置齐

全、人才队伍建设完整、高层次人才资源丰富的医院，医疗服务能力、技术水平和综合竞争力较强。

表6 2023年肿瘤医院标杆实际开放床位数、人员配置情况

单位：张，人

指标	实际开放床位数	全院职工人数	高级职称人数
较大分位数	1988	2491	420
中位数	1256	1491	289
较小分位数	957	1267	205

对比分析肿瘤医院标杆中不同类型医院的资源配置情况，在人床比（全院职工人数/实际开放床位数）、高级职称人数占比、国家级和省级临床重点专科数方面，省部级肿瘤医院中位数均高于非省部级肿瘤医院，公立肿瘤医院中位数均等于或高于非公立肿瘤医院（见表7）。省部级和公立肿瘤医院在医院规模、高层次人才资源、学科建设和临床科研等方面优于非省部级和非公立医院，需要承担更多临床科研教学和疑难疾病救治等任务。同时，非公立医院以营利性为主，更多考虑投入产出和运营成本，偏重于医疗技术、设备配置、就医环境和服务体验，弱化临床科研与教学；而公立医院需要承担基本医疗服务，满足群众基本就医需求，以公益性为主，重视科研教学和医学人才培养，从而提升医疗技术水平。

表7 2023年肿瘤医院标杆不同类型医院资源配置情况

指标	全院职工人数/实际开放床位数	高级职称人数占比（%）	国家级临床重点专科数（个）	省级临床重点专科数（个）
省部级肿瘤医院中位数	1.29	16	2	5
非省部级肿瘤医院中位数	1.23	16	0	0
公立肿瘤医院中位数	1.28	15	1	4
非公立肿瘤医院中位数	1.17	10	0	0

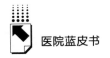

在肿瘤医院综合竞争力维度中，重点专科建设、人床配置、"双高"人才队伍建设等要素是重要的评价指标，指标数值的高低在一定程度上代表这些要素的资源优势。从人床比、高级职称人数占比、硕博人数占比、国家级和省级临床重点专科数的较大分位数来看（见表8），肿瘤医院标杆的医疗服务能力、人才资源和学科建设优势明显，总体资源配置能力较强，有利于提升我国肿瘤医院的医疗技术水平和综合竞争力。

表8　2023年肿瘤医院标杆资源配置情况

项目	全院职工人数/ 实际开放床位数	高级职称人数 占比（%）	硕博人数占比 （%）	国家级临床重点 专科数（个）	省级临床重点 专科数（个）
较大分位数	1.41	21	29	2	7
中位数	1.28	16	20	1	5
较小分位数	1.08	14	13	0	1

三　结语

2023年，肿瘤医院十大标杆主要分布在京津、长三角地区一线城市和省会城市，其中北京优势明显，华东地区入围数量最多，东北和西北地区仍然没有医院入围；肿瘤医院十大标杆学科建设和科研水平均呈上升趋势，从肿瘤医院十大标杆竞争力指数来看，高校临床医学学科建设水平与其附属医院竞争力总体呈正相关。

从地区分布看，肿瘤医院标杆分布在全国29个省（区、市），占全国34个省级行政区的85.29%，覆盖范围较广，除西藏和宁夏外，其他省（区、市）均有医院入围。从竞争力指数看，广东、江苏、北京居竞争力指数前三位。从医院等级和登记注册类型来看，三甲医院和公立医院综合竞争力更具优势。从资源配置情况来看，省部级和公立肿瘤医院在医院规模、高层次人才资源、学科建设和临床科研等方面引领非省部级和非公立医院。

参考文献

郑荣寿等：《2022 年中国恶性肿瘤流行情况分析》，《中华肿瘤杂志》2024 年第3 期。

庄一强、廖新波主编《中国医院竞争力报告（2023）》，社会科学文献出版社，2023。

庄一强、王兴琳主编《中国医院竞争力报告（2022）》，社会科学文献出版社，2022。

中华人民共和国民政部：《中华人民共和国行政区划简册2022》，中国地图出版社，2022。

《国家卫生健康委办公厅关于 2021 年度全国三级公立医院绩效考核国家监测分析情况的通报》，医政司网站，2022 年 12 月 21 日，http：//www. nhc. gov. cn/yzygj/s3594q/202212/f40bfe4606eb4b1d8e7c82b1473df9ae. shtml。

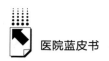
附表　2023 年肿瘤医院标杆（共 50 家）

序号	医院	省（区、市）	城市	级别	信息化评级（电子病历/互联互通/智慧服务）
1	中国医学科学院肿瘤医院	北京	北京	三甲	-/四级甲等/-
2	中山大学肿瘤防治中心	广东	广州	三甲	六级/四级甲等/3 级
3	复旦大学附属肿瘤医院	上海	上海	三甲	五级/四级甲等/3 级
4	北京大学肿瘤医院	北京	北京	三甲	五级/五级乙等/3 级
5	天津市肿瘤医院	天津	天津	三甲	-/四级甲等/-
6	浙江省肿瘤医院	浙江	杭州	三甲	-/四级甲等/-
7	江苏省肿瘤医院	江苏	南京	三甲	-/四级甲等/-
8	山东第一医科大学附属肿瘤医院	山东	济南	三甲	-/四级甲等/-
9	河南省肿瘤医院	河南	郑州	三甲	五级/四级甲等/-
10	湖南省肿瘤医院	湖南	长沙	三甲	五级/四级甲等/-
11	四川省肿瘤医院	四川	成都	三甲	-/四级甲等/-
12	哈尔滨医科大学附属肿瘤医院	黑龙江	哈尔滨	三甲	
13	福建省肿瘤医院	福建	福州	三甲	-/四级甲等/-
14	河北省肿瘤医院（河北医科大学第四医院）	河北	石家庄	三甲	
15	重庆大学附属肿瘤医院	重庆	重庆	三甲	-/四级甲等/-
16	云南省肿瘤医院	云南	昆明	三甲	五级/四级甲等/3 级
17	辽宁省肿瘤医院	辽宁	沈阳	三甲	五级/四级甲等/-
18	吉林省肿瘤医院	吉林	长春	三甲	五级/四级甲等/-
19	湖北省肿瘤医院	湖北	武汉	三甲	
20	广西医科大学附属肿瘤医院	广西	南宁	三甲	
21	新疆医科大学附属肿瘤医院	新疆	乌鲁木齐	三甲	六级/四级甲等/-
22	山西省肿瘤医院	山西	太原	三甲	-/四级甲等/-
23	广州医科大学附属肿瘤医院	广东	广州	三甲	-/四级甲等/-
24	江西省肿瘤医院	江西	南昌	三甲	-/四级甲等/-
25	安徽省肿瘤医院	安徽	合肥	三甲	
26	上海市质子重离子医院	上海	上海	未定级	-/四级乙等/-
27	陕西省肿瘤医院	陕西	西安	三甲	-/四级甲等/-
28	南通市肿瘤医院	江苏	南通	三甲	-/四级甲等/-
29	杭州市肿瘤医院	浙江	杭州	三级	-/四级甲等/-
30	甘肃省肿瘤医院	甘肃	兰州	三甲	
31	中国医学科学院肿瘤医院深圳医院	广东	深圳	三甲	五级/四级甲等/-

续表

序号	医院	省（区、市）	城市	级别	信息化评级（电子病历/互联互通/智慧服务）
32	汕头大学医学院附属肿瘤医院	广东	汕头	三甲	
33	贵州医科大学附属肿瘤医院	贵州	贵阳	三甲	
34	海南省肿瘤医院	海南	海口	三甲	
35	内蒙古自治区肿瘤医院	内蒙古	呼和浩特	三甲	-/四级甲等/-
36	临沂市肿瘤医院	山东	临沂	三甲	
37	大同市肿瘤医院（大同市第二人民医院）	山西	大同	三级	
38	青海省肿瘤医院（青海省第五人民医院）	青海	西宁	三甲	
39	安阳市肿瘤医院	河南	安阳	三甲	-/四级甲等/-
40	徐州市肿瘤医院	江苏	徐州	三甲	-/四级甲等/-
41	常州市肿瘤医院	江苏	常州	三乙	
42	中国科学院合肥肿瘤医院	安徽	合肥	三级	
43	甘肃省武威肿瘤医院	甘肃	武威	三甲	-/四级乙等/-
44	黑龙江省第二肿瘤医院（北大荒集团总医院）	黑龙江	哈尔滨	三甲	-/四级甲等/-
45	浙江金华广福肿瘤医院	浙江	金华	三乙	
46	赣州市肿瘤医院	江西	赣州	三甲	
47	南京市肿瘤医院（南京市第二医院）	江苏	南京	三甲	
48	红河州肿瘤医院（红河州第三人民医院）	云南	红河州	三甲	
49	湛江肿瘤医院（广东省农垦中心医院）	广东	湛江	三甲	
50	包头市肿瘤医院	内蒙古	包头	三甲	-/四级甲等/-

B.8
2023年妇产、儿童医院竞争力报告[*]

刘建华　田　宾　葛洪超　周韫涛[**]

摘　要： 妇产、儿童医院作为我国医疗服务体系的关键组成部分，在提高服务质量和患者体验方面取得了显著的发展成就，但我国妇产、儿童医院仍然面临医疗资源不均衡、人才流动性大等问题。尤其是在人口出生率持续下降的背景下，随着人口老龄化的加剧和人口结构的变化，医院还需不断调整服务模式，以更好满足未来的患者就医需求。妇产、儿童医院的高质量发展应紧密结合《国家卫生健康委关于贯彻2021—2030年中国妇女儿童发展纲要的实施方案》，以"提升医疗质量和加强临床专科建设"为抓手，重视危重孕产妇救治中心、危重儿童和新生儿救治中心建设，借助信息技术为妇女儿童提供优质高效的医疗及健康卫生服务。本报告重点对妇产、儿童医院标杆（100家）省（区、市）分布、竞争力指数进行分析，为妇产、儿童医院高质量发展提供参考。

关键词： 妇产医院　儿童医院　高质量发展　医院标杆

妇产、儿童医院一直是社会关注的焦点之一，其在保障妇幼健康、促进儿童成长方面发挥着重要作用。近年来，随着医疗基础设施的不断完善，我国妇产、儿童医院医疗技术水平不断提高，在社会服务中的作用凸显，一些

---

[*] 本报告中的妇产、儿童医院指在中国内地注册的妇产专科医院、儿童专科医院，包含妇幼保健院、妇儿医学中心等，但不包括综合医院的妇产科、儿科或分院区。除特别注明外，本报告所有图表均来自广州艾力彼医院管理中心资料库。

[**] 刘建华，广州艾力彼医院管理中心副主任；田宾，广州艾力彼医院管理中心医院事业部区域总监；葛洪超，广州艾力彼医院管理中心产业发展部副总监；周韫涛，广州艾力彼医院管理中心数据分析师。

妇产、儿童医院在科研方面取得了显著的成果，但我国妇产、儿童医院仍然面临一些挑战，如医疗资源不均衡、人才流动性大等问题。此外，随着人口老龄化的加剧和人口结构的变化，医院还需不断调整服务模式，以更好满足未来的患者就医需求。

一　妇产、儿童医院十大标杆①竞争力分析

2023年，妇产、儿童医院十大标杆综合实力强，分布不均衡。其中，大学附属医院占80%，上海、北京、浙江入围机构数占70%。3个国家儿童医学中心首都医科大学附属北京儿童医院、复旦大学附属儿科医院、上海交通大学医学院附属上海儿童医学中心全部入围十大标杆。另外5个国家儿童区域医疗中心广州市妇女儿童医疗中心、浙江大学医学院附属儿童医院、重庆医科大学附属儿童医院、中国医科大学附属盛京医院、西安交通大学附属儿童医院中有3家医院入围十大标杆（见表1）。另外西南地区的国家儿童区域医疗中心主体是重庆医科大学附属儿童医院，四川大学华西妇产儿童医院（华西第二医院）是联合单位。

表1　2023年妇产、儿童医院十大标杆

医院名称	省（市）	城市	备注
首都医科大学附属北京儿童医院	北京	北京	国家儿童医学中心
复旦大学附属儿科医院	上海	上海	国家儿童医学中心
重庆医科大学附属儿童医院	重庆	重庆	国家儿童区域医疗中心
四川大学华西妇产儿童医院（华西第二医院）	四川	成都	
广州市妇女儿童医疗中心	广东	广州	国家儿童区域医疗中心
浙江大学医学院附属儿童医院	浙江	杭州	国家儿童区域医疗中心
上海交通大学医学院附属上海儿童医学中心	上海	上海	国家儿童医学中心

① 根据艾力彼医院管理中心相应评价指标体系和数据评选出的综合实力较强的10家医院。

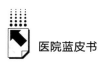

续表

医院名称	省（市）	城市	备注
复旦大学附属妇产科医院	上海	上海	
浙江大学医学院附属妇产科医院	浙江	杭州	
首都儿科研究所附属儿童医院	北京	北京	

从地域分布来看，2023年妇产、儿童医院十大标杆分布如图1所示：上海入围3家医院，其次是北京、浙江（杭州）各入围2家医院，重庆、四川（成都）、广东（广州）各入围1家医院。

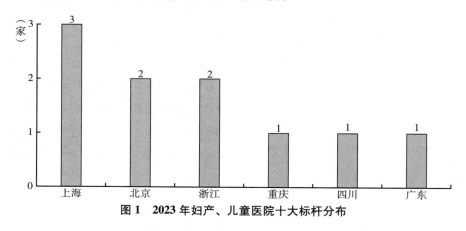

图1　2023年妇产、儿童医院十大标杆分布

二　妇产、儿童医院标杆竞争力分析

（一）区域分布与竞争力分析

2023年妇产、儿童医院标杆各省（区、市）入围机构数及其竞争力指数见表2。全国27个省（区、市）至少有1家妇产、儿童医院入围，吉林、青海、宁夏和西藏没有医院入围，广东、江苏、上海竞争力指数排名前三。广东、江苏、山东、浙江、上海都有6家及以上医院入围，总计入围51家医院，合计占比51%，而且竞争力指数排名前五。省（区、市）竞争力指数第6~10名是北京、福建、湖南、河南和河北，其中湖南、河南入围机构

数和竞争力指数相同。广东和江苏分别有超过 10 家医院入围妇产、儿童医院标杆，甘肃、山西、贵州、内蒙古、黑龙江、海南、新疆各有 1 家医院入围妇产、儿童医院标杆。由此可见，全国妇产、儿童医院优质医疗资源分布不均衡，省（区、市）入围机构数与竞争力指数呈非线性关系。

表2 2023 年妇产、儿童医院标杆各省（区、市）入围机构数及其竞争力指数

单位：家

省（区、市）	广东	江苏	山东	浙江	上海	北京	福建	河北	湖南
入围机构数	17	12	9	7	6	4	4	4	3
竞争力指数	0.150	0.113	0.076	0.074	0.095	0.053	0.036	0.032	0.034
省（区、市）	河南	四川	陕西	江西	安徽	重庆	湖北	天津	辽宁
入围机构数	3	3	3	3	3	2	2	2	2
竞争力指数	0.034	0.032	0.029	0.027	0.025	0.027	0.025	0.024	0.021
省（区、市）	广西	云南	甘肃	山西	贵州	内蒙古	黑龙江	海南	新疆
入围机构数	2	2	1	1	1	1	1	1	1
竞争力指数	0.020	0.014	0.012	0.011	0.010	0.008	0.006	0.006	0.004

2023 年东部、中部、西部地区妇产、儿童医院标杆入围机构数及其竞争力指数如图 2 所示。东部地区入围机构数（68 家）及其竞争力指数（0.6799）均遥遥领先，中部、西部地区入围机构数及其竞争力指数基本相同。

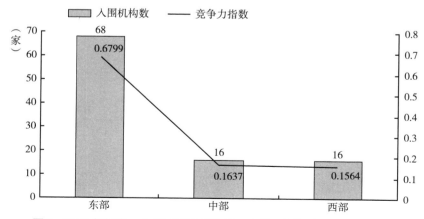

图 2 2023 年妇产、儿童医院标杆东部、中部、西部地区入围机构数
及其竞争力指数

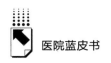

（二）部分指标中位数与入围医院构成分析

根据艾力彼医院管理中心测算的医院综合实力数据，本文将2023年妇产、儿童医院标杆分为两组，每组50家医院。2023年妇产、儿童医院标杆部分指标中位数如表3所示。第一组医院实际开放床位数、全院职工人数、高级职称人数和国家级临床重点专科数的中位数高于第二组，且占绝对优势。两个组的全院职工人数/实际开放床位数和高级职称人数占比的中位数差异不明显。

表3 2023年妇产、儿童医院标杆部分指标中位数

	实际开放床位数（张）	全院职工人数（人）	高级职称人数（人）	全院职工人数/实际开放床位数	高级职称人数占比（%）	国家级临床重点专科数（个）
第一组	1347	2245	352	1.824	14.68	1
第二组	650	1288	224	1.841	15.54	0
中位数	900	1663	265	1.835	15.30	0

如图3所示，进一步细分，将2023年妇产、儿童医院标杆分为4组，每组25家医院，第一、第二组的总收入中位数远超第三和第四组。第一组的人均收入中位数最高，达96.24万元，其他三组差异不明显。2023年妇产、儿童医院标杆构成如图4所示：妇幼保健院入围63家，儿童专科医院入围28家，妇产专科医院仅9家入围。

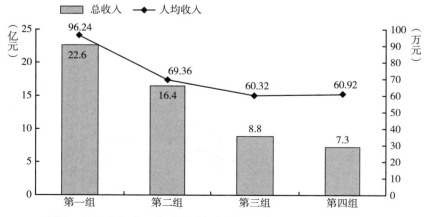

图3 2023年妇产、儿童医院标杆分组总收入和人均收入中位数

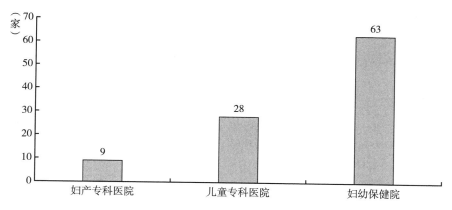

图4　2023年妇产、儿童医院标杆构成

（三）妇幼保健机构数量与人员分析

如表4和表5所示，2022年妇幼保健机构数量与2021年基本持平，床位数增加13345张，增长5.13%。2022年妇幼保健机构卫生技术人员增加1.8万人，增长3.96%。

表4　2022年全国医疗卫生机构及床位数

机构类别	机构数（个）		床位数（张）	
	2021年	2022年	2021年	2022年
总计	1030935	1032918	9450110	9749933
医院	36570	36976	7414228	7662929
公立医院	11804	11746	5207727	5363364
民营医院	24766	25230	2206501	2299565
医院中:三级医院	3275	3523	3230629	3445405
二级医院	10848	11145	2743079	2773482
一级医院	12649	12815	726054	732490
基层医疗卫生机构	977790	979768	1699776	1744425
#社区卫生服务中心	10122	10353	239139	251453
#政府办	7042	7246	188550	199101
社区卫生服务站	26038	26095	12581	11601
#政府办	10631	10279	2238	1836

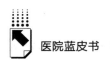

续表

机构类别	机构数（个）		床位数（张）	
	2021 年	2022 年	2021 年	2022 年
乡镇卫生院	34943	33917	1417410	1455876
#政府办	34494	33487	1402629	1441452
村卫生室	599292	587749	—	—
诊所（医务室、护理站）	271056	282386	1343	1439
专业公共卫生机构	13276	12436	301566	313558
#疾病预防控制中心	3376	3386		
专科疾病防治机构	932	856	40611	39133
妇幼保健机构	3032	3031	260132	273477
卫生监督所（中心）	3010	2944	—	—
计划生育技术服务机构	1588	787	—	—
其他机构	3299	3738	34540	29021

资料来源：国家卫生健康委员会《2022 年我国卫生健康事业发展统计公报》。

表5　2022 年全国各类医疗卫生机构人员数

单位：万人

机构类别	人员数		卫生技术人员	
	2021 年	2022 年	2021 年	2022 年
总计	1398.5	1441.1	1124.4	1165.8
医院	848.1	874.8	711.5	735.3
公立医院	646.4	667.2	552.7	571.7
民营医院	201.7	207.6	158.9	163.6
基层医疗卫生机构	443.2	455.1	330.2	345.0
#社区卫生服务中心	55.5	58.8	47.6	50.6
社区卫生服务站	12.8	12.9	11.6	11.7
乡镇卫生院	149.2	153.1	128.5	132.6
专业公共卫生机构	95.8	97.9	76.4	78.0
#疾病预防控制中心	21.0	22.4	15.8	16.9
妇幼保健机构	54.2	56.1	45.4	47.2
卫生监督所（中心）	7.0	7.0	5.7	5.5
其他机构	11.4	13.4	6.3	7.5

资料来源：国家卫生健康委员会《2022 年我国卫生健康事业发展统计公报》。

（四）出生人口情况分析

国家统计局发布的数据显示，2023年末全国人口140967万人①，比上年末减少208万人。全年出生人口902万人，人口出生率为6.39‰；死亡人口1110万人，人口死亡率为7.87‰；人口自然增长率为-1.48‰。这是自2016年出生人口达到小高峰1883万人以来，连续七年下降，降幅已经达到-108%（见图5）。

随着出生人口的减少，社会对妇幼医疗服务的需求也会相应降低，如产前检查、分娩、新生儿护理和儿科医疗等。一方面，医院要从提升医疗质量和加强临床专科建设着手，重视危重孕产妇救治中心、危重儿童和新生儿救治中心建设，借助信息技术为妇幼提供优质高效医疗服务；另一方面，可以加强对孕妇和家庭的健康教育和宣传，促进优生优育，提高出生人口健康水平，减轻社会负担。

出生人口的分布不均导致各地对妇产、儿童医院的需求存在差异。有些地区需要更多的医疗资源来满足高出生率，而其他地区需要调整医疗资源以适应人口结构的变化。从省（区、市）分布来看（见图6和表6），2022年广东、河南、山东出生人口数量位居全国前三，分别占全国出生人口数量的11.1%、7.7%和7.2%，入围机构数分别占17%、3%和9%，说明广东和山东妇产、儿童医院分布相对合理，河南受当地综合医院的影响还需要加强对妇产、儿童医院的重视和关注。江苏、浙江、北京、上海出生人口数量分别占全国的4.7%、4.3%、1.3%和1.1%，入围机构数分别占12%、7%、4%和6%，说明这几个省（市）丰富的医疗资源吸引了外地病人。结合2023年妇产、儿童医院标杆省（区、市）分布与出生人口数分析，广东、江苏、浙江、北京和上海的妇产、儿童医院优质医疗资源丰富，河南、贵州、吉林、青海、宁夏和西藏的妇产、儿童医院优质医疗资源相对稀缺。

---

① 指31个省（区、市）和现役军人的人口，不包括居住在31个省（区、市）的港澳台居民和外籍人员。

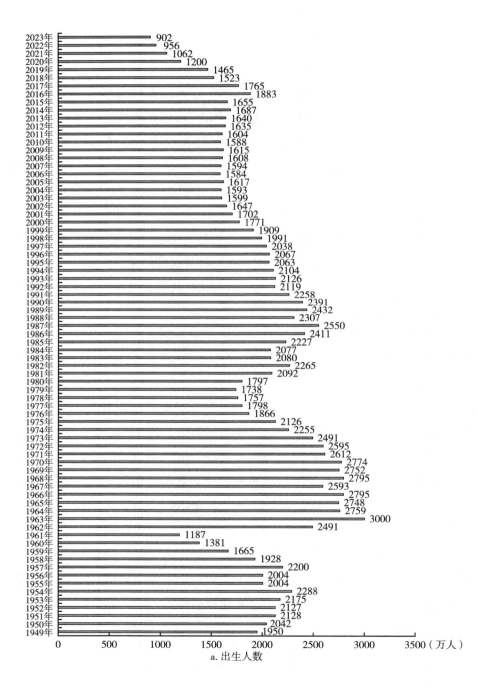

a. 出生人数

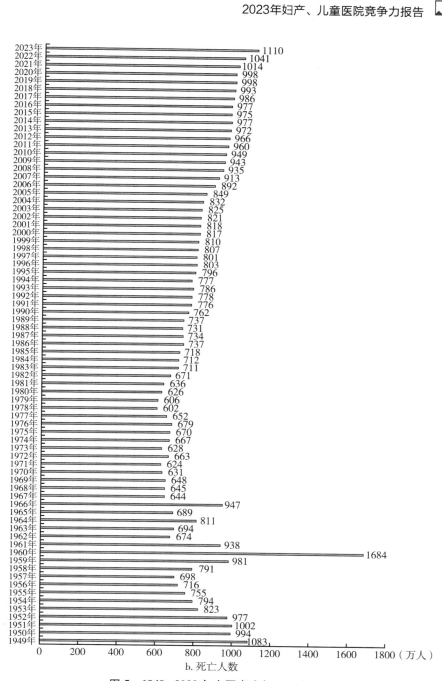

图5　1949~2023 年中国出生与死亡人口数

资料来源："数据 GO"微信公众号。

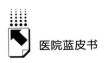

表6 2019～2022年全国31个省（区、市）新生儿数量情况

单位：万人，%

省（区、市）	2019年	2020年	2021年	2022年	2022年同比增长
广 东	165.76	143.12	128.27	105.2	−17.99
河 南	117.5	98.18	85.87	73.3	−14.64
山 东	113.87	86.49	74.12	68.2	−7.99
四 川	77.68	65.66	56.55	53.5	−5.39
河 北	76.24	59.36	51.32	45.3	−11.73
江 苏	68.09	52.9	47.83	44.5	−6.96
安 徽	62.15	51.5	43.79	43.8	0.02
广 西	64.99	57.49	48.82	42.9	−12.13
贵 州	57.52	52.61	46.52	42.5	−8.64
浙 江	58.84	47.66	43.44	41.2	−5.16
湖 南	62.09	52.87	44.51	41.2	−7.44
云 南	59.15	51.36	45.14	38.2	−15.37
湖 北	53.55	43.76	35.8	35.5	−0.84
江 西	47.6	40.94	34.79	32.5	−6.58
福 建	46.35	38.01	33.08	29.6	−10.52
陕 西	44.51	36.56	31.07	29.1	−6.34
山 西	35.97	28.74	24.62	23.5	−4.55
甘 肃	30.74	25.67	22.19	21.1	−4.91
重 庆	28.42	23.82	20.63	19.2	−6.93
辽 宁	28.18	21.28	20.1	17.2	−14.43
新 疆	20.65	18.17	16.26	16.9	3.94
内蒙古	20.65	15.88	14.46	13.4	−7.33
北 京	21.84	16.12	14.69	12.4	−15.59
上 海	17.11	13.64	12.5	10.8	−13.60
黑龙江	15.47	11.66	9.88	10.4	5.26
吉 林	14.67	11.17	9.86	10.2	3.45
海 南	12.18	10.87	9.59	8.8	−8.24
宁 夏	9.79	8.33	8.4	7.7	−8.33
天 津	10.31	7.76	7.17	7.2	0.42
青 海	7.83	6.88	6.24	6.3	0.96
合 计	1449.7	1198.46	1047.51	951.6	−9.16

资料来源：历年《中国卫生健康统计年鉴》。

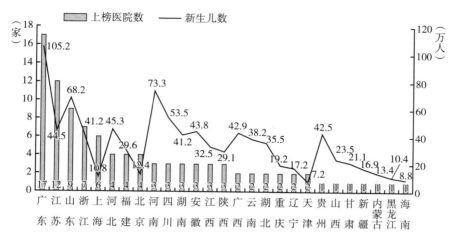

图6　2023年妇产、儿童医院标杆省（区、市）分布与新生儿数

资料来源：广州艾力彼医院管理中心资料库；《中国卫生健康统计年鉴》。

三　妇幼保健机构发展现状

中国妇幼保健机构发展在过去几十年中取得了显著的成就，为提升妇幼健康水平和人口素质发挥了重要作用。然而，随着社会变迁和人口结构的调整，这一领域面临新的挑战和机遇。

首先，中国妇幼保健机构在基础设施建设方面取得了长足进展。各级医院和卫生机构在妇幼保健领域的设备和技术水平逐渐提升，为妇女和儿童提供了更加全面、高效的医疗服务。同时，分级诊疗制度的推行也为妇幼保健服务提供了更加精准和便捷的就医途径。然而，值得关注的是妇幼保健机构在服务质量和专业人才方面还存在不足。与专科医院相比，综合医院无论是门诊量还是出院量都具有绝对优势，这与综合医院对疑难病症的综合救治能力较强有非常大的关系，而学科建设与人才培养均非一朝一夕之功，所以专科医院更需要根据自身定位做好学科发展规划和人才培训计划。另外，一些基层医疗机构可能面临医疗资源不足、人才短缺等问题，导致基层妇幼保健机构服务水平相对较低。同时，由于专业医护人员

179

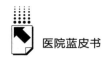

的培养周期较长，目前一些地区在专业队伍建设上存在不平衡。

其次，随着人们生育观念和家庭结构的变化，妇幼保健机构也需要不断调整服务模式。不仅要关注孕产妇和婴幼儿的基本医疗需求，还要关注女性生命周期的全面健康。促进家庭医生团队和社区服务的发展，提供全方位、连续性的健康管理，成为妇幼保健机构未来发展的重要方向。

此外，信息化建设也是中国妇幼保健机构发展的方向之一。通过建设电子健康档案、互联网医疗平台等，提高医疗信息的共享和利用效率，加强对患者的健康管理，实现远程医疗，为居民提供更加便捷的医疗服务。

总体而言，中国妇幼保健机构在基础设施建设和服务水平提升方面取得了显著成就，但仍面临一系列挑战。通过加强专业人才培养、推进信息化建设、优化服务模式，可以进一步提升妇幼保健机构的整体水平，为妇女和儿童提供更优质、全面的医疗服务，这也将有助于促进全社会的健康发展和推动人口素质的提升。

四 结语

2023年妇产、儿童医院标杆省（区、市）分布不均衡，吉林、青海、宁夏和西藏4个省（区）无医院入围，而广东、江苏、山东、浙江、上海和北京6个省（市）总计入围55家医院，且竞争力指数远高于其他省（区、市）。

2023年妇产、儿童医院十大标杆综合实力强，入围医院名单不变，上海、北京、浙江入围机构数占70%。8家标杆医院是大学附属医院，3个国家儿童医学中心全部入围，3家标杆医院是国家儿童区域医疗中心。

2016~2023年，中国出生人口数、出生率及0~14岁儿童总人数逐年下降。2023年出生人口只有902万人，面对人口出生率下降的趋势，妇幼保健机构需要灵活应对，通过转变服务模式、加快信息化建设、加强社区合作、提升管理水平等多种策略，实现可持续健康发展。这不仅有助于医院在激烈的竞争中立于不败之地，也有助于为社会提供更全面、高效的妇幼保健服务。

2022 年，全国妇幼保健机构床位数和卫生技术人员数分别增长 5.13% 和 3.96%。结合 2022 年《国家卫生健康委关于贯彻 2021—2030 年中国妇女儿童发展纲要的实施方案》，妇产、儿童医院床位扩张应慎重，以高质量发展为目标，着眼于提升医疗质量和加强临床专科建设，重视危重孕产妇救治中心、危重儿童和新生儿救治中心建设，借助信息技术为妇女儿童提供优质高效的医疗卫生服务。

参考文献

庄一强、廖新波主编《中国医院竞争力报告（2023）》，社会科学文献出版社，2023。

庄一强、王兴琳主编《中国医院竞争力报告（2022）》，社会科学文献出版社，2022。

国家卫生健康委员会：《2022 年我国卫生健康事业发展统计公报》，http://www.nhc.gov.cn/cms-search/downFiles/8a3994e41d944f589d914c589a702592.pdf。

国家卫生健康委员会编《中国卫生健康统计年鉴 2022》，中国协和医科大学出版社，2022。

国家统计局编《中国统计年鉴 2023》，中国统计出版社，2023。

《国家卫生健康委关于印发贯彻 2021—2030 年中国妇女儿童发展纲要实施方案的通知》，中国政府网，2022 年 4 月 2 日，https://www.gov.cn/zhengce/zhengceku/2022-04/09/content_5684258.htm。

《国家卫生健康委办公厅关于加快推进国家医学中心和国家区域医疗中心设置工作的通知》，医政司网站，2020 年 5 月 8 日，http://www.nhc.gov.cn/yzygj/s3594q/202005/2be4a1f2707645489f30681e735057b4.shtml。

《国家卫生健康委关于设置国家儿童区域医疗中心的通知》，中国政府网，2020 年 8 月 31 日，https://www.gov.cn/zhengce/zhengceku/2020-09/03/content_5539736.htm。

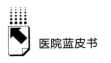
附表　2023 年妇产、儿童医院标杆（共 100 家）

序号	医院	省（区、市）	城市	级别	信息化评级（电子病历/互联互通/智慧服务）
1	首都医科大学附属北京儿童医院	北京	北京	三甲	六级/四级甲等/-
2	复旦大学附属儿科医院	上海	上海	三甲	五级/五级乙等/-
3	重庆医科大学附属儿童医院	重庆	重庆	三甲	五级/四级甲等/-
4	四川大学华西妇产儿童医院（华西第二医院）	四川	成都	三甲	六级/五级乙等/-
5	广州市妇女儿童医疗中心	广东	广州	三甲	七级/五级乙等/-
6	浙江大学医学院附属儿童医院	浙江	杭州	三甲	六级/五级乙等/3 级
7	上海交通大学医学院附属上海儿童医学中心	上海	上海	三甲	-/四级甲等/-
8	复旦大学附属妇产科医院	上海	上海	三甲	-/四级甲等/-
9	浙江大学医学院附属妇产科医院	浙江	杭州	三甲	五级/五级乙等/3 级
10	首都儿科研究所附属儿童医院	北京	北京	三甲	五级/五级乙等/-
11	上海市第一妇婴保健院	上海	上海	三甲	-/四级甲等/-
12	首都医科大学附属北京妇产医院	北京	北京	三甲	-/四级甲等/-
13	南京医科大学附属儿童医院	江苏	南京	三甲	五级/五级乙等/-
14	上海市儿童医院	上海	上海	三甲	五级/五级乙等/3 级
15	南京市妇幼保健院	江苏	南京	三甲	五级/四级甲等/-
16	中国福利会国际和平妇幼保健院	上海	上海	三甲	-/四级甲等/-
17	青岛妇女儿童医院	山东	青岛	三甲	五级/四级甲等/-
18	苏州大学附属儿童医院	江苏	苏州	三甲	五级/四级甲等/-
19	广东省妇幼保健院	广东	广州	三甲	-/四级甲等/-
20	河南省妇幼保健院（郑州大学第三附属医院）	河南	郑州	三甲	
21	深圳市儿童医院	广东	深圳	三甲	五级/四级甲等/-
22	湖南省儿童医院	湖南	长沙	三甲	-/四级甲等/-
23	河南省儿童医院（郑州儿童医院）	河南	郑州	三甲	五级/五级乙等/-
24	武汉儿童医院	湖北	武汉	三甲	-/四级甲等/-
25	湖南省妇幼保健院	湖南	长沙	三甲	
26	湖北省妇幼保健院	湖北	武汉	三甲	五级/四级甲等/-
27	大连市妇女儿童医疗中心	辽宁	大连	三甲	五级/五级乙等/-
28	深圳市妇幼保健院	广东	深圳	三甲	五级/四级甲等/-
29	西安市儿童医院	陕西	西安	三甲	-/四级乙等/-

续表

序号	医院	省 （区、市）	城市	级别	信息化评级 （电子病历/互联 互通/智慧服务）
30	天津市中心妇产科医院	天津	天津	三甲	
31	江西省妇幼保健院	江西	南昌	三甲	-/四级甲等/-
32	天津市儿童医院	天津	天津	三甲	
33	甘肃省妇幼保健院	甘肃	兰州	三甲	五级/四级甲等/-
34	福建省妇幼保健院	福建	福州	三甲	-/四级甲等/-
35	厦门市妇幼保健院	福建	厦门	三甲	五级/五级乙等/3级
36	成都市妇女儿童中心医院	四川	成都	三甲	-/四级甲等/-
37	宁波市妇女儿童医院	浙江	宁波	三甲	-/五级乙等/-
38	西北妇女儿童医院	陕西	西安	三甲	
39	山西省儿童医院	山西	太原	三甲	-/四级甲等/-
40	山东大学附属儿童医院	山东	济南	三甲	-/四级甲等/-
41	无锡市妇幼保健院	江苏	无锡	三甲	-/四级甲等/-
42	佛山市妇幼保健院	广东	佛山	三甲	-/五级乙等/-
43	广西壮族自治区妇幼保健院	广西	南宁	三甲	
44	江西省儿童医院	江西	南昌	三甲	五级/四级甲等/-
45	贵阳市妇幼保健院（贵阳市儿童医院）	贵州	贵阳	三甲	
46	安徽省妇幼保健院	安徽	合肥	三甲	五级/四级乙等/-
47	河北省儿童医院	河北	石家庄	三甲	
48	安徽省儿童医院	安徽	合肥	三甲	-/四级甲等/-
49	柳州市妇幼保健院	广西	柳州	三甲	
50	昆明市儿童医院	云南	昆明	三甲	-/四级甲等/-
51	重庆市妇幼保健院	重庆	重庆	三甲	
52	徐州市儿童医院	江苏	徐州	三甲	
53	深圳市宝安区妇幼保健院	广东	深圳	三甲	五级/五级乙等/-
54	山东省妇幼保健院	山东	济南	三甲	
55	东莞市妇幼保健院	广东	东莞	三甲	
56	江苏省妇幼保健院	江苏	南京	三甲	六级/-/-
57	济南市妇幼保健院	山东	济南	三甲	五级/五级乙等/3级
58	嘉兴市妇幼保健院	浙江	嘉兴	三甲	-/四级甲等/-
59	中山市妇幼保健院（中山市博爱医院）	广东	中山	三甲	
60	石家庄市妇产医院	河北	石家庄	三甲	
61	唐山市妇幼保健院	河北	唐山	三甲	

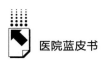

续表

序号	医院	省（区、市）	城市	级别	信息化评级（电子病历/互联互通/智慧服务）
62	东莞市儿童医院（东莞市第八人民医院）	广东	东莞	三级	-/四级甲等/-
63	南通市妇幼保健院	江苏	南通	三甲	-/四级甲等/-
64	厦门市儿童医院	福建	厦门	三甲	-/四级甲等/-
65	长沙市妇幼保健院	湖南	长沙	三甲	
66	绍兴市妇幼保健院	浙江	绍兴	三甲	-/四级甲等/-
67	沈阳市妇婴医院	辽宁	沈阳	三级	
68	内蒙古自治区妇幼保健院	内蒙古	呼和浩特	三甲	五级/四级甲等/-
69	杭州市妇产科医院	浙江	杭州	三甲	-/四级甲等/-
70	临沂市妇幼保健院	山东	临沂	三甲	五级/四级甲等/-
71	郑州市妇幼保健院	河南	郑州	三甲	
72	威海市妇幼保健院	山东	威海	三甲	
73	徐州市妇幼保健院	江苏	徐州	三甲	
74	淄博市妇幼保健院	山东	淄博	三甲	-/四级甲等/-
75	珠海市妇幼保健院	广东	珠海	三甲	-/四级甲等/-
76	无锡市儿童医院	江苏	无锡	三甲	
77	常州市妇幼保健院	江苏	常州	三甲	
78	广州市番禺区妇幼保健院（何贤纪念医院）	广东	广州	三甲	-/四级甲等/-
79	哈尔滨市儿童医院	黑龙江	哈尔滨	三甲	
80	海南省妇女儿童医学中心	海南	海口	三甲	-/四级乙等/-
81	潍坊市妇幼保健院	山东	潍坊	三甲	-/四级甲等/-
82	江门市妇幼保健院	广东	江门	三甲	五级/四级甲等/-
83	广东医科大学顺德妇女儿童医院	广东	佛山	三甲	
84	宝鸡市妇幼保健院	陕西	宝鸡	三甲	
85	茂名市妇幼保健院	广东	茂名	三甲	
86	深圳市龙岗区妇幼保健院	广东	深圳	三甲	-/四级甲等/-
87	淮安市妇幼保健院	江苏	淮安	三甲	
88	阜阳市妇女儿童医院	安徽	阜阳	三甲	-/四级甲等/-
89	清远市妇幼保健院	广东	清远	三甲	
90	杭州市儿童医院	浙江	杭州	三甲	-/四级甲等/-
91	北京儿童医院顺义妇儿医院	北京	北京	三甲	

序号	医院	省 (区、市)	城市	级别	信息化评级 (电子病历/互联 互通/智慧服务)
92	深圳市南山区妇幼保健院	广东	深圳	三级	
93	曲靖市妇幼保健院	云南	曲靖	三甲	
94	枣庄市妇幼保健院	山东	枣庄	三甲	
95	赣州市妇幼保健院	江西	赣州	三甲	
96	连云港市妇幼保健院	江苏	连云港	三甲	
97	秦皇岛市妇幼保健院	河北	秦皇岛	三甲	
98	泉州市妇幼保健院(泉州市儿童医院)	福建	泉州	三级	
99	北京儿童医院新疆医院	新疆	乌鲁木齐	三甲	
100	成都市锦江区妇幼保健院	四川	成都	三乙	

专题报告

B.9
2023年地级城市医院、县级医院
高质量运营管理分析[*]

卓进德　罗　芸　李海贞　黄泽维[**]

摘　要：　本报告对2018~2023年广州艾力彼医院管理中心县级医院和地级城市医院（下文简称"地/县级医院"）数据，进行横向和纵向对比分析，分析标杆的竞争优势与需要改进的方面。地/县级医院标杆需要重视专科建设，提升医疗服务质量，由规模速度型转向质量效率型，提高患者满意度，真正做到"大病不出地/县"。数据分析结果显示，地/县级医院标杆床位数连续两年减少。人力资源的合理配置是保证医院高质量发展的前提，近6年，地/县级医院标杆职工总人数略有减少，医师、护士和医技人员数量均在减少。但中高级职称人数和硕士学历人数均有所增加，博士人数与

---

* 除特别注明外，本报告所有图表均来自广州艾力彼医院管理中心资料库。
** 卓进德，博士，广州艾力彼医院管理中心副主任；罗芸，广州艾力彼医院管理中心量化咨询专家；李海贞，广州艾力彼医院管理中心数据分析师；黄泽维，广州艾力彼医院管理中心助理咨询师。

2018年持平，可见人才下沉还需要相关配套政策的支持。2023年，地/县级医院标杆医疗服务量有所减少，年门急诊量、年出院量和年住院手术量均降至近6年低谷，医院发展面临挑战。

关键词： 地/县级医院标杆 医疗技术 资源配置 医院运营

本报告对2018~2023年广州艾力彼医院管理中心"地级城市医院标杆第一、第二梯队（300家）"和"县级医院标杆第一、第二梯队（300家）"（以下简称"地/县级医院标杆"）的数据进行深入分析。重点聚焦于资源配置、医疗技术和医院运营这三个关键方面，全面评估医院竞争力。目的在于深入挖掘地/县级医院的优势，为地/县级医院的未来发展提供可靠的数据支持和决策依据。本报告的研究目的在于有效推动地/县级医院可持续发展，协助医院提升服务质量和运营效率，从而显著提高其核心竞争力。本报告力图为地/县级医院发展方向提供指引，为决策者提供科学而全面的依据，以推动整个医疗体系的完善。

一 地/县级医院标杆：由规模向质量转型，床位数持续减少

（一）床位数降至近6年最低点

图1显示，2023年地/县级医院标杆床位数均值为1773张，增幅为-3.59%，为近6年最大降幅。2015年，《全国医疗卫生服务规划纲要（2015—2020年）》规定了各级医疗卫生机构的资源配置和功能定位标准，明确指出医院不得擅自增加床位或扩大建设规模。该纲要强调对公立医院单体规模进行合理控制，并提出具体建议：省级及以上综合医院的床位数宜控制在1000张左右，原则上不超过1500张；市级综合医院的床位数宜控制在

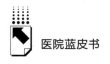

800 张左右，原则上不超过 1200 张；县级综合医院的床位数宜控制在 500 张左右。目前，地/县级医院标杆中大多数已开始收缩规模，床位数均值从 2018 年的 1786 张缓慢增加至 2021 年的 1863 张，此后床位数均值开始连续两年下降，虽然还是远超国家对三甲医院的床位要求，但是能看出在慢慢向国家要求靠拢。未来，地/县级医院标杆将更加注重内涵建设，实现由规模化向质量化的转型，致力于提升医院的医疗服务质量，以提高患者的满意度，真正实现"大病不出地/县"。

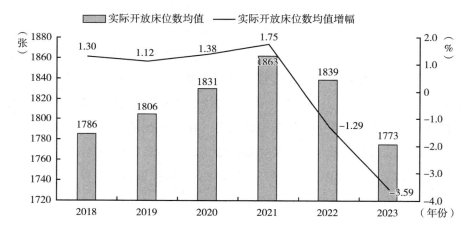

图 1　2018~2023 年地/县级医院标杆实际开放床位数均值和增幅

（二）职工总人数增加，但医护人员数量有所减少

2023 年地/县级医院标杆职工总人数较 2022 年有所回升，但医师、护士人数均较 2022 年有所下降（见图 2）。从数据来看，地/县级标杆医院职工人数从 2022 年开始回落。国家实施"千县工程"政策，需要更多的医疗资源下沉到县级医院，合理配置人力资源是保证医院高质量发展的前提。

从人员结构来看，在 2023 年地/县级医院标杆中护士占比高达 47%，医师占 31%，医技人员占 10%，工勤技能人员和管理人员各占 6%（见图 3）。

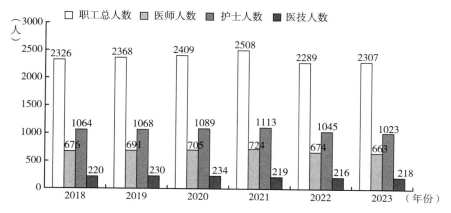

图2 2018~2023年地/县级医院标杆人员配置均值

医院后勤服务正朝着社会化方向发展。《医疗机构专业技术人员岗位结构比例原则》要求卫生技术人员至少要达到医院总编制人数的70%，现在地/县级医院标杆专业卫生技术人员占比高达88%，已远超此标准。根据图4的数据，相较于2018年，2023年医师人数占比减少0.4个百分点，护士人数占比减少1.4个百分点。

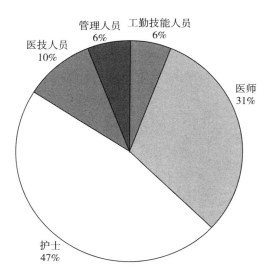

图3 2023年地/县级医院标杆各岗位人员构成情况

说明：计算占比时未考虑其他技术人员。

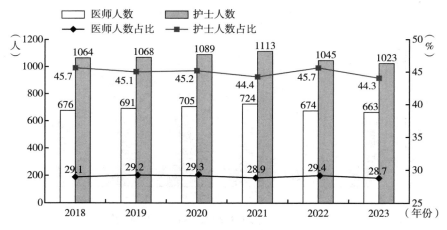

图 4　2018～2023 年地/县级医院标杆医师、护士人数及其占比

（三）"双高"（硕博高学历、高级职称）人数有所减少

2023 年，地/县级医院标杆的中高级职称人数、硕士学历人数和博士人数均较 2022 年有所降低（见图 5）。近年来地/县级医院非常注重人才培养和人才引进，"双高"人数总体呈上升趋势，员工整体素质已经有了很大的提高，但高层次人才（如博士）的引进和培养还需要时间的积累和政策的

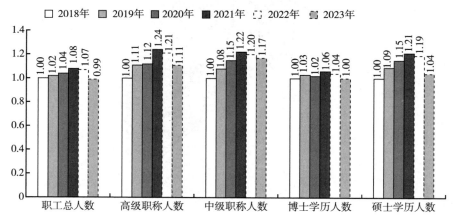

图 5　2018～2023 年地/县级医院标杆人员配置指标均值（以 2018 年数据为 1）

扶持。虽然近年来国家不断推进分级诊疗和医联（共）体的建立，促进优质医疗资源下沉，但是要想真正做到"大病不出地/县"，在当地解决多数群众的看病就医问题，还需要吸引更多高层次人才到地/县级医院。

二 地/县级医院标杆：2023年医疗服务量有所下降

（一）医疗服务量有所下降

地/县级医院标杆近6年医疗服务量整体呈下降趋势，2023年为近6年医疗服务量低谷（见表1）。与2018年相比，年门急诊量下降10.98%，年出院量下降5.79%，年住院手术量下降11.77%。医疗服务量整体呈下降趋势，尤其年门急诊量和年住院手术量，疫情过后，患者就医行为可能发生变化，更加依赖远程医疗服务或更谨慎地选择就医，导致门急诊量和住院手术量减少。

表1 2018~2023年地/县级医院标杆医疗服务量

单位：人次

年份	年门急诊量	年出院量	年住院手术量
2018	1477058	74416	28311
2019	1481324	76669	27646
2020	1518505	79577	28435
2021	1385364	73922	28008
2022	1436360	75259	28242
2023	1314806	70108	24978

（二）年住院手术量占年出院量比例呈下降趋势

从功能定位来看，地/县级医院标杆年住院手术量占年出院量的比例以及年出院量占年门急诊量的比例每年都在发生变化。如图6所示，年住院手术量占年出院量的比例从2018年的38.04%下降至2023年的35.63%，年出

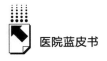

院量占年门急诊量的比例从 2018 年的 5.04% 增加到 2023 年的 5.33%，说明手术病人数量在减少，地/县级医院标杆需进一步推动内科外科化发展。

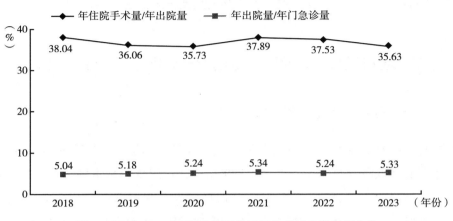

图 6　2018~2023 年地/县级医院标杆各项医疗服务量占比

（三）地级城市医院标杆三级、四级手术占比高于县级医院标杆

2023 年，县级医院标杆三级、四级手术占比为 54.05%，而地级城市医院标杆三级、四级手术占比高达 66.77%。地/县级医院标杆三级、四级手术占比为 63.35%。这表明地级城市医院更多地承担高难度手术，凸显了医疗资源在不同层级医院之间的合理分配，同时体现出地/县级医院明确实现其功能定位。

（四）医师临床工作负荷下降

地/县级医院标杆医疗服务总量呈下降趋势，2023 年地/县级医院标杆门急诊量比 2022 年下降 8.46%（见图 7）。同时，医师人均门急诊服务量有所下降，从 2022 年的 2132 人次下降至 2023 年的 1983 人次。2023 年医师人均年出院量有所下降，已跌至 2021 年水平（见图 8），这表明地/县级医院仍未恢复到正常水平，医疗系统在适应新的医疗需求和变化中面临挑战。

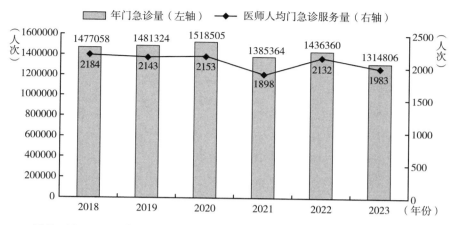

图7 2018~2023年地/县级医院标杆年门急诊量与医师人均门急诊服务量

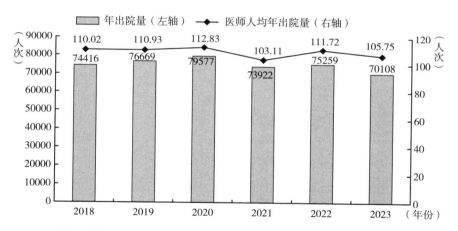

图8 2018~2023年地/县级医院标杆年出院量与医师人均年出院量

图9显示，2023年地/县级医院标杆年住院手术量减少到24978人次，医师人均年住院手术量下降至37.68人次，较上年显著减少，主要是医疗服务量显著减少所致。

（五）SCI文章发表量有所减少

图10显示，2023年地/县级医院标杆SCI文章发表量较2022年有所下降，为近6年最低。

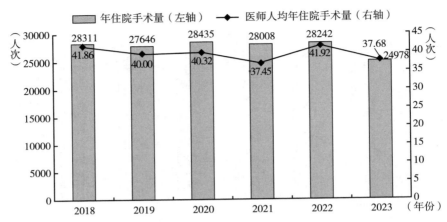

图9 2018~2023年地/县级医院标杆年住院手术量与医师人均年住院手术量

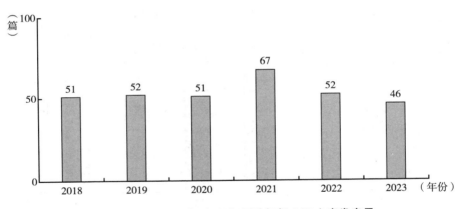

图10 2018~2023年地/县级医院标杆SCI文章发表量

三 地/县级医院标杆：业务量下降导致收入减少，负债率高，运营风险加大

（一）总收入较2022年下降2.6%

根据国家医疗保障局发布的《2022年全国医疗保障事业发展统计公报》，2022年全国基本医疗保险参保人数为13.46亿人，基本医疗保险参

保率稳定在95%以上。国家在推进医疗保障支付改革中，逐步将门诊医疗费用纳入基本医疗保险统筹范围。因此，全国公立医院医疗费用增长幅度需稳定在合理范围，增长幅度力争控制在10%以内。地/县级医院标杆业务收入情况如图11所示，医院总收入增速放缓，2023年有所下降，比上年降低2.6%，门急诊收入下降2.2%，住院收入下降3.5%（见图12）。医疗服务量下降导致收入减少，医疗机构面临财政挑战，其医疗服务能力提升受到限制。

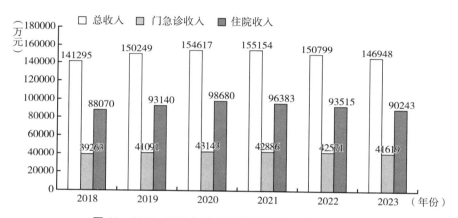

图11　2018~2023年地/县级医院标杆业务收入情况

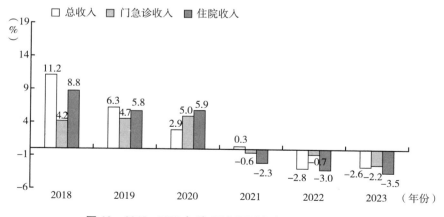

图12　2018~2023年地/县级医院标杆业务收入增速

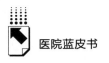
（二）药品收入占比和检查收入占比实现有效控制

为优化用药结构，保证医院合理用药，严控公立医院药品收入占比，《关于城市公立医院综合改革试点的指导意见》指出，公立医院药品（不含中药饮片）收入占比总体控制在30%以内，为控制药价虚高取消药品加成。随着国家药品集中采购、带量采购管理办法的出台，药品迎来了大幅降价。2019年国家绩效考核关键绩效指标将门诊次均药品费用增幅和住院次均药品费用增幅列入国家重点考核范围，引导公立医院重视药品的合理使用。如图13所示，地/县级医院标杆药品收入占比呈下降趋势，虽然2022年回升至28.6%，但2023进一步下降至27.3%，为近6年最低点，明显低于国家设定的预期目标值。公立医院药品收入占比下降的同时，检查收入占比亦随之下降，2021~2023年检查收入占比稳定在13%左右。鉴于政府取消了公立医院药品加成，与此同时，对公立医院的补偿并不足以弥补损失，医院为此采取了一系列应对措施。为提升整体收入水平，医院采用了增加检查、检验，以及提高中药饮片占比等手段。这些调整不仅帮助医院适应了新的财务环境，通过精细化管理的逐步实施，整体收入结构逐渐趋于稳定，医院精细化管理已取得显著成效。这表明医院在

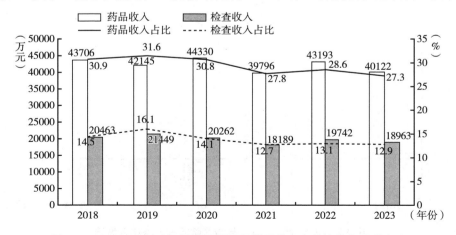

图13　2018~2023年地/县级医院标杆药品收入和检查收入及其占比

面对财务挑战时能够灵活应对，并通过有效管理手段逐步实现财务的平衡与稳定。

（三）四成以上医院负债率超过50%

根据历年《中国卫生健康统计年鉴》数据，自2009年以来，公立医院负债总额不断增长。2009年我国政府办医院负债总额为3687.28亿元，资产负债率为32%，2021年政府办医院负债总额增至19150.69亿元，增长419.37%，资产负债率达45.10%。事实上，资产负债率并不是一个绝对的"负面指标"。从经济角度来看，只有企业自身经营状况良好，才可能从银行获得贷款。经营状况良好的企业，其资产负债率一般会控制在适当的水平（40%左右较为适宜）。

图14为地/县级医院标杆的净利润均值和利润率均值。2023年地/县级医院标杆净利润均值达6984万元，利润率均值达5.22%，较上年有所提升，为近6年最高值。自2018年以来，净利润均值和利润率均值总体呈上升趋势。地/县级医院标杆净利润均值和利润率均值的提升与分级诊疗的推进有直接关系，地/县级医院因此留住更多病人，手术病人的占比逐年提升。

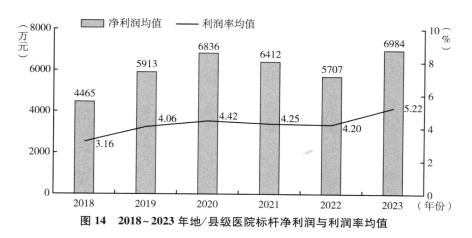

图14　2018~2023年地/县级医院标杆净利润与利润率均值

2023年，地/县级医院标杆的负债占比为47%，而净资产占比为53%。在我国，公立医院高负债运营的情况较多。具体数据显示，有13.17%的医院负债率超过 70%，而高达 41.95% 的医院负债率超过 50%（见图 15）。尽管公立医院由国家投资建设，但由于国家财政长期对医疗卫生的投入不足，加之医院人力、物力成本不断上涨以及医疗服务价格普遍偏低，公立医院面临沉重的财务压力。同时，医疗行业的竞争加剧，公立医院必须提升核心竞争力以应对外部市场竞争。为实现这一目标，一些公立医院不得不借助负债手段，通过高薪引进人才，进行基础建设和规模扩张，从而导致医院运营成本迅速增加。在此背景下，对经济状况较差、偿还能力较弱的公立医院，一旦其负债率超过 50%，将面临较大的财务风险，尤其是地/县级医院。相关部门应高度重视并采取切实有效的措施，以确保医院的财务健康和可持续发展。

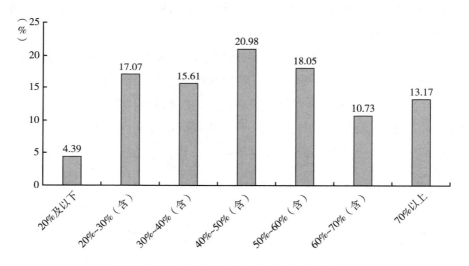

图 15 2023 年地/县级医院标杆负债分布情况

四 结语

在中国医疗体系中，近年来地/县级医院标杆在医改和分级诊疗的推动下迅速发展。床位数逐渐下降，表明医院正处在由规模化向质量效率转型。医院拥有高级职称和硕博高学历的职工人数呈现增长态势，但同时需要应对医师和护士人数的下降。本报告以广州艾力彼医院管理中心资料库提供的数据为依托，对地/县级标杆医院进行深入分析，旨在为地/县级医院高质量发展提供可靠的数据支持。2018~2023年地/县级医院标杆的特点包括以下几个方面。

一是医院规模与运行方面。医院床位数呈下降趋势，床位数下降至近6年最低点，这表明医院开始控制规模增长，注重内涵建设，通过规模收缩实现由规模化向质量效率的转型，提高医疗服务质量。

二是人才梯队方面。尽管职工总人数有所增加，但医护人员数量减少，拥有高级职称和硕博高学历的人数有所减少，随着"千县工程"政策的实施与推进，更多的医疗资源下沉到县级医院，合理配置人力资源是保证医院高质量发展的前提。

三是医疗服务方面。2023年地/县级医院医疗服务量有所下降，表现为年门急诊量、年出院量和年住院手术量减少。SCI文章发表量和医师临床工作负荷也呈下降趋势，反映医疗系统在适应医疗需求变化的过程中面临挑战。同时，药品收入占比和检查收入占比得到有效控制，药品收入占比持续下降，显示医院在用药结构和收入结构上的调整取得成效。2023年，医师临床工作负荷总体呈下降趋势，提质增效是关键。

四是医院收入和负债方面。2023年地/县级医院标杆的总收入略有下降，医疗总收入下降2.6%，门急诊收入下降2.2%，住院收入下降3.5%。同时，医院的负债情况较为突出，负债占比为47%，净资产占比为53%，其中高达41.95%的医院负债率超过50%。由此可见，我国公立医院普遍存在高负债运营的情况，表明医院面临较大的财务风险，应该引起有关部门的重视。

参考文献

王兴琳等：《2020中国公立医院生存与发展现状调研》，《中国卫生质量管理》2022年第10期。

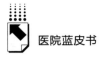

王兴琳等：《2020 中国公立医院生存与发展调研（一）——医院面临的现状和发展策略》，《现代医院》2022 年第 7 期。

王兴琳等：《2020 中国公立医院生存与发展调研（二）——公立医院发展方向与新挑战》，《现代医院》2022 年第 7 期。

王兴琳、黄奕祥主编《医院绩效管理的创新实践》，清华大学出版社，2023。

庄一强：《中国智慧医院报告（2023）》，社会科学文献出版社，2023。

国家卫生健康委员会编《2022 中国卫生健康统计年鉴》，中国协和医科大学出版社，2022。

《国务院办公厅关于城市公立医院综合改革试点的指导意见》，中国政府网，2015 年 5 月 17 日，https：//www.gov.cn/zhengce/content/2015-05/17/content_ 9776. htm。

《2022 年全国医疗保障事业发展统计公报》，国家医疗保障局网站，2023 年 7 月 10 日，http：//www.nhsa.gov.cn/art/2023/7/10/art_ 7_ 10995. html。

B.10
医院药学竞争力评价指标体系构建研究

姚淑芳　庄一强　雷至珊　周紫婷*

摘　要：　随着医院药学的管理模式向"以患者为中心"的安全用药方面转变，医院药学部门的工作重心更加倾向于合理用药指导，临床用药研究、药学培训教育等。因此，建立一套既能体现医院药学特色，又能体现药师价值，还能引导医院药学良性发展的科学评价指标体系尤为重要。本研究以医院药学竞争力的影响因素为线索，参考药学评价的相关文献，经过多轮专家研讨会征询意见，最终选取服务能力、合理用药管理、技术与质量、科研与教学4个维度共48个二级指标，构建了一套科学、合理的医院药学竞争力评价指标体系，真正体现各级公立医院的药学在医、教、研、管方面的综合实力。

关键词：　医院药学竞争力　量化管理　药学服务

一　医院药学竞争力的内涵和医院药学的发展历程

（一）医院药学竞争力的内涵

医院药学是以患者为中心、药学理论为基础、临床药学为重点，研究医院药品供应、药学技术服务、药事管理和临床用药，以保证药品质量和用药

---

* 姚淑芳，博士，广州艾力彼医院管理中心常务副主任；庄一强，博士，广州艾力彼医院管理中心主任；雷至珊，广州艾力彼医院管理中心数据分析师；周紫婷，广州艾力彼医院管理中心副总裁助理。

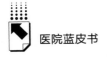

合理的一门应用学科。其主要内容包括药品供应保障、临床药学、药学服务和药事管理。

学科竞争力是以学科为竞争主体，在争取有关学科发展的优势地位上所具有的资源利用能力、市场竞争力和组织管理能力，体现在学科水平、人才培养、科学研究、社会贡献、影响力、学科文化与制度建设等方面。

（二）医院药学的发展历程

"有医无药医不能，有药无医药无用"，自古以来，"医"和"药"都是相辅相成、缺一不可的。20世纪30年代，随着抗菌药物的发明和广泛使用，药学逐渐脱离医学成为一门独立的学科。公立医院的药学部门名称呈现多样化，最早称为"药房""药局"，现在更名为"药剂科"、"药材科""药学部"或"药事部"等，且随着医院药学职能定位和工作内容的变化，医院药学部门的组织架构也在不断调整和更新。

中国医院药学的发展大致经历找药—进药—用药三个阶段。改革开放前，各级医院的药品非常匮乏，远不能满足临床的治疗需求，医生经常碰到无药可用的局面，需要药学工作人员到处找药，药学部门的主要职责是解决药品短缺的问题，保障药品供应。改革开放至新医改前，中国政府开始运用经济手段管理卫生事业，给予医院宽松的政策与足够的自主权，各级公立医院开始追求经济指标，导致医院逐利性较强。与此同时，无论是跨国药企还是本土制药企业都得到蓬勃发展，药品从供不应求变成供大于求，医院药学发展也随之进入新的阶段。这一时期医院享受的是"药品加成政策"，给患者的药品零售价格是在批发价格的基础上加成15%左右，中成药加成甚至更高，有些医院甚至50%的收入来自药品，各级医院的药学部门成为医院的主要营收部门，开启了多年的"以药养医"，导致药学部门的工作重心放在"进药"方面，主要的人力都集中在采购、储存和供应方面。随着"以药养医"的问题凸显，2009年4月中国启动了新一轮医改，其中一个重要举措就是取消药品加成。2017年，全国所有公立医院实施药品零加成，从而倒逼药学部门由传统的"以药品的供应保障为中心"转向"以患者为中心",药师需要直接面向患者,为患者提供用药指导、制定个性化的治疗方案,并参与会诊,结合临床实践开展药物治疗服务,凸显了临床药师在用药指导、药物监测、患者用药教育等方面的作用,药学与临床工作更加紧密地结合在一起,推动医院药学直接迈入"用药"阶段。

医改的深入驱动医院药学逐步转型,发展为一门偏重临床服务的学科,其使命是以患者的健康为目标,在保障药品供应的同时,提供专业的药学技术服务。如今患者的医疗需求多样化,加之药品不断创新和品类不断增加,药物治疗和药学服务的内容与形式也在不断推陈出新,大数据、云计算、人工智能、物联网等新技术在药品供应、药学服务及药事管理方面成熟的使用提高了药学服务的质量和效率。医院药学部门既是药学技术服务部门,也是合理用药的管理部门,是医疗质量和患者安全的重要保证。

二 国内外药学评价

20 世纪 80 年代,学科评价在一些发达国家兴起,药学作为一个与多学科相关的综合学科发展迅速,且极具竞争力,受到国内外评价机构不同程度的关注,一些知名的评价机构对世界大学不同学科的实力和水平展开评价。在药学领域,美国新闻和世界报道(U. S. News&World Report)对药理学与毒理学学科进行评价,包含 11 个定量和定性指标,分别是全球学术声誉、区域学术声誉、论文总数、论文标准化影响力、论文总被引数、高被引论文数量(前 10%)、高被引论文(前 10%)百分比、国际论文合作指数、国际论文合作的百分比、被引用最多的 1% 个领域中的论文数量、被引用最多的 1% 个领域中论文的百分比。

世界大学学术排名(Academic Ranking of World Universities,ARWU)针对药学学科过去 5 年发表的论文总数、论文标准化影响力、国际合作论文比例、顶尖期刊论文数 4 个方面评价药学学科的竞争力,且所有指标都

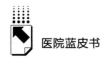

可量化。英国教育升学组织夸夸雷利·西蒙兹公司（Quacquarelli Symonds，QS）采用主观与客观相结合的指标体系评估药学与药理学学科，包含基于同行评议的学术声誉、雇主评价的雇主声誉、论文引用率和 H 指数，这里的 H 指数是基于被引用最多的论文以及它们在其他出版作品中被引用的次数，是衡量这个学科发表论文的生产力和影响力的一种方法。QS 会将毕业生的就业能力纳入评估体系，因此会对全球雇主展开调查，这是其独特之处。国内复旦大学医院管理研究所依据专科声誉和科研影响力两方面对临床药学进行评价。

以上第三方机构对药学学科的评价都充分考虑了科研产出与教学实力两方面，在论文的数量和质量方面设置了较高的权重，充分体现了学科科研方面的竞争力，这对建设"双一流"药学学科具有很好的引导作用。本研究认为对药学学科的评价需要充分体现医院药学特色，除了关注科研产出外，还需纳入药品供应保障、临床药学、药学服务和药事管理方面的相关评价指标，构建一套体现医院药学学科特色和竞争力的指标体系，引导药学工作人员在工作行为和管理模式方面不断提升。中国对药学的评价还处在评价指标体系的构建研究阶段，需要不断探索新的理论和评价方法。

三　医院药学竞争力评价指标体系

（一）评价指标体系的"四属性"

本研究以医院药学竞争力的影响因素为线索，以结构指标、过程指标、结果指标为抓手，采用定量评价方法，引导更多的药师以"用数据说话，靠数据决策"的量化管理理念开展工作，其所设定的评价指标体系符合以下"四属性"。

1. 科学性

评价指标必须概念确切、含义清楚、计算范围明确，能代表被测量的对象，也就是指数据的效度，并且在评价过程中指标计算和评估方法必须统一，是同质且可比较的。

2. 准确性

指标数据便于采集，真实可靠，从不同角度测量，数据始终在测量对象的附近波动，不容易偏离数据的真实值，具有很好的代表性和合理性。

3. 可获得性

主要指数据获取的难易程度，数据可获得性越强，越容易进行测量。

4. 可持续性

指标数据的收集可持续进行，形成时间序列，可供纵向分析，了解事物的发展趋势，并对未来趋势做出预测。

（二）基于文献研究和专家咨询法的评价指标筛选和优化

本研究结合国家有关医院药学的政策，参考药学评价的相关文献，初步选择体现各级公立医院药学竞争力的评价指标；经过多轮专家研讨会征询意见，整理综合意见，又再次征询意见，再次汇总，不断反复，逐步取得一致的医院药学竞争力评价指标体系（见表1），包含以下4个维度：

1. 服务能力

随着医院药学的发展，以患者为中心的安全用药服务模式逐渐成为药师的工作重心，药师的工作不仅需要保障药品的供应，还需要积极参与临床药物治疗、用药监测评估、用药医嘱审核，检查处方的合理性、报告药物不良反应、开设药学门诊，开展药学健康教育和培训，为患者提供个性化的用药咨询服务等，提升服务能力逐渐成为药师的工作重心。

2023年9月20日，国家卫生健康委员会、国家中医药管理局和国家疾病预防控制局联合下发《全国医疗服务项目技术规范（2023年版）》，专门设立了药师门诊诊察处方、住院患者个性化用药监护等药学服务项目。可见，药学服务已逐渐纳入医疗服务收费项目条款，这也充分体现了药学服务的价值。

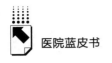

2. 合理用药管理

合理用药是以患者的病情为依据，保障安全、有效、经济、适当地使用药物，是一项系统工程。合理用药首先强调的是用药的安全性，其次是疗效，而非简单地控制药品收入占比。针对一部分有需求的患者，如果拒绝使用价格偏高，但疗效好、副作用小的药物，可能会增加住院天数，延误病情，降低患者的满意度，甚至增加总体治疗费用。因此，合理用药需要找到疗效与经济的平衡点。在《国家三级公立医院绩效考核》中与合理用药相关的指标有 6 个，可见合理用药是医疗质量保证的关键环节，也是医疗制度改革的重要内容之一。

药品的种类不断更新迭代，药师在合理用药、规范药品使用的过程中起到举足轻重的作用，《医疗机构处方审核规范》中明确指出药师是处方审核的第一责任人。近年来，各级医院从多层面提升合理用药水平，如不断加大处方审核与点评力度、管控抗菌药物使用强度、增加国家基本药物、国家集中采购中标的药品、加强智慧药事管理建设，且采用系统与人工审核相结合的方式，对信息系统不能审核或筛选出的不合理处方，由药师进行人工审核，减少用药错误。

3. 技术与质量

医院药学部门是提供药学专业技术服务的重要部门，《关于加快药学服务高质量发展的意见》明确提出"药学服务在保证患者用药安全、促进合理用药发挥着重要作用，需要加强药学专业技术服务"。因此，各级医院一方面需要不断探索适宜的药学服务模式，另一方面需要关注药学服务的技术和质量。国家卫生健康委员会组织制定了医疗机构药学门诊服务规范等 5 项规范，明确了药学门诊服务规范、药物重整服务规范、用药教育服务规范、药学监护服务规范、居家药学服务规范等 5 项药学服务的工作内容和步骤，强调了药学服务的质量管理和评价改进，且要求将 5 项药学服务纳入医院医疗质量管理与控制体系，定期检查、考核，保障药学服务质量。这就要求医院加强药师专业技能培训，加大药学服务相关软件的开发力度，购置药学服务设备仪器，用智能化的手段提升服务质量和效率。

4. 科研与教学

科研与教学是学科竞争力的核心，医院药学的科研与教学要坚持"以人为本"，围绕服务能力、科研成果、人才教育三方面发力。服务能力要与临床实践相结合，以满足患者需求为出发点，加强专业协作，提升临床药物治疗水平，促进合理用药，充分利用临床药师在药学方面的专业知识。科研成果是医院药学发展的动力，药学部门需搭建临床研究平台，持续开展与药学相关的研究，如 TDM、药学服务模式、药性药理分析、个体化给药方案设计、循证药学、药物经济学研究等，借助多学科的实验手段，大力发展药物临床试验（GCP），不断探寻学科建设的新路径。人才教育始终是学科发展的基础，《2022 年卫生健康事业发展统计公报》显示，截至 2022 年，全国执业药师数量为 53.1 万人，临床药师占比仅为 40% 左右。随着临床药师制的推行，各级医院需要按照床位匹配临床药师，临床药学逐步成为医院药学的重心，在人才教育方面需加快药师队伍建设、规范临床药师培养、设立临床药师规范化培训基地、完善临床药师培训大纲及培训体系，为推动医院药学的转型发展培养一大批以患者为中心的、以合理用药为核心的应用型药学人才。

表 1　医院药学竞争力评价指标体系

一级指标	二级指标
服务能力	正高、副高职称药师人数/药师人数
	博士、硕士学位药师人数/药师人数
	药学专业技术人员占比
	每百张床位临床药师人数
	处方审核药师占全院药师的比例
	药学门诊服务人次
	药学会诊服务人次数
	门、急诊处方审核率
	住院用药医嘱审核率
	住院患者药学监护率
	药学科普
	TDM 测定品种（种）和人次

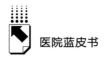

续表

一级指标	二级指标
合理用药管理	点评处方占处方总数的比例
	点评出院患者医嘱比例
	抗菌药物使用强度（DDDs）
	门诊患者基本药物处方占比
	住院患者基本药物使用率
	基本药物采购品种数占比
	国家组织药品集中采购中标药品使用比例
	住院患者抗菌药物治疗前病原学送检率
	门诊患者限制使用级抗肿瘤药物使用率
	住院患者限制使用级抗肿瘤药物使用率
技术与质量	门诊处方合格率
	用药错误报告率
	严重或新的药品不良反应上报率
	门诊患者抗菌药物使用率
	急诊患者抗菌药物使用率
	住院患者抗菌药物使用率
	住院患者特殊使用级抗菌药物使用量占比
	Ⅰ类切口手术抗菌药物预防使用率
	住院患者静脉输液使用率
	住院患者中药注射液使用率
	急诊患者糖皮质激素静脉输液使用率
	住院患者质子泵抑制药注射剂静脉使用率
	国家级、省级、市级质量控制中心
	静脉用药集中调配医嘱干预率
	自动化设备配置程度
	国家卫健委临床重点专科
科研与教学	学术带头人
	博导、硕导药师人数/全院药师人数
	国家级、省级重点学科和重点实验室
	国家级、省级科研基金项目数和金额
	药物临床试验项目数量、金额
	国家级、省级科研奖数量
	完成国际、国内指南、标准、共识的项目数量
	发明专利授权件数和被引数/药师人数

一级指标	二级指标
科研与教学	科研成果转化金额/药师人数
	药师发表的 SCI 文章数、核心期刊论文数和影响因子
	临床药师培训基地
	承担本科教学的药师人数
	药师发表教学文章、专著的数量/药师人数

四　结语

医院药学竞争力是医、教、研、管的综合体现，其使命是"以患者为中心"，通过药学服务、合理用药指导、临床用药研究、药学培训与教育等服务模式，促进医院药学学科发展。当前亟须建立一套既能体现医院药学特色，又能体现药师价值，且能引导医院药学良性发展的科学评价指标体系。为此，广州艾力彼医院管理中心作为一家独立的第三方医院评价机构，致力于推动医院管理的职业化和医疗数据透明化，在学科评价方面引入"量化管理"新模式。2024 年，广州艾力彼医院管理中心就医院药学竞争力指标体系构建多次召开研讨会议，听取多方药学专家意见，构建了一套科学合理的医院药学评价指标体系，希望能为国家相关部门对药学的评估起到一定的借鉴作用，为我国医药卫生体制改革决策提供有价值的参考。

为本研究献言献策的药学管理专家名单（按姓氏拼音排序）如下：

卞晓岚　上海交通大学医学院附属瑞金医院药剂科主任

蔡　爽　中国医科大学附属第一医院药学部主任

陈孟莉　解放军总医院药剂科主任

陈万生　海军军医大学附属第二医院医疗保障中心主任

戴海斌　浙江大学医学院附属第二医院药学部主任

董占军　河北省人民医院药学部主任

海　鑫　哈尔滨医科大学附属第一医院药学部主任

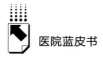
何金汗　四川大学华西医院药剂科主任

侯锐钢　山西医科大学第二医院药学部主任

胡锦芳　南昌大学第一附属医院药学部主任

胡幼红　郑州大学第一附属医院药械总支书记

黄品芳　福建医科大学附属第一医院药学部主任

姜　玲　中国科学技术大学附属第一医院（安徽省立医院）药学部主任

李亦蕾　南方医科大学南方医院药学部主任

刘　东　华中科技大学同济医学院附属同济医院药学部主任

刘　韶　中南大学湘雅医院药学部主任

吕迁洲　复旦大学附属中山医院总药师

钱　妍　重庆医科大学附属第二医院药学部副主任

沈承武　山东省立医院药学部主任

宋燕青　吉林大学第一医院药学部主任

王　斌　复旦大学附属华山医院药剂科主任

王永庆　江苏省人民医院药学部主任

伍俊妍　中山大学孙逸仙纪念医院药学部主任

张抗怀　西安交通大学第二附属医院药学部主任

张　弋　天津市第一中心医院药学部主任

赵荣生　北京大学第三医院药剂科主任

周　颖　北京大学第一医院药剂科主任

在此，对以上各位专家表示诚挚的谢意！

参考文献

张明淑、于倩：《医院药学概要》第 3 版，人民卫生出版社，2018。

李健宁：《高等学校学科竞争力评价研究》，华东师范大学，2004。

杨春旭、孙虹：《国内外医院核心竞争力研究综述》，《医院管理论坛》2010 年第 3 期。

孙子秋、徐晓媛：《国际药学学科排名指标体系对比》，《中国药学杂志》2019 年第 20 期。

刘高峰等：《中国医院药学学科的建设与发展》，《中国药学杂志》2023 年第 22 期。

吴晓玲、谢奕丹：《医院处方点评模式的研究》，《医药导报》2010 年第 1 期。

《卫生健康委 教育部 财政部 人力资源社会保障部 医保局 药监局关于印发加强医疗机构药事管理促进合理用药的意见的通知》，中国政府网，2020 年 2 月 21 日，https：//www.gov.cn/gongbao/content/2020/content_ 5522549.htm。

《国家三级公立医院绩效考核操作手册（2023 版）》，国家卫生健康委员会网站，2023 年 2 月，http：//www.nhc.gov.cn/yzygj/s3594q/202302/66bc281991da43c4a0e85eba4829530a/files/42c9f9d8ddcd41d089c6072443a3d8a6.pdf。

《三级医院评审标准（2022 年版）》，国家卫生健康委员会网站，http：//www.nhc.gov.cn/cms-search/downFiles/9eb64d7dc64e43e2aad039a264da8919.pdf？eqid=fa099ccf000be40300000006649113f7。

《关于印发全国医疗服务项目技术规范（2023 年版）的通知》，国家卫生健康委员会网站，2023 年 9 月 28 日，http：//www.nhc.gov.cn/caiwusi/s7785t/202309/914aec9618944ee2b36621d33517e576.shtml。

《关于印发医疗机构处方审核规范的通知》，中国政府网，2018 年 6 月 29 日，https：//www.gov.cn/zhengce/zhengceku/2018-12/31/content_ 5435182.htm。

《关于加快药学服务高质量发展的意见》，中国政府网，2018 年 11 月 21 日，https：//www.gov.cn/zhengce/zhengceku/2018-12/31/content_ 5436829.htm。

"How U.S.News Calculated the Best Global Universities Rankings," U.S News，https：//www.usnews.com/education/best-global-universities/articles/subject-rankings-methodology.

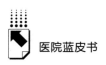

附表1　2024年顶级医院标杆专科·医院药学

序号	医院	省(区、市)	城市	级别
1	华中科技大学同济医学院附属协和医院	湖北	武汉	三甲
2	郑州大学第一附属医院	河南	郑州	三甲
3	北京大学第三医院	北京	北京	三甲
4	浙江大学医学院附属第一医院	浙江	杭州	三甲
5	中南大学湘雅二医院	湖南	长沙	三甲
6	中山大学附属第一医院	广东	广州	三甲
7	四川大学华西医院	四川	成都	三甲
8	北京协和医院	北京	北京	三甲
9	中南大学湘雅医院	湖南	长沙	三甲
10	四川省人民医院	四川	成都	三甲
11	北京大学第一医院	北京	北京	三甲
12	华中科技大学同济医学院附属同济医院	湖北	武汉	三甲
13	复旦大学附属中山医院	上海	上海	三甲
14	苏州大学附属第一医院	江苏	苏州	三甲
15	浙江大学医学院附属第二医院	浙江	杭州	三甲
16	南方医科大学南方医院	广东	广州	三甲
17	复旦大学附属华山医院	上海	上海	三甲
18	上海交通大学医学院附属新华医院	上海	上海	三甲
19	上海交通大学医学院附属瑞金医院	上海	上海	三甲
20	中国医科大学附属盛京医院	辽宁	沈阳	三甲
21	上海交通大学医学院附属仁济医院	上海	上海	三甲
22	首都医科大学附属北京天坛医院	北京	北京	三甲
23	南京鼓楼医院	江苏	南京	三甲
24	山东大学齐鲁医院	山东	济南	三甲
25	上海市第一人民医院	上海	上海	三甲
26	北京大学人民医院	北京	北京	三甲
27	广东省人民医院	广东	广州	三甲
28	中山大学孙逸仙纪念医院	广东	广州	三甲
29	江苏省人民医院	江苏	南京	三甲
30	中国科学技术大学附属第一医院(安徽省立医院)	安徽	合肥	三甲
31	中国医科大学附属第一医院	辽宁	沈阳	三甲

续表

序号	医院	省(区、市)	城市	级别
32	中南大学湘雅三医院	湖南	长沙	三甲
33	北京医院	北京	北京	三甲
34	广州医科大学附属第一医院	广东	广州	三甲
35	山东第一医科大学附属省立医院	山东	济南	三甲
36	上海交通大学医学院附属第九人民医院	上海	上海	三甲
37	天津医科大学总医院	天津	天津	三甲
38	中日友好医院	北京	北京	三甲
39	上海市第六人民医院	上海	上海	三甲
40	首都医科大学宣武医院	北京	北京	三甲
41	青岛大学附属医院	山东	青岛	三甲
42	哈尔滨医科大学附属第二医院	黑龙江	哈尔滨	三甲
43	浙江大学医学院附属邵逸夫医院	浙江	杭州	三甲
44	重庆医科大学附属第一医院	重庆	重庆	三甲
45	吉林大学白求恩第一医院	吉林	长春	三甲
46	中山大学附属第三医院	广东	广州	三甲
47	武汉大学人民医院	湖北	武汉	三甲
48	福建医科大学附属第一医院	福建	福州	三甲
49	福建医科大学附属协和医院	福建	福州	三甲
50	深圳市人民医院	广东	深圳	三甲
51、	宁夏医科大学总医院	宁夏	银川	三甲
52	杭州市第一人民医院	浙江	杭州	三甲
53	徐州医科大学附属医院	江苏	徐州	三甲
54	南昌大学第一附属医院	江西	南昌	三甲
55	兰州大学第一医院	甘肃	兰州	三甲
56	广州市第一人民医院	广东	广州	三甲
57	南昌大学第二附属医院	江西	南昌	三甲
58	大连医科大学附属第二医院	辽宁	大连	三甲
59	新疆维吾尔自治区人民医院	新疆	乌鲁木齐	三甲
60	烟台毓璜顶医院	山东	烟台	三甲

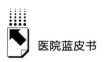

附表2　2024年省单医院标杆专科·医院药学

序号	医院	省（区、市）	城市	级别
1	山西医科大学第二医院	山西	太原	三甲
2	郑州市中心医院	河南	郑州	三甲
3	北京清华长庚医院	北京	北京	三级
4	河北省人民医院	河北	石家庄	三甲
5	云南省第一人民医院	云南	昆明	三甲
6	重庆大学附属三峡医院	重庆	重庆	三甲
7	南京市第一医院	江苏	南京	三甲
8	山东大学第二医院	山东	济南	三甲
9	广西壮族自治区人民医院	广西	南宁	三甲
10	贵州省人民医院	贵州	贵阳	三甲
11	内蒙古医科大学附属医院	内蒙古	呼和浩特	三甲
12	海南省人民医院	海南	海口	三甲
13	甘肃省人民医院	甘肃	兰州	三甲
14	上海市同济医院	上海	上海	三甲
15	山西省人民医院	山西	太原	三甲
16	江西省人民医院	江西	南昌	三甲
17	青岛市市立医院	山东	青岛	三甲
18	成都市第三人民医院	四川	成都	三甲
19	昆明医科大学第二附属医院	云南	昆明	三甲
20	内蒙古自治区人民医院	内蒙古	呼和浩特	三甲
21	哈尔滨医科大学附属第四医院	黑龙江	哈尔滨	三甲
22	济南市中心医院	山东	济南	三甲
23	宁夏回族自治区人民医院	宁夏	银川	三甲
24	北京大学深圳医院	广东	深圳	三甲
25	暨南大学附属第一医院	广东	广州	三甲
26	南京医科大学第二附属医院	江苏	南京	三甲
27	宁波市第二医院	浙江	宁波	三甲
28	大连市中心医院	辽宁	大连	三甲
29	宁波大学附属第一医院	浙江	宁波	三甲
30	中山大学附属第七医院	广东	深圳	三甲

附表3　2024年地级城市医院标杆专科·医院药学

序号	医院	省份	城市	级别
1	苏州大学附属第一医院	江苏	苏州	三甲
2	徐州医科大学附属医院	江苏	徐州	三甲
3	烟台毓璜顶医院	山东	烟台	三甲
4	温州医科大学附属第一医院	浙江	温州	三甲
5	聊城市人民医院	山东	聊城	三甲
6	临沂市人民医院	山东	临沂	三甲
7	汕头大学医学院第一附属医院	广东	汕头	三甲
8	济宁市第一人民医院	山东	济宁	三甲
9	湖北省十堰市太和医院	湖北	十堰	三甲
10	佛山市第一人民医院	广东	佛山	三甲
11	南方医科大学附属东莞医院(东莞市人民医院)	广东	东莞	三甲
12	徐州市中心医院	江苏	徐州	三甲
13	南通大学附属医院	江苏	南通	三甲
14	沧州市中心医院	河北	沧州	三甲
15	济宁医学院附属医院	山东	济宁	三甲
16	温州医科大学附属第二医院	浙江	温州	三甲
17	梅州市人民医院	广东	梅州	三甲
18	常州市第一人民医院	江苏	常州	三甲
19	遵义医科大学附属医院	贵州	遵义	三甲
20	郴州市第一人民医院	湖南	郴州	三甲
21	浙江省台州医院	浙江	台州	三甲
22	新乡医学院第一附属医院	河南	新乡	三甲
23	无锡市人民医院	江苏	无锡	三甲
24	中山市人民医院	广东	中山	三甲
25	惠州市中心人民医院	广东	惠州	三甲
26	宜昌市中心人民医院	湖北	宜昌	三甲
27	荆州市中心医院	湖北	荆州	三甲
28	连云港市第一人民医院	江苏	连云港	三甲
29	粤北人民医院	广东	韶关	三甲
30	赣州市人民医院	江西	赣州	三甲

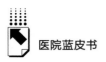

附表4　2024年县级综合医院标杆专科·医院药学

序号	医院	省份	城市	级别
1	瑞安市人民医院	浙江	温州	三甲
2	江阴市人民医院	江苏	无锡	三甲
3	高州市人民医院	广东	茂名	三甲
4	昆山市第一人民医院	江苏	苏州	三甲
5	宜兴市人民医院	江苏	无锡	三甲
6	张家港市第一人民医院	江苏	苏州	三甲
7	温岭市第一人民医院	浙江	台州	三甲
8	滕州市中心人民医院	山东	枣庄	三甲
9	泰兴市人民医院	江苏	泰州	三甲
10	义乌市中心医院	浙江	金华	三甲
11	天门市第一人民医院	湖北	天门(省直辖县)	三甲
12	常熟市第一人民医院	江苏	苏州	三级
13	东阳市人民医院	浙江	金华	三甲
14	常熟市第二人民医院	江苏	苏州	三甲
15	普宁市人民医院	广东	揭阳	三甲
16	诸暨市人民医院	浙江	绍兴	三甲
17	单县中心医院	山东	菏泽	三甲
18	寿光市人民医院	山东	潍坊	三乙
19	简阳市人民医院	四川	成都	三甲
20	平邑县人民医院	山东	临沂	三乙
21	兴化市人民医院	江苏	泰州	三乙
22	廉江市人民医院	广东	湛江	三级
23	仙桃市第一人民医院	湖北	仙桃(省直辖县)	三甲
24	宁乡市人民医院	湖南	长沙	三级
25	永康市第一人民医院	浙江	金华	三乙
26	太仓市第一人民医院	江苏	苏州	三乙
27	莒县人民医院	山东	日照	三乙
28	安丘市人民医院	山东	潍坊	三乙
29	开平市中心医院	广东	江门	三甲
30	汉川市人民医院	湖北	孝感	三甲

附表 5　2024 年中医医院标杆专科·医院药学

序号	医院	省(区、市)	城市	级别
1	广东省中医院	广东	广州	三甲
2	江苏省中医院	江苏	南京	三甲
3	上海中医药大学附属龙华医院	上海	上海	三甲
4	中国中医科学院广安门医院	北京	北京	三甲
5	北京中医药大学东直门医院	北京	北京	三甲
6	中国中医科学院西苑医院	北京	北京	三甲
7	广州中医药大学第一附属医院	广东	广州	三甲
8	上海中医药大学附属曙光医院	上海	上海	三甲
9	山东中医药大学附属医院	山东	济南	三甲
10	辽宁中医药大学附属医院	辽宁	沈阳	三甲
11	天津中医药大学第一附属医院	天津	天津	三甲
12	浙江省中医院	浙江	杭州	三甲
13	北京中医药大学东方医院	北京	北京	三甲
14	首都医科大学附属北京中医医院	北京	北京	三甲
15	河南中医药大学第一附属医院	河南	郑州	三甲
16	重庆市中医院	重庆	重庆	三甲
17	湖北省中医院	湖北	武汉	三甲
18	成都中医药大学附属医院	四川	成都	三甲
19	安徽中医药大学第一附属医院	安徽	合肥	三甲
20	武汉市第一医院	湖北	武汉	三甲
21	广西中医药大学第一附属医院	广西	南宁	三甲
22	上海中医药大学附属岳阳中西医结合医院	上海	上海	三甲
23	中国中医科学院望京医院	北京	北京	三甲
24	新疆维吾尔自治区中医医院	新疆	乌鲁木齐	三甲
25	天津市中医药研究院附属医院	天津	天津	三甲
26	甘肃省中医院	甘肃	兰州	三甲
27	广东省第二中医院	广东	广州	三甲
28	山西省中医院	山西	太原	三甲
29	河北省沧州中西医结合医院	河北	沧州	三甲
30	昆山市中医医院	江苏	苏州	三甲

社会办医篇

B.11
2024年社会办医·单体医院发展报告[*]

刘建华　徐权光　邓丽军　翁佳宁[**]

摘　要：　截至2023年底，我国现有医院数量为3.9万家，其中民营医院数量为2.7万家，比2022年增加0.2万家。2023年，民营医院虽然在数量和服务量上均有所提升，但整体医疗服务能力与公立医院相比差距还是非常大的。由于人才短缺、医疗服务同质化、公众信任度不高，加之近年来政策环境的不确定性和融资困难，目前民营医院普遍面临困境。有效促进社会办医健康发展，为人民群众提供更加优质、多样化的医疗服务具有非常重要的社会意义。本报告针对2023年社会办医·单体医院标杆第一梯队（100家医院）、第二梯队（200家医院）、第三梯队（200家医院）共500家医院的区域分布、三级医院变化趋势、医疗服务能力、竞争力要素等方面进行分析，跟踪社会办医·单体医院的发展变化。分析发现，2023年民营医院的发展速度较快，但公立医院在数量和诊疗人次上仍占据绝对主导地位，民营

＊　除特别注明外，本报告所有图表均来自广州艾力彼医院管理中心资料库。
＊＊　刘建华，广州艾力彼医院管理中心副主任；徐权光，广州艾力彼医院管理中心副主任；邓丽军，广州艾力彼医院管理中心区域总监；翁佳宁，广州艾力彼医院管理中心数据分析师。

医院要加速提质增效，加强体系化、规范化、标准化管理，以促进医院高质量发展。

关键词： 社会办医·单体医院　医院标杆　高质量发展

2024年1月9日，国家卫健委统计信息中心发布《2023年1～8月全国医疗服务情况》（见表1）。数据显示，2023年1～8月，全国医院总诊疗人次为27.5亿人次，其中，公立医院23.0亿人次，同比增长2.6%；民营医院4.5亿人次，同比增长5.2%。医院出院人次为16192.5万人次，其中，公立医院13254.5万人次，同比增长19.2%；民营医院2938.0万人次，同比增长16.2%。

不难看出，民营医院的增长速度较快，市场份额在逐渐增加，但是公立医院在数量和诊疗人次上仍占据绝对主导地位。首先，民营医院需加大人才引进和培养力度，提高医疗服务能力。其次，加强学科建设，鼓励创新和差异化发展，避免医疗服务同质化；管理上遵守政策监管要求，规范化执业，并通过标准化管理提升医疗质量，确保医疗服务质量和医疗安全，从而提高公众对社会办医机构的信任度。总之，需要真正通过加强管理、提质增效促进社会办医医院高质量发展，提升其区域竞争力。

表1　2022年1～8月和2023年1～8月全国医疗服务情况

单位：万人次，%

机构类型	诊疗人次数		诊疗人次数变化	出院人次数		出院人次数变化
	2022年1～8月	2023年1～8月		2022年1～8月	2023年1～8月	
医疗卫生机构合计	429670.8	452343.6	5.3	16693.5	19871.8	19.0
医院	266694.2	274826.8	3.0	13646.9	16192.5	18.7
按登记注册类型分						
公立医院	223670.0	229569.5	2.6	11118.7	13254.5	19.2
民营医院	43024.2	45257.3	5.2	2528.2	2938.0	16.2

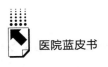
续表

机构类型	诊疗人次数		诊疗人次数变化	出院人次数		出院人次数变化
	2022年1~8月	2023年1~8月		2022年1~8月	2023年1~8月	
按医院等级分						
三级医院	151837.8	165061.3	8.7	7715.7	9532.7	23.5
二级医院	88405.6	81682.9	−7.6	4598.5	5162.6	12.3
一级医院	14175.2	15453.1	9.0	757.5	841.5	11.1
未定级医院	12275.6	12629.5	2.9	575.1	655.7	14.0
基层医疗卫生机构	141100.0	156004.6	10.6	2399.1	2946.3	22.8
#社区卫生服务中心(站)	49488.4	59841.2	20.9	229.2	311.1	35.7
#政府办	35263.0	41443.7	17.5	183.7	258.3	40.6
乡镇卫生院	76661.5	78879.9	2.9	2125.4	2588.8	21.8
#政府办	76100.8	78145.4	2.7	2111.9	2569.5	21.7
其他机构	21876.5	21512.1	−1.7	647.5	733.0	13.2

注：#系其中数。不包含诊所、医务室、村卫生室数据。

资料来源：国家卫健委统计信息中心。

一　社会办医·单体医院标杆①分析

（一）社会办医·单体医院标杆总体特征

1. 社会办医·单体医院标杆第一梯队

（1）区域分析

2024年，社会办医·单体医院标杆第一梯队分布在22个省（市、区），其中华东地区表现突出，共37家医院入围。江苏省入围的医院数量（13家）最多，广东（12家）次之。江苏、广东、浙江、河南、河北5个省份的竞争力指数位列前五（见图1），说明社会资本在各省份的受青睐程度差别很大，华东地区社会资本最为活跃。

---

① 社会办医·单体医院标杆：社会资本（含国有商业资本）持股大于50%的股份制医院，不包括参加国家公立医院绩效考核的股份制医院。包括社会办康复专科医院和社会办医养结合机构。

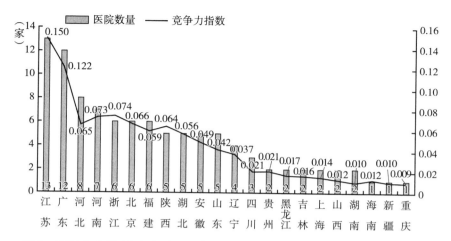

图1 2024年全国22个省（区、市）社会办医·单体医院标杆第一梯队数量及竞争力指数

（2）医院评审评级

在2024年社会办医·单体医院标杆第一梯队中，三级医院有94家，其中，三级甲等55家、三级乙等8家、三级未定等医院31家（见图2）。从社会办医·单体医院评审评价情况来看，第一梯队通过医院等级评审、电子病历评级、互联互通评级的医院数量明显高于第二和第三梯队。在第一梯队（100家）中，截至2023年底，有10家通过国际JCI认证，14家获得星级

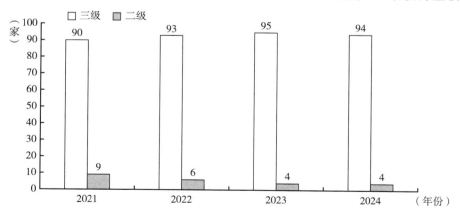

图2 2021~2024年社会办医·单体医院标杆第一梯队中二级和三级医院的数量

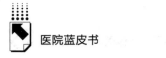

认证，电子病历评审有 4 家获评五级，互联互通评审有 17 家获评四级甲等、3 家获评四级乙等。随着近年来国考、等级评审等要求的提升，医院也越来越重视标准化和信息化建设。从表 2 可以看出，越是头部医院，越重视内涵建设，它们希望通过标准化、信息化管理全面促进医院高质量发展。

表 2　社会办医·单体医院标杆第一、第二、第三梯队医院评审评价情况

单位：家

医院梯队	医院等级				电子病历	互联互通		其他评审		
	三甲	三乙	三级未定等	其他	五级	四级甲等	四级乙等	JCI认证	星级认证	HIC认证
第一梯队（100家）	55	8	31	6	4	17	3	10	14	5
第二梯队（200家）	20	15	75	90	2	6	3	3	5	1
第三梯队（200家）	5	3	39	153	0	0	0	6	3	0
合计	80	26	145	249	6	23	6	19	22	6

（3）起源

2024 年，在社会办医·单体医院标杆第一梯队中，原创医院有 57 家，改制医院有 43 家，改制医院数量有小幅下降（见图 3）。

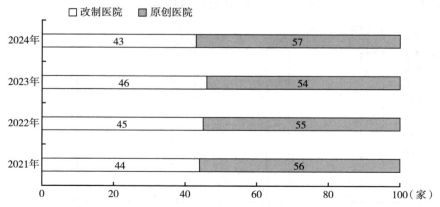

图 3　2021~2024 年社会办医·单体医院标杆第一梯队中原创医院与改制医院数量

（4）类型

从类型来看，在2024年社会办医·单体医院标杆第一梯队中，综合医院有85家，占主导地位，数量与上年相比有小幅下降，近4年整体保持稳定，而专科医院在百强榜单中的数量有小幅上升（见图4）。

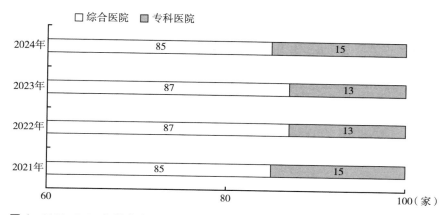

图4 2021～2024年社会办医·单体医院标杆第一梯队中综合医院与专科医院数量

2. 社会办医·单体医院标杆第一、第二、第三梯队

（1）地域分析

2023年，社会办医·单体医院标杆第一、第二、第三梯队分布于全国31个省（区、市），排名前三的省份是江苏、广东和浙江，入围医院数量分别为54家、51家和50家，数量与上年相比均有小幅上升。山东省和四川省分别位列第四和第五，入围医院数量分别为28家和27家，名次变化不大，数量却有小幅下降（见图5）。

（2）医院等级

2024年，在社会办医·单体医院标杆第一、第二、第三梯队中，三级医院有251家。其中，第一梯队二级和三级医院有94家，占比为94%，第二和第三梯队有157家，占比为39%，表明三级综合医院更具有冲击榜单头部的潜力，数量与上年相比有小幅上升，但近4年该榜单中的医院规模和等级正在稳步提升（见图6）。

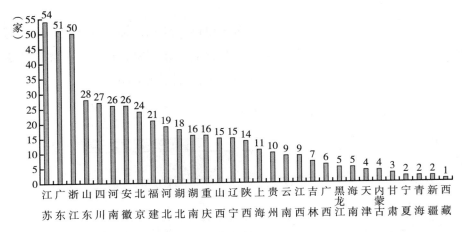

图5　2024年全国31个省（区、市）社会办医·单体医院标杆
第一、第二、第三梯队数量

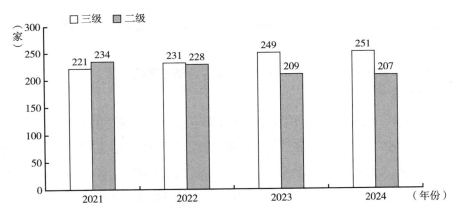

图6　2021~2024年社会办医·单体医院标杆第一、第二、第三梯队中
二级和三级医院的数量

（3）起源

2024年，在社会办医·单体医院标杆第一、第二、第三梯队中，原创医院有388家，改制医院有112家（见图7），改制医院数量近两年趋于稳定。

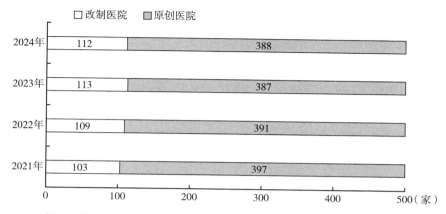

图7　2021~2024年社会办医·单体医院标杆第一、第二、第三梯队
原创医院与改制医院数量

（4）类型

2024年，在社会办医·单体医院标杆第一、第二、第三梯队中综合医院有363家，占比为72.6%，专科医院有137家，占比为27.4%（见图8）。通过比较近4年的数据发现，在社会办医·单体医院标杆第一、第二、第三梯队中，综合医院数量自2021年开始呈下降趋势。

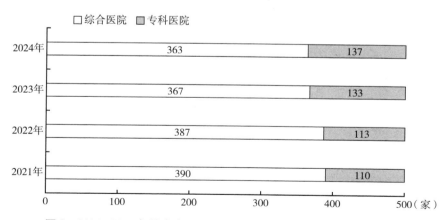

图8　2021~2024年社会办医·单体医院标杆第一、第二、第三梯队
综合医院与专科医院数量

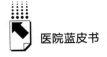

3. 社会办医·单体医院标杆第一梯队和第一、第二、第三梯队分布特征的异同

经济发达而优质公立医院资源相对不那么集中的区域社会办医·单体医院竞争力更强大，如江苏、广东、浙江等省份。而如北京、上海等优质公立医疗资源相对集中的地区，社会办医·单体医院的竞争力相对薄弱。

医院等级方面，在社会办医·单体医院标杆第一、第二、第三梯队中，共有 80 家三级甲等医院，其中，第一梯队有 55 家三级甲等医院，占比为68.8%，第二梯队有 20 家，第三梯队有 5 家（全部为中医医院或专科医院），表明综合医院的竞争力更强，尤其是三级综合医院。

医院起源方面，在社会办医·单体医院标杆第一梯队中，原创医院数量多于改制医院，其中，原创医院有 57 家；而在社会办医·单体医院标杆第一、第二、第三梯队中，改制医院数只有 112 家，仅占 22.4%。

医院类型方面，社会办医·单体医院标杆第一梯队与第一、第二、第三梯队均以综合医院为主。其中，第一梯队有 85 家综合医院，占比为 85%；而第一、第二、第三梯队有 364 家综合医院，占比有所下降，为 72.8%，表明综合医院整体竞争力强于专科医院。

（二）社会办医·单体医院标杆第一、第二、第三梯队竞争力分析

国家卫健委统计信息中心数据显示，2023 年 1~8 月，全国医院总诊疗人次数为 27.5 亿人次，同比提高 3.0%。其中，民营医院诊疗人次数为 4.5 亿人次，同比提高 5.2%，占比为 16.5%；医院总出院人数达 1.6 亿人，同比提高 18.7%，其中民营医院占比为 18.1%，出院人数达 2938.0 万人，较上年提高 16.2%（见表 3）。

国家卫健委统计信息中心发布的 2022 年全国医疗卫生机构资源数据显示，截至 2022 年末，全国医院总数为 36976 家，比 2021 年同期增加 525家，其中公立医院为 11746 家，占比为 31.8%，比 2021 年同期减少 101 家，民营医院为 25230 家，占比为 68.2%，比 2021 年同期增加 626 家。民营医院数量增速较快，其是公立医院的有益补充。

表3 2021~2023 年 1~8 月全国医疗服务情况

机构类型	诊疗人次数（万人次）					出院人数（万人）				
	2021 年 1~8 月	2022 年 1~8 月	2023 年 1~8 月	2023 年占比（%）	2023 年增长（%）	2021 年 1~8 月	2022 年 1~8 月	2023 年 1~8 月	2023 年占比（%）	2023 年增长（%）
医院	270424.2	266694.2	274826.9	—	3.0	13286.8	13646.9	16192.4	—	18.7
公立医院	229014.7	223670.0	229569.5	83.5	2.6	10869.5	11118.7	13254.5	81.9	19.2
民营医院	41409.5	43024.2	45257.3	16.5	5.2	2417.3	2528.2	2938.0	18.1	16.2

资料来源：国家卫健委统计信息中心。

1.总体竞争力（交叉分析）

2023 年，在地级城市医院标杆第一、第二、第三梯队，县级医院标杆第一、第二、第三梯队中，社会办医·单体医院有 48 家。其中，有 2 家入围地级城市医院标杆第一梯队，8 家入围地级城市医院标杆第二梯队，26 家入围地级城市医院标杆第三梯队。2 家入围县级医院标杆第一梯队，7 家入围县级医院标杆第二梯队，3 家入围县级医院标杆第三梯队（见表4）。在社会办医·单体医院标杆第一、第二、第三梯队中，没有医院入围顶级医院，也没有医院入围省单医院。

表4 2023 年社会办医·单体医院标杆第一、第二、第三梯队
与其他层级医院标杆交叉情况

交叉机构数（家）	地级城市医院标杆			县级医院标杆		
	第一梯队	第二梯队	第三梯队	第一梯队	第二梯队	第三梯队
1						
2	√			√		
3						√
7					√	
8		√				
26			√			

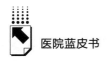

2. 竞争力要素分析

对社会办医·单体医院标杆第一梯队进行分析，2021~2023 年，在社会办医·单体医院标杆第一梯队中"全院职工人数/实开床位数"和"平均住院天数"逐年上升，"年住院手术量/年出院量"和"床位使用率"逐年下降，"高级职称人数/全院职工人数"变化不大。

从医疗技术来看，2023 年的"年住院手术量/年出院量"从高到低，依次为西部地区、东部地区、中部地区，其中东部地区与中部地区逐年下降，西部地区逐年上升。从 2021~2023 年高级职称人才占比来看，"高级职称人数/全院职工人数"从高到低依次为中部地区、东部地区、西部地区，中部地区与东部地区均较上年有所下降，西部地区与上年持平。从工作负荷来看，"全院职工人数/实开床位数"从高到低依次为东部地区、西部地区、中部地区，东部地区和西部地区逐年上升，中部地区较 2021 年有所下降。从运行效率来看，东部地区和中部地区"床位使用率"均较 2021 年有所下降，西部地区较 2021 年有所上升；东部地区"平均住院天数"逐年上升，中部和西部地区逐年下降（见表5）。

表5　2021~2023 年社会办医·单体医院标杆第一梯队各地区竞争力要素均值

竞争力要素	东部			中部			西部			社会办医·单体医院标杆第一梯队		
	2021年	2022年	2023年	2021年	2022年	2023年	2021年	2022年	2023年	2021年	2022年	2023年
年住院手术量/年出院量	0.43	0.40	0.37	0.41	0.37	0.31	0.38	0.44	0.44	0.41	0.41	0.38
高级职称人数/全院职工人数	0.11	0.13	0.12	0.12	0.15	0.13	0.08	0.09	0.09	0.11	0.13	0.12
全院职工人数/实开床位数（人/张）	1.41	1.57	1.67	1.54	1.39	1.41	1.37	1.47	1.53	1.43	1.53	1.63
床位使用率（%）	85.86	78.84	76.95	89.87	82.87	83.87	77.76	81.56	81.43	84.22	79.97	78.55
平均住院天数（天）	9.35	9.67	9.98	9.31	8.61	8.34	9.38	8.99	8.48	9.37	9.41	9.55

二 社会办医·单体医院标杆变动分析

（一）总体变动分析

2024年，社会办医·单体医院标杆第一梯队新入围的医院有4家，说明整体社会办医竞争态势较为稳定（见表6）。

表6 2022~2024年社会办医·单体医院标杆第一梯队新入围机构数

单位：家

年份	新入围机构数
2024	4
2023	2
2022	12

（二）新进单体医院标杆

2024年，社会办医·单体医院标杆第一梯队的变化不大。从起源来看，4家新进榜单医院中原创医院有3家，改制医院有1家；从类型来看，综合医院与专科医院各2家；从等级来看，这4家均为三级医院，表明2024年冲进第一梯队的都为优质的三级医院。

在跌出医院中，三级医院有3家，未定级1家。其中，原创医院有1家，改制医院有3家。从类型来看，4家均为综合医院（见表7）。

表7 2024年社会办医·单体医院标杆第一梯队新进医院、跌出医院情况

医院	等级		起源		类型	
	三级	二级	原创	改制	综合	专科
新进医院	4	0	3	1	2	2
跌出医院	3	0	1	3	4	0

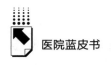

三 2024年海峡两岸及香港、澳门社会办医 医院竞争力分析

海峡两岸及香港、澳门社会办医医院是指位于中国大陆、中国台湾、中国香港、中国澳门，社会资本持股比例大于50%的股份制医院。本报告旨在初步探讨海峡两岸及香港、澳门社会办医现状，以及分析海峡两岸及香港、澳门社会办医医院的竞争态势。

（一）海峡两岸及香港、澳门社会办医现状

虽然社会办医医院在不同国家（地区）中的占比差异较大，但从全球角度来看，社会办医医院占比为48.5%，也就是说社会办医医院数量与公立医院数量基本相当。全球社会办医医院床位数占比为32.1%。这说明社会办医在全球各地医疗服务供给方面发挥着不可或缺的作用。

海峡两岸及香港、澳门的社会办医现状如表8和图9所示。

中国大陆社会办医医院占比为68.2%。但社会办医医院中的三级医院占比很低，2021年仅为2.0%，可见社会办医医院数量多而不强。社会办医是公立医疗服务体系的有益补充，主要提供非基本医疗卫生服务，满足群众多层次、多样化、差异化的健康服务需求。

台湾社会办医医院数占比和床位数占比分别为82.9%和67.8%，远超公立医院，也高于全球大多数国家（地区）的均值。这是由于台湾政府部门在20世纪70年代末积极推进各种医改措施，提高了社会办医医院的竞争能力，发展壮大了社会办医医院。

香港社会办医医院数占比和床位数占比分别为23.2%和14.6%，均远小于公立医院。事实上，香港采取的是以公立医疗为主、社会办医为辅的医疗服务体系，公立医疗属于第一阶层，提供基本的医疗服务，社会办医则提供更高质量和更舒适的医疗服务。

澳门有 6 家医院，其中 3 家是社会办医医院，占比为 50%；床位数为 801 张，占比为 46.5%。社会办医与公立医疗在当地医疗服务体系中平分秋色。

表 8　海峡两岸及香港、澳门社会办医医院基本情况

地区	社会办医医院		医院总数（家）	医院床位数（张）	社会办医医院床位	
	数量①（家）	占比（%）			数量②（张）	占比（%）
大陆	25230	68.2	36976	7662929	2299565	30.0
台湾	398	82.9	480	137026	92915	67.8
香港	13	23.2	56	35690	5207	14.6
澳门	3	50.0	6	1721	801	46.5

注：①数据来源于中国卫生健康事业发展统计公报、台湾卫生福利部、香港医院管理局、澳门卫生局。中国大陆为 2022 年数据，其余地区为 2023 年数据。中国香港医院总数不含惩教机构下辖的医院。②数据来源于中国卫生健康事业发展统计公报、台湾卫生福利部、香港特区政府统计处、澳门特区政府统计暨普查局。中国台湾为 2020 年数据，其余地区为 2022 年数据。中国香港医院总床位数不含惩教机构下辖的医院床位数。

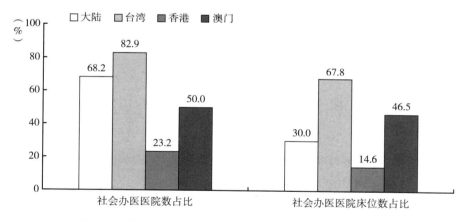

图 9　海峡两岸及香港、澳门社会办医医院数、床位数占比

由此可见，社会办医在海峡两岸及香港、澳门的医疗服务体系中发挥着不同的作用：大陆、香港均以公立医疗为主、社会办医为辅；台湾则相反，以社会办医为主、公立医疗为辅；澳门则是公立医疗、社会办医两者均衡发展。

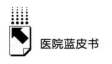
（二）海峡两岸及香港、澳门社会办医医院竞争力

利用广州艾力彼医院管理中心资料库，对海峡两岸及香港、澳门社会办医医院的医疗技术、资源配置、医院运营、学术科研四个维度进行综合评价，得出"2024年海峡两岸及香港、澳门社会办医医院标杆"（见附表4）。

1. 海峡两岸及香港、澳门社会办医医院的竞争态势

中国大陆标杆医院最多，有53家，其中三级甲等医院有33家，占62%。三级乙等、三级、其他等级医院各有7家、10家、3家。这些标杆医院分布在17个省（区、市），其中江苏的医院数量最多，有10家（见图10和图11）。

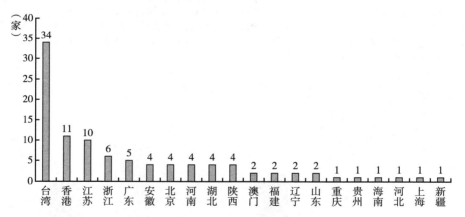

图10　2024年海峡两岸及香港、澳门社会办医医院标杆医院省（区、市）分布

资料来源：广州艾力彼医院管理中心资料库。

台湾有34家标杆医院，其中等级为医学中心（准医学中心）的有14家，占41%，其余20家医院的等级均是区域医院（见图12）。

香港、澳门分别有11家、2家标杆医院。香港、澳门的社会办医医院暂无具体医院分级。

综合考虑海峡两岸及香港、澳门社会办医医院标杆的数量、等级，大陆社会办医医院竞争力水平最高，其次是台湾、香港、澳门。

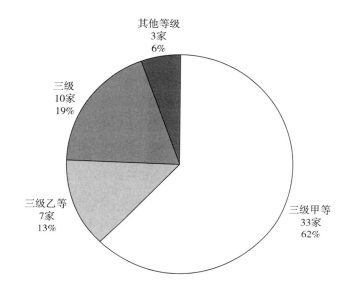

图 11 中国大陆社会办医医院标杆等级分布

说明：中国大陆医院分三级十等，三级甲等是目前最高等级。

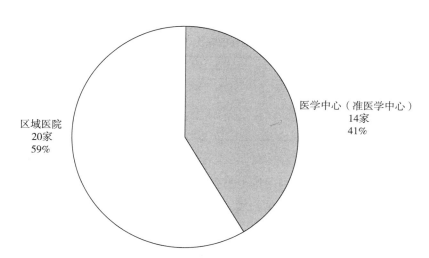

图 12 台湾社会办医医院标杆等级分布

说明：台湾医院分三个等级，由高到低依次为医学中心、区域医院、地区医院。

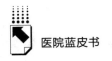

2.海峡两岸及香港、澳门社会办医医院医疗资源和服务效率

利用广州艾力彼医院管理中心资料库，计算出海峡两岸及香港、澳门社会办医医院标杆的医师数、床位数、医床比、门诊量、出院量5个指标的中位值（见表9），通过标准化（见表10）得出反映海峡两岸及香港、澳门社会办医医院标杆医疗资源和服务效率的雷达图（见图13）。

表9 2024年海峡两岸及香港、澳门社会办医医院标杆医师数、床位数、医床比、门诊量、出院量中位值

地区	医师数	床位数（张）	医床比	门诊量（万人）	出院量（万人）
大陆	481	1200	0.40	77.24	3.84
台湾	333	964	0.33	98.59	3.06
香港及澳门*	152	500	0.29	28.76	2.21

注：* 由于澳门只有2家标杆医院且它们之间相差较大，计算中位值会有较大偏差，故把澳门的标杆医院并入香港一起计算。

资料来源：广州艾力彼医院管理中心资料库。

表10 2024年海峡两岸及香港、澳门社会办医医院标杆标准化医师数、床位数、医床比、门诊量、出院量中位值

地区	医师数	床位数	医床比	门诊量	出院量
大陆	0.80	0.74	0.67	0.60	0.71
台湾	0.55	0.60	0.56	0.77	0.57
香港及澳门	0.25	0.31	0.49	0.22	0.41

如图13所示，大陆社会办医医院标杆在医师数、床位数、医床比、出院量4个指标中均领先于台湾、香港及澳门，总体的医疗资源和服务效率水平最高，台湾次之。台湾社会办医医院标杆的门诊量高于大陆、香港及澳门，这与当地实行以社会办医为主、公立医疗为辅的医疗服务体系相关。对比之下，香港及澳门社会办医医院标杆总体的医疗资源和服务效率最低，这与香港实行以公立医疗为主、社会办医为辅的医疗服务体系，以及澳门只有2家医院标杆规模较小有关。

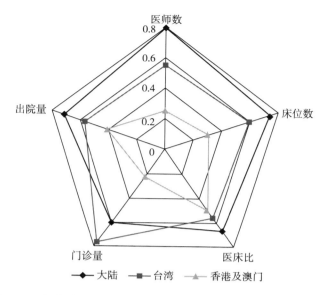

图 13　2024 年海峡两岸及香港、澳门社会办医医院标杆标准化医师数、床位数、医床比、门诊量、出院量中位值

四　结语

社会办医·单体医院正呈现强者愈强、弱者愈弱的格局。从入围医院标杆的等级和类型来看，社会办医·单体医院标杆第一梯队内有三级医院 94 家（其中，三级甲等 55 家），占比为 94%，社会办医·单体医院标杆第二、第三梯队内有三级医院 157 家（其中，三级甲等 25 家），三级医院占比为 39%。从 2024 年社会办医·单体医院标杆第一梯队新进医院来看，4 家医院均为三级医院，说明三级医院更加具备冲击榜单头部的实力和潜力。

经济发达而优质公立医院资源相对不那么集中的区域社会办医·单体医院的竞争力更强，如江苏、广东、浙江等省份，而如北京、上海等优质公立医疗资源相对集中的地区，社会办医·单体医院的竞争力相对薄弱。

社会办医·单体医院标杆与其他层级医院标杆的交叉情况显示，社会办

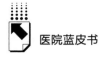

医·单体医院总体竞争力与公立医院存在较大差距。在社会办医·单体医院标杆中没有医院入围顶级医院标杆和省单医院标杆，仅2家入围地级城市医院标杆第一梯队，2家入围县级医院标杆第一梯队。这表明社会办医医院作为公立医院资源的有益补充，其综合竞争力和实力仍需提升。

2021~2023年，社会办医·单体医院标杆第一梯队"全院职工人数/实开床位数"和"平均住院天数"逐年上升，"年住院手术量/年出院量"和"床位使用率"逐年下降，"高级职称人数/全院职工人数"变化不大。

从医疗技术来看，2023年的"年住院手术量/年出院量"从高到低，依次为西部地区、东部地区、中部地区，其中东部地区与中部地区逐年下降，西部地区逐年上升。从2021~2023年高级职称人才占比来看，"高级职称人数/全院职工人数"从高到低依次为中部地区、东部地区、西部地区，中部地区与东部地区均较上年有所下降，西部地区与上年持平。从工作负荷来看，"全院职工人数/实开床位数"从高到低依次为东部地区、西部地区、中部地区，东部地区和西部地区逐年上升，中部地区较2021年有所下降。从运行效率来看，东部地区和中部地区"床位使用率"均较2021年有所下降，西部地区较2021年有所上升；东部地区"平均住院天数"逐年上升，中部和西部地区逐年下降。

海峡两岸及香港、澳门社会办医在当地医疗服务供给方面发挥不同的作用，内地、香港均以公立医疗为主、社会办医为辅；台湾则相反，以社会办医为主、公立医疗为辅；澳门则是公立医疗、社会办医两者均衡发展。

在2024年海峡两岸及香港、澳门社会办医医院标杆中，大陆医院竞争力最强，其次是台湾、香港、澳门。从医疗资源和服务效率来看，大陆水平最高，台湾次之，香港及澳门最低。

参考文献

庄一强、廖新波主编《中国智慧医院发展报告（2023）》，社会科学文献出版社，2023。

中华人民共和国民政部：《2019中华人民共和国行政区划简册》，中国地图出版社，2019。

中华人民共和国国家统计局：《2019中国统计年鉴》，中国统计出版社，2019。

刘国恩、官海静、高晨：《中国社会办医的现状分析》，《中国卫生政策研究》2013年第9期。

国家卫生健康委员会编《2022中国卫生健康统计年鉴》，中国协和医科大学出版社，2022。

《2023年1-8月全国医疗服务情况》，国家卫生健康委员会网站，http：//www. nhc. gov. cn/mohwsbwstjxxzx/s7967/202401/d6fd0c655fc04e0585ce143e014adc1a. shtml。

《2022年我国卫生健康事业发展统计公报》，国家卫生健康委员会网站，http：// www. nhc. gov. cn/guihuaxxs/s3585u/202309/6707c48f2a2b420fbfb739c393fcca92/files/9b3fddc 4703d4c9d9ad399bcca089f03. pdf。

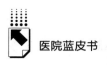

附表1　2024年社会办医·单体医院标杆第一梯队

序号	医院	省(区、市)	城市	级别	信息化评级（EMR/互联互通/智慧服务）	起源
1	佛山复星禅诚医院	广东	佛山	三甲		改制
2	东莞东华医院	广东	东莞	三甲	-/四级甲等/-	原创
3	东莞康华医院	广东	东莞	三甲		原创
4	濮阳市油田总医院	河南	濮阳	三甲		改制
5	浙江萧山医院	浙江	杭州	三乙		改制
6	首都医科大学三博脑科医院	北京	北京	三级		原创
7	南京医科大学附属明基医院	江苏	南京	三甲	-/四级甲等/-	原创
8	武汉市普仁医院	湖北	武汉	三甲	-/四级乙等/-	改制
9	上海交通大学医学院苏州九龙医院	江苏	苏州	三甲		原创
10	徐州矿务集团总医院	江苏	徐州	三甲	-/四级甲等/-	改制
11	西安高新医院	陕西	西安	三甲		原创
12	南京鼓楼医院集团宿迁医院	江苏	宿迁	三甲		改制
13	北京和睦家医院	北京	北京	二级		原创
14	武汉亚洲心脏病医院	湖北	武汉	三甲		原创
15	长安医院	陕西	西安	三甲		原创
16	厦门长庚医院	福建	厦门	三甲		原创
17	盘锦辽油宝石花医院	辽宁	盘锦	三甲		改制
18	树兰(杭州)医院	浙江	杭州	三甲	五级/-/3级	原创
19	浙江大学明州医院	浙江	宁波	三乙		原创
20	西安国际医学中心医院	陕西	西安	三甲		原创
21	贵州医科大学附属肿瘤医院	贵州	贵阳	三甲		改制
22	延安大学咸阳医院	陕西	咸阳	三甲		改制
23	厦门弘爱医院	福建	厦门	三级	五级/四级甲等/-	原创
24	南阳南石医院	河南	南阳	三甲		改制
25	温州康宁医院	浙江	温州	三甲		原创
26	海南省肿瘤医院	海南	海口	三甲		原创
27	北京大学国际医院	北京	北京	三级	-/四级甲等/-	原创
28	广东祈福医院	广东	广州	三甲		原创
29	南京江北医院	江苏	南京	三乙	-/四级甲等/-	改制
30	南京同仁医院	江苏	南京	三甲		原创
31	汕头潮南民生医院	广东	汕头	三乙		原创

续表

序号	医院	省(区、市)	城市	级别	信息化评级（EMR/互联互通/智慧服务）	起源
32	沭阳医院	江苏	宿迁	三乙	-/四级甲等/-	改制
33	沭阳县中医院	江苏	宿迁	三乙		改制
34	张家港澳洋医院	江苏	苏州	三级		原创
35	德驭医疗马鞍山总医院	安徽	马鞍山	三甲	-/四级甲等/-	改制
36	皖北煤电集团总医院	安徽	宿州	三甲	五级/四级甲等/-	改制
37	河南能源焦煤中央医院	河南	焦作	三甲		原创
38	徐州市肿瘤医院	江苏	徐州	三甲	-/四级甲等/-	原创
39	淮南东方医院集团总医院	安徽	淮南	三级	-/四级乙等/-	改制
40	新疆佳音医院	新疆	乌鲁木齐	三甲		原创
41	黄石爱康医院	湖北	黄石	三甲		改制
42	北京京煤集团总医院	北京	北京	三级	-/四级甲等/-	改制
43	重庆医科大学附属第三医院	重庆	重庆	三甲		原创
44	新郑华信民生医院	河南	郑州	三级		改制
45	涿州市医院	河北	保定	三甲		改制
46	淮南新华医疗集团新华医院	安徽	淮南	三甲		改制
47	阳光融和医院	山东	潍坊	三甲		原创
48	义乌复元私立医院	浙江	金华	二甲		原创
49	武汉市汉阳医院	湖北	武汉	三级		改制
50	上海杨思医院	上海	上海	未定级		原创
51	浙江金华广福医院	浙江	金华	三乙		改制
52	中一东北国际医院	辽宁	沈阳	三级		原创
53	济宁市第三人民医院	山东	济宁	三级	-/四级甲等/-	改制
54	北大医疗鲁中医院	山东	淄博	三甲	-/四级甲等/-	改制
55	泗洪医院	江苏	宿迁	三级		改制
56	河南宏力医院	河南	新乡	三甲		原创
57	西安大兴医院	陕西	西安	三甲		改制
58	漳州正兴医院	福建	漳州	三级	五级/-/-	原创
59	唐山中心医院	河北	唐山	三级	-/四级甲等/-	原创
60	吉林国文医院	吉林	长春	三甲		原创
61	河北中石油中心医院	河北	廊坊	三甲		改制
62	双鸭山双矿医院	黑龙江	双鸭山	三甲		改制

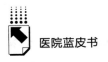

续表

序号	医院	省（区、市）	城市	级别	信息化评级（EMR/互联互通/智慧服务）	起源
63	淮南朝阳医院	安徽	淮南	三乙	-/四级乙等/-	原创
64	河北以岭医院	河北	石家庄	三甲		原创
65	深圳恒生医院	广东	深圳	三级		原创
66	鸡西鸡矿医院	黑龙江	鸡西	三甲		改制
67	山东国欣颐养集团枣庄中心医院	山东	枣庄	三甲		原创
68	漳州第三医院	福建	漳州	三级		改制
69	厦门莲花医院	福建	厦门	三级		原创
70	四川现代医院	四川	成都	三甲		原创
71	新郑天佑中医院	河南	郑州	二甲		改制
72	石家庄平安医院	河北	石家庄	三级		原创
73	松原吉林油田医院	吉林	松原	三甲		原创
74	厦门大学附属厦门眼科中心	福建	厦门	三甲		改制
75	苏州明基医院	江苏	苏州	三级	-/四级甲等/-	原创
76	河北燕达陆道培医院	河北	廊坊	三甲		原创
77	贵黔国际总医院	贵州	贵阳	三级	-/四级甲等/-	原创
78	四川锦欣西囡妇女儿童医院	四川	成都	三甲		改制
79	瓦房店第三医院	辽宁	大连	三级		改制
80	深圳华侨医院	广东	深圳	三级		原创
81	河北燕达医院	河北	廊坊	三甲		原创
82	江汉油田总医院	湖北	（省直辖县）潜江	三甲		改制
83	京东中美医院	河北	廊坊	三级		原创
84	北大医疗潞安医院	山西	长治	三甲		改制
85	沈阳何氏眼科医院	辽宁	沈阳	三级		原创
86	中山市陈星海医院	广东	中山	三甲		改制
87	郑州颐和医院	河南	郑州	三级		原创
88	兖矿新里程总医院	山东	济宁	三甲	-/四级甲等/-	改制
89	北京市健宫医院	北京	北京	三级		改制
90	北京燕化医院	北京	北京	三级		改制
91	南京鼓楼医院集团仪征医院	江苏	扬州	二甲		改制
92	广州复大肿瘤医院	广东	广州	三级		原创
93	深圳龙城医院	广东	深圳	三甲		原创
94	上海和睦家医院	上海	上海	未定级		原创

续表

序号	医院	省（区、市）	城市	级别	信息化评级（EMR/互联互通/智慧服务）	起源
95	广州中医药大学金沙洲医院	广东	广州	三级		原创
96	山西盈康一生总医院	山西	运城	三甲		改制
97	广州新市医院	广东	广州	三级		原创
98	中信湘雅生殖与遗传专科医院	湖南	长沙	三级		原创
99	成都上锦南府医院	四川	成都	三甲		原创
100	湖南旺旺医院	湖南	长沙	三级		原创

附表2　2024年社会办医·单体医院标杆第二梯队

序号	医院	省（区、市）	城市	级别	起源
101	鹤岗鹤矿医院	黑龙江	鹤岗	三甲	改制
102	吉林市化工医院	吉林	吉林	三甲	改制
103	泗阳医院	江苏	宿迁	二甲	改制
104	徐州仁慈医院	江苏	徐州	三级	原创
105	南通瑞慈医院	江苏	南通	三乙	原创
106	泰康仙林鼓楼医院	江苏	南京	三级	原创
107	西山煤电公司职工总医院	山西	太原	三乙	改制
108	西安凤城医院	陕西	西安	二甲	原创
109	西安宝石花长庆医院	陕西	西安	二甲	改制
110	上饶东信第五医院	江西	上饶	三甲	改制
111	葫芦岛市第二人民医院	辽宁	葫芦岛	三级	改制
112	苏州永鼎医院	江苏	苏州	三级	原创
113	山东国欣颐养集团莱芜中心医院	山东	济南	二甲	原创
114	广东顺德新容奇医院	广东	佛山	三级	改制
115	四川友谊医院	四川	成都	三甲	原创
116	宝鸡高新医院	陕西	宝鸡	三级	原创
117	沈阳维康医院	辽宁	沈阳	三级	原创
118	甘肃宝石花医院	甘肃	兰州	三甲	改制
119	六安世立医院	安徽	六安	三级	改制
120	京东誉美中西医结合肾病医院	河北	廊坊	三甲	原创
121	贵州医科大学附属白云医院	贵州	贵阳	三级	原创
122	盱眙县中医院	江苏	淮安	三级	改制

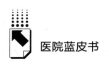

续表

序号	医院	省（区、市）	城市	级别	起源
123	兰考第一医院	河南	开封	三级	改制
124	广东同江医院	广东	佛山	三级	原创
125	齐齐哈尔建华医院	黑龙江	齐齐哈尔	三甲	改制
126	慈林医院	浙江	宁波	三乙	原创
127	黄山首康医院	安徽	黄山	三级	原创
128	泗阳县中医院	江苏	宿迁	三乙	改制
129	湘雅博爱康复医院	湖南	长沙	三甲	原创
130	天水407医院	甘肃	天水	三乙	改制
131	昆明同仁医院	云南	昆明	三甲	原创
132	包钢集团第三职工医院	内蒙古	包头	三甲	原创
133	潍坊眼科医院	山东	潍坊	三级	原创
134	北京新世纪儿童医院	北京	北京	二级	原创
135	成都西区医院	四川	成都	三甲	原创
136	华北石油管理局总医院	河北	沧州	三甲	改制
137	哈尔滨嘉润医院	黑龙江	哈尔滨	三级	原创
138	深圳禾正医院	广东	深圳	三级	原创
139	泰康同济（武汉）医院	湖北	武汉	三级	原创
140	前海人寿广州总医院	广东	广州	三级	原创
141	北京大学首钢医院	北京	北京	三级	改制
142	河南信合医院	河南	信阳	二甲	原创
143	重庆市黔江民族医院	重庆	重庆	三乙	原创
144	东莞常安医院	广东	东莞	二甲	原创
145	浙江康静医院	浙江	杭州	三级	改制
146	四川宝石花医院	四川	成都	三乙	改制
147	苏州广慈肿瘤医院	江苏	苏州	二甲	原创
148	宿迁市钟吾医院	江苏	宿迁	二甲	原创
149	成都京东方医院	四川	成都	三级	原创
150	川北医学院附属成都新华医院	四川	成都	三乙	原创
151	郓城诚信医院	山东	菏泽	二级	原创
152	山东国欣颐养集团肥城医院	山东	泰安	三乙	原创
153	合肥京东方医院	安徽	合肥	三级	原创
154	海宁康华医院	浙江	嘉兴	二甲	原创
155	贺州广济医院	广西	贺州	三级	改制
156	惠阳三和医院	广东	惠州	三级	原创

续表

序号	医院	省(区、市)	城市	级别	起源
157	重庆松山医院	重庆	重庆	三级	原创
158	东莞仁康医院	广东	东莞	二甲	原创
159	河南鹿邑真源医院	河南	周口	三级	原创
160	杭州口腔医院	浙江	杭州	二甲	原创
161	五四一总医院	山西	运城	三乙	原创
162	泉州德诚医院	福建	泉州	三级	原创
163	淮南东方医院集团肿瘤医院	安徽	淮南	三级	改制
164	巩义瑞康医院	河南	郑州	二甲	原创
165	东莞光华医院	广东	东莞	二级	原创
166	兴安界首中西医结合医院	广西	桂林	三甲	改制
167	湖南泰和医院	湖南	长沙	三级	原创
168	汕尾市人民医院	广东	汕尾	三级	改制
169	宝鸡市第三医院	陕西	宝鸡	三级	改制
170	黄骅开发区博爱医院	河北	沧州	二级	原创
171	灌南县人民医院	江苏	连云港	二甲	改制
172	中信惠州医院	广东	惠州	三级	原创
173	单县东大医院	山东	菏泽	二甲	原创
174	云南圣约翰医院	云南	昆明	三级	原创
175	北京北亚骨科医院	北京	北京	三级	原创
176	浙江新安国际医院	浙江	嘉兴	三级	原创
177	邯郸明仁医院	河北	邯郸	三甲	原创
178	成都誉美医院	四川	成都	二甲	原创
179	青岛开泰耳鼻喉头颈外科医院	山东	青岛	二级	原创
180	横店文荣医院	浙江	金华	二甲	原创
181	海南现代妇女儿童医院	海南	海口	三甲	原创
182	西藏阜康医院	西藏	拉萨	三级	原创
183	北大医疗康复医院	北京	北京	三级	原创
184	邳州东大医院	江苏	徐州	二级	原创
185	北京市朝阳区三环肿瘤医院	北京	北京	二级	原创
186	宣威云峰医院	云南	曲靖	二甲	原创
187	吉林心脏病医院	吉林	长春	三甲	原创
188	皖北康复医院	安徽	淮北	三级	改制
189	洋河第一医院	江苏	宿迁	三级	改制
190	扬州友好医院	江苏	扬州	二甲	原创

序号	医院	省(区、市)	城市	级别	起源
191	北京京都儿童医院	北京	北京	三级	原创
192	上海远大心胸医院	上海	上海	未定级	原创
193	扬州洪泉医院	江苏	扬州	二甲	原创
194	台州骨伤医院	浙江	台州	三乙	原创
195	义乌市稠州医院	浙江	金华	二甲	原创
196	茂名石化医院	广东	茂名	三级	改制
197	北京美中宜和妇儿医院	北京	北京	二级	原创
198	北大医疗淄博医院	山东	淄博	三级	改制
199	来安家宁医院	安徽	滁州	三级	原创
200	西安唐城医院	陕西	西安	二甲	原创
201	重庆三博长安医院	重庆	重庆	二级	改制
202	武汉亚心总医院	湖北	武汉	三级	原创
203	上海嘉会国际医院	上海	上海	未定级	原创
204	国文(长春)国际医院	吉林	长春	三级	原创
205	深圳中山妇产医院	广东	深圳	二级	改制
206	广州和睦家医院	广东	广州	二级	原创
207	冠县新华医院	山东	聊城	二甲	原创
208	苏州瑞华骨科医院	江苏	苏州	三级	原创
209	南昌三三四医院	江西	南昌	三级	改制
210	巨野县北城医院	山东	菏泽	二级	原创
211	东莞广济医院	广东	东莞	三级	原创
212	常州鼎武医院	江苏	常州	二级	原创
213	重庆三博江陵医院	重庆	重庆	二级	改制
214	贵州医科大学附属乌当医院	贵州	贵阳	三级	原创
215	安徽济民肿瘤医院	安徽	合肥	三级	原创
216	徐州矿务集团第二医院	江苏	徐州	二甲	改制
217	云南瑞奇德医院	云南	昆明	二级	原创
218	如皋博爱医院	江苏	南通	二甲	原创
219	海城市正骨医院	辽宁	鞍山	三甲	改制
220	鄂钢医院	湖北	鄂州	三乙	改制
221	诸城中医医院	山东	潍坊	三甲	改制
222	徐州新健康医院	江苏	徐州	三级	原创
223	昆山宗仁卿纪念医院	江苏	苏州	二甲	原创
224	佛山健翔医院	广东	佛山	三级	原创

续表

序号	医院	省（区、市）	城市	级别	起源
225	遂平仁安医院	河南	驻马店	二甲	原创
226	崇州市第二医院	四川	成都	二甲	改制
227	东营鸿港医院	山东	东营	三级	原创
228	台州博爱医院	浙江	台州	二甲	原创
229	淮南东方医院集团凤凰医院	安徽	淮南	二级	改制
230	武汉紫荆医院	湖北	武汉	三级	原创
231	株洲新兴医院	湖南	株洲	二级	原创
232	永州湘南肿瘤医院	湖南	永州	三级	原创
233	淮南新华医疗集团北方医院	安徽	淮南	二甲	改制
234	淮北朝阳医院	安徽	淮北	二甲	原创
235	上海安达医院	上海	上海	未定级	原创
236	安宁鑫湖医院	云南	昆明	二乙	原创
237	赣西肿瘤医院	江西	萍乡	二甲	改制
238	莆田盛兴医院	福建	莆田	二级	原创
239	苏州口腔医院	江苏	苏州	二级	改制
240	武汉爱尔眼科医院	湖北	武汉	三级	原创
241	河南（郑州）中汇心血管病医院	河南	郑州	二级	原创
242	武冈展辉医院	湖南	邵阳	二甲	原创
243	兖州九一医院	山东	济宁	三甲	改制
244	皖东人民医院	安徽	滁州	二甲	原创
245	曹县磐石医院	山东	菏泽	二级	原创
246	徐州市矿山医院	江苏	徐州	二甲	改制
247	昭通仁安医院	云南	昭通	二甲	原创
248	顺德和平外科医院	广东	佛山	三级	原创
249	泗洪县中医院	江苏	宿迁	二甲	改制
250	郑州大桥医院	河南	郑州	二甲	原创
251	宁波开发区中心医院	浙江	宁波	二乙	原创
252	营口方大医院	辽宁	营口	三级	原创
253	南京鼓楼医院集团安庆市石化医院	安徽	安庆	三级	改制
254	新钢中心医院	江西	新余	三级	改制
255	周口永兴医院	河南	周口	二级	原创
256	西安济仁医院	陕西	西安	二甲	原创
257	中国中铁阜阳中心医院	安徽	阜阳	三级	改制
258	周口永善医院	河南	周口	三级	原创

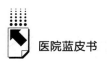
续表

序号	医院	省(区、市)	城市	级别	起源
259	广州白云山医院	广东	广州	三级	原创
260	上蔡蔡州医院	河南	驻马店	二级	原创
261	长沙爱尔眼科医院	湖南	长沙	二级	原创
262	宿迁东方医院	江苏	宿迁	二级	原创
263	天津北大医疗海洋石油医院	天津	天津	二甲	改制
264	成都爱尔眼科医院	四川	成都	三乙	原创
265	成都双楠医院	四川	成都	二甲	原创
266	荣县新城医院	四川	自贡	二甲	原创
267	沈阳爱尔眼科医院	辽宁	沈阳	三级	原创
268	沭阳县中兴医院	江苏	宿迁	二甲	改制
269	温州老年病医院	浙江	温州	未定级	改制
270	上海交通大学医学院附属瑞金医院舟山分院	浙江	舟山	三级	原创
271	宜春新建医院	江西	宜春	二甲	原创
272	潍坊市实力医院	山东	潍坊	二甲	原创
273	绵阳富临医院	四川	绵阳	三乙	原创
274	长沙南雅医院	湖南	长沙	二甲	原创
275	湄潭家礼医院	贵州	遵义	二级	原创
276	延安市博爱医院	陕西	延安	二甲	原创
277	深圳万丰医院	广东	深圳	二级	原创
278	福建三博福能脑科医院	福建	福州	三级	原创
279	东莞台心医院	广东	东莞	三级	原创
280	淄博万杰肿瘤医院	山东	淄博	三级	原创
281	六枝博大医院	贵州	六盘水	二级	原创
282	纳雍新立医院	贵州	毕节	二级	原创
283	贺州广济妇产医院	广西	贺州	二级	原创
284	重庆莱佛士医院(重庆慎安医院)	重庆	重庆	二级	原创
285	深圳远东妇产医院	广东	深圳	三级	原创
286	黄山新晨医院	安徽	黄山	二级	原创
287	常州明州康复医院	江苏	常州	二级	原创
288	北京京西肿瘤医院	北京	北京	二级	原创
289	武钢二医院	湖北	武汉	三乙	原创

续表

序号	医院	省（区、市）	城市	级别	起源
290	贵州茅台医院	贵州	仁怀	三级	原创
291	广州泰和肿瘤医院	广东	广州	三级	原创
292	淮安市淮阴医院	江苏	淮安	二甲	改制
293	贵港东晖医院	广西	贵港	三级	原创
294	安徽中科庚玖医院	安徽	合肥	三级	原创
295	重庆全域肿瘤医院	重庆	重庆	三级	原创
296	义乌复元第一医院	浙江	金华	未定级	原创
297	海南成美医院	海南	海口	三级	原创
298	博鳌超级医院	海南	琼海	未定级	原创
299	青岛新世纪妇儿医院	山东	青岛	二级	原创
300	苏州京东方医院	江苏	苏州	三级	原创

附表3　2024年社会办医·单体医院标杆第三梯队

医院	城市	级别	起源	医院	城市	级别	起源
吉林省							
吉林市康圣医院	吉林	二甲	原创	四平市肿瘤医院	四平	二级	改制
辽宁省							
大连港医院	大连	三级	原创	辽宁奉天中医院	沈阳	三甲	原创
大连何氏眼科医院	大连	三级	原创	沈阳兴齐眼科医院	沈阳	三级	原创
凌海大凌河医院	锦州	二甲	原创	营口何氏眼科医院	营口	未定级	原创
北京市							
北京马应龙长青肛肠医院	北京	三甲	原创	北京陆道培血液病医院	北京	三级	原创
北京王府中西医结合医院	北京	三甲	原创	北京和睦家康复医院	北京	二级	原创
北京和睦家京北妇儿医院	北京	三级	原创	北京明德医院	北京	二级	原创
北京爱育华妇儿医院	北京	三级	原创	北京市朝阳区桓兴肿瘤医院	北京	二级	原创
北京大望路急诊抢救医院	北京	三级	原创	北京嫣然天使儿童医院	北京	二级	原创

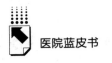
续表

医院	城市	级别	起源	医院	城市	级别	起源
河北省							
曲阳第一医院	保定	二级	原创	唐山弘慈医院	唐山	二甲	原创
保定裕东医院	保定	二级	原创	唐山利康医院	唐山	二级	原创
任丘康济新图医院	沧州	二级	原创	张家口宣钢医院	张家口	二甲	改制
石家庄长城医院	石家庄	二甲	原创				
内蒙古自治区							
赤峰铭仁医院	赤峰	二甲	改制	内蒙古朝聚眼科医院	胡尔浩特	三级	原创
阿鲁科尔沁安宁医院	赤峰	二甲	原创				
山西省							
大同新建康医院	大同	三级	原创	太原和平医院	太原	三级	原创
大同瑞慈康复医院	大同	二级	原创	华晋骨科医院	太原	三级	原创
大同现代医院	大同	二级	原创	忻州现代医院	忻州	二级	原创
晋城合聚心脑血管病医院	晋城	三级	原创	运城同德医院	运城	三级	原创
晋城康宁手外科医院	晋城	二甲	原创	长治云峰医院	长治	二甲	原创
朔州现代医院	朔州	二甲	原创				
天津市							
天津建华医院	天津	二级	原创	天津和睦家医院	天津	未定级	原创
天津石氏医院	天津	二级	原创				
安徽省							
亳州宝璋医院	亳州	三级	原创	无为济民医院	芜湖	二甲	原创
合肥长江医院	合肥	二甲	原创	芜湖广济医院	芜湖	二甲	原创
淮南东方医院集团广济医院	淮南	二甲	原创	芜湖邦尔骨科医院	芜湖	二级	原创
福建省							
福清融强医院	福州	二甲	原创	厦门弘爱康复医院	厦门	三级	原创
福州国德老年医院	福州	二级	原创	厦门科宏眼科医院	厦门	三级	原创
龙岩慈爱医院	龙岩	二乙	改制	厦门海沧新阳医院	厦门	二乙	原创
莆田涵江医院	莆田	三级	原创	厦门新开元医院	厦门	二级	原创
泉州滨海医院	泉州	三级	原创	福建漳浦天福医院	漳州	三级	原创
泉州东南医院	泉州	二甲	原创	莆田滨海医院	莆田	二甲	原创

续表

医院	城市	级别	起源	医院	城市	级别	起源
江苏省							
南京紫金医院	南京	三级	原创	泰州妇产医院	泰州	二甲	原创
南京扬子医院	南京	二甲	原创	无锡市虹桥医院	无锡	二甲	原创
南京江北新区德驭康复医院	南京	二级	原创	无锡国济康复医院	无锡	二级	原创
南京健嘉康复医院	南京	二级	原创	滨海新仁慈医院	盐城	二级	原创
南京明州康复医院	南京	二级	原创	滨海康达医院	盐城	二级	原创
泗洪县安颐医院	宿迁	三级	原创	扬州东方医院	扬州	二级	原创
沭阳铭和医院	宿迁	二甲	原创				
江西省							
南昌明州康复医院	南昌	二级	原创	余干仁和医院	上饶	二甲	原创
南昌健源康复医院	南昌	二级	原创	新余银河医院	新余	二甲	原创
山东省							
单县正大康复医院	菏泽	二级	原创	新泰洪强医院	泰安	三乙	原创
青岛莲池妇婴医院	青岛	二级	原创	潍坊潍城经开医院	潍坊	一级	原创
单县海吉亚医院	菏泽	二级	原创	淄博莲池妇婴医院	淄博	二甲	原创
临沂高新医院	临沂	二甲	原创				
上海市							
上海冬雷脑科医院	上海	三级	原创	上海赫尔森康复医院	上海	未定级	原创
上海慈源康复医院	上海	二级	原创	上海美华妇儿医院	上海	未定级	原创
上海永慈康复医院	上海	未定级	原创	国药康养泗泾照护中心	上海	未定级	原创
浙江省							
杭州顾连玺桥康复医院	杭州	未定级	原创	建德市中医院	杭州	二甲	改制
杭州明州脑康康复医院	杭州	未定级	原创	杭州顾连通济医院	杭州	二级	原创
杭州九和医院	杭州	未定级	原创	杭州绿康老年康复医院	杭州	二级	原创
杭州顾连上塘医院	杭州	未定级	改制	湖州康复医院	湖州	未定级	原创
杭州中兴医院	杭州	未定级	原创	长兴第二医院	湖州	未定级	改制
杭州明州医院	杭州	三级	原创	嘉善姚庄医院	嘉兴	未定级	原创
杭州邦尔医院	杭州	二乙	原创	海盐邦尔医院	嘉兴	未定级	原创

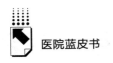

续表

医院	城市	级别	起源	医院	城市	级别	起源
浙江省							
嘉兴邦尔骨科医院	嘉兴	未定级	原创	衢州明州医院	衢州	未定级	原创
兰溪瑞康医院	金华	未定级	原创	衢州骨伤科医院	衢州	二乙	改制
金华顾连金帆康复医院	金华	二乙	原创	江山贝林医院	衢州	二乙	原创
浦江第二医院	金华	二乙	原创	仙居邦尔医院	台州	未定级	原创
缙云县田氏伤科医院	丽水	未定级	原创	乐清开发区同乐医院	温州	未定级	原创
宁波海曙顾连康复医院	宁波	未定级	原创	温州东华医院	温州	未定级	原创
宁波北仑明州康复医院	宁波	未定级	原创	普陀仁济医院	舟山	未定级	原创
宁波华信医院	宁波	三级	原创	舟山定海广华医院	舟山	二级	原创
江山邦尔骨科医院	衢州	未定级	原创				
河南省							
武陟济民医院	焦作	二甲	改制	郑州仁济医院	郑州	三级	原创
洛阳市东都医院	洛阳	二级	改制	郑州圣玛妇产医院	郑州	三级	原创
南阳张仲景医院	南阳	三甲	原创	郑州新华医院	郑州	二级	原创
南乐中兴医院	濮阳	二级	原创	周口协和骨科医院	周口	三级	原创
新乡同盟医院	新乡	二甲	原创				
湖北省							
武汉顾连康复医院	武汉	三级	原创	建始民族医院	恩施州	二级	原创
武汉太康医院	武汉	三级	原创	咸宁麻塘中医医院	咸宁	二甲	改制
武汉明州康复医院	武汉	二级	原创	宜城市仁杰医院	襄阳	二级	原创
武汉济和医院	武汉	二级	原创				
湖南省							
长沙珂信肿瘤医院	长沙	三级	原创	怀化沅陵南方医院	怀化	二级	原创
长沙三真康复医院	长沙	二级	原创	岳阳市广济医院	岳阳	二甲	改制
长沙明州康复医院	长沙	二级	原创	南华附二醴陵兆和医院	株洲	二级	原创
长沙康乃馨老年病医院	长沙	二级	原创				

续表

医院	城市	级别	起源	医院	城市	级别	起源
广东省							
东莞爱尔眼科医院	东莞	未定级	原创	梅州铁炉桥医院	梅州	二级	原创
东莞康怡医院	东莞	二级	原创	五华明鑫医院	梅州	二级	原创
佛山市禅城区永安医院	佛山	二级	原创	深圳宝田医院	深圳	一级	原创
广州东方医院	广州	二甲	原创	深圳爱尔眼科医院	深圳	未定级	原创
广州和平骨科医院	广州	二级	改制	深圳宝兴医院	深圳	二级	原创
广州仁爱天河医院	广州	二级	原创	深圳希玛林顺潮眼科医院	深圳	二级	原创
广州现代医院	广州	二级	原创	深圳新风和睦家医院	深圳	二级	原创
河源友好医院	河源	二级	原创	湛江西南医院	湛江	二甲	原创
惠州华康医院	惠州	三级	原创	四会万隆医院	肇庆	二甲	原创
广西壮族自治区							
大化民生宁医院	河池	二级	原创	南宁广济高峰医院	南宁	二级	原创
海南省							
三亚哈尔滨医科大学鸿森医院	三亚	三级	原创				
甘肃省							
华亭煤业集团总医院	平凉	二甲	原创				
青海省							
青海仁济医院	西宁	三乙	原创				
宁夏回族自治区							
吴忠市新区医院	吴忠	二甲	原创	宁夏宝丰医院	银川	未定级	原创
陕西省							
西安市华山中心医院	西安	二甲	原创	西安冶金医院	西安	二级	原创
新疆维吾尔自治区							
新疆心脑血管病医院	乌鲁木齐	三甲	原创				
重庆市							
重庆康心医院	重庆	三级	原创	重庆爱尔眼科医院	重庆	未定级	原创
重庆安琪儿妇产医院	重庆	三级	原创	重庆东华医院	重庆	二甲	原创
重庆海吉亚医院	重庆	三级	原创	重庆广达康复医院	重庆	二级	原创
重庆红岭医院	重庆	二甲	改制	重庆渝东医院	重庆	二级	改制
重庆骑士医院	重庆	二甲	原创				

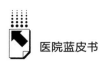
续表

医院	城市	级别	起源	医院	城市	级别	起源
贵州省							
贵阳市第六医院	贵阳	二甲	原创	仁怀新朝阳医院	遵义	二级	原创
四川省							
成都黄再军医院	成都	一级	原创	广汉市骨科医院	德阳	二甲	原创
天府新区顾连禾泰康复医院	成都	未定级	原创	德阳第五医院	德阳	二甲	改制
成都顾连锦宸康复医院	成都	三级	原创	眉山肿瘤医院	眉山	三级	原创
成都老年康疗院	成都	二甲	改制	丹棱南苑中医医院	眉山	二乙	原创
成都长江医院	成都	二甲	原创	绵阳顾连康复医院	绵阳	三级	原创
成都锦江大观医院	成都	二甲	原创	第十九冶金建设公司职工医院	攀枝花	二甲	原创
攀钢集团成都医院	成都	二甲	原创				
云南省							
昆明三博脑科医院	昆明	三级	原创	师宗现代医院	曲靖	二甲	原创
昆明市第一人民医院星耀医院	昆明	二级	原创				

附表 4　2024 年海峡两岸及香港、澳门社会办医医院标杆

序号	医院名称	城市	医院等级
1	长庚医疗财团法人林口长庚纪念医院	台湾桃园	医学中心
2	中国医药大学附设医院	台湾台中	医学中心
3	长庚医疗财团法人高雄长庚纪念医院	台湾高雄	医学中心
4	台湾基督长老教会马偕医疗财团法人马偕纪念医院	台湾台北	医学中心
5	财团法人私立高雄医学大学附设中和纪念医院	台湾高雄	医学中心
6	香港养和医院	香港	
7	彰化基督教医疗财团法人彰化基督教医院	台湾彰化	医学中心
8	医疗财团法人徐元智先生医药基金会附设亚东纪念医院	台湾新北	医学中心
9	奇美医疗财团法人奇美医院	台湾台南	医学中心
10	香港浸信会医院	香港	
11	国泰医疗财团法人泰综合医院	台湾台北	医学中心
12	义大医疗财团法人义大医院	台湾高雄	准医学中心
13	中山医学大学附设医院	台湾台中	医学中心

续表

序号	医院名称	城市	医院等级
14	圣德肋撒医院	香港	
15	新光医疗财团法人新光吴火狮纪念医院	台湾台北	医学中心
16	港怡医院	香港	
17	佛教慈济医疗财团法人台北慈济医院	台湾台北	医学中心
18	佛山复星禅诚医院	广东佛山	三甲
19	台北医学大学附设医院	台湾台北	区域医院
20	佛教慈济医疗财团法人花莲慈济医院	台湾花莲	医学中心
21	振兴医疗财团法人振兴医院	台湾台北	区域医院
22	镜湖医院	澳门	
23	长庚医疗财团法人嘉义长庚纪念医院	台湾嘉义县	区域医院
24	东莞东华医院	广东东莞	三甲
25	戴德森医疗财团法人嘉基督教医院	台湾嘉义市	区域医院
26	童综医疗社团法人童综合医院	台湾台中	区域医院
27	香港港安医院	香港	
28	长庚医疗财团法人基隆长庚纪念医院	台湾基隆	区域医院
29	天主教耕莘医疗财团法人耕莘医院	台湾新北	区域医院
30	圣保禄医院	香港	
31	秀传医疗社团法人秀传纪念医院	台湾彰化	区域医院
32	东莞康华医院	广东东莞	三甲
33	濮阳市油田总医院	河南濮阳	三甲
34	浙江萧山医院	浙江杭州	三乙
35	光田医疗社团法人光田综合医院	台湾台中	区域医院
36	首都医科大学三博脑科医院	北京	三级
37	南京医科大学附属明基医院	江苏南京	三甲
38	武汉市普仁医院	湖北武汉	三甲
39	佛教慈济医疗财团法人大林慈济医院	台湾嘉义县	区域医院
40	上海交通大学医学院附属苏州九龙医院	江苏苏州	三甲
41	徐州矿务集团总医院	江苏徐州	三甲
42	西安高新医院	陕西西安	三甲
43	南京鼓楼医院集团宿迁医院	江苏宿迁	三甲
44	北京和睦家医院	北京	二级
45	武汉亚洲心脏病医院	湖北武汉	三甲
46	长安医院	陕西西安	三甲
47	厦门长庚医院	福建厦门	三甲

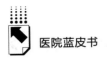
续表

序号	医院名称	城市	医院等级
48	台湾基督长老教会马偕医疗财团法人新竹马偕纪念医院	台湾新竹	区域医院
49	盘锦辽油宝石花医院	辽宁盘锦	三甲
50	树兰(杭州)医院	浙江杭州	三甲
51	浙江大学明州医院	浙江宁波	三乙
52	西安国际医学中心医院	陕西西安	三甲
53	贵州省肿瘤医院	贵州贵阳	三甲
54	延安大学咸阳医院	陕西咸阳	三甲
55	厦门弘爱医院	福建厦门	三级
56	仁安医院	香港	
57	南阳南石医院	河南南阳	三甲
58	医疗财团法人罗许基金会罗东博爱医院	台湾宜兰	区域医院
59	温州康宁医院	浙江温州	三甲
60	香港中文大学医院	香港	
61	海南省肿瘤医院	海南海口	三甲
62	佛教慈济医疗财团法人台中慈济医院	台湾台中	区域医院
63	嘉诺撒医院	香港	
64	秀传医疗财团法人彰滨秀传纪念医院	台湾彰化	区域医院
65	北京大学国际医院	北京	三级
66	广东祈福医院	广东广州	三甲
67	南京江北医院	江苏南京	三乙
68	南京同仁医院	江苏南京	三甲
69	汕头潮南民生医院	广东汕头	三乙
70	沭阳医院	江苏宿迁	三乙
71	沭阳县中医院	江苏宿迁	三乙
72	张家港澳洋医院	江苏苏州	三级
73	行天宫医志业医财团法人恩主公医院	台湾新北	区域医院
74	德驭医疗马鞍山总医院	安徽马鞍山	三甲
75	皖北煤电集团总医院	安徽宿州	三甲
76	河南能源焦煤中央医院	河南焦作	三甲
77	徐州市肿瘤医院	江苏徐州	三甲
78	淮南东方医院集团总医院	安徽淮南	三级
79	联新国际医院	台湾桃园	区域医院
80	新疆佳音医院	新疆乌鲁木齐	三甲
81	澄清综合医院中港分院	台湾台中	区域医院

续表

序号	医院名称	城市	医院等级
82	黄石爱康医院	湖北黄石	三甲
83	辅仁大学学校财团法人辅仁大学附设医院	台湾新北	区域医院
84	北京京煤集团总医院	北京	三级
85	重庆医科大学附属第三医院	重庆	三甲
86	新郑华信民生医院	河南郑州	三级
87	涿州市医院	河北保定	三甲
88	奇美医疗财团法人柳营奇美医院	台湾台南	区域医院
89	淮南新华医疗集团新华医院	安徽淮南	三甲
90	阳光融和医院	山东潍坊	三甲
91	义乌復元私立医院	浙江金华	二甲
92	宝血医院(明爱)	香港	
93	武汉市汉阳医院	湖北武汉	三级
94	上海杨思医院	上海	未定级
95	明德国际医院	香港	
96	浙江金华广福医院	浙江金华	三乙
97	中一东北国际医院	辽宁沈阳	三级
98	医疗财团法人辜公亮基金会和信治癌中心医院	台湾台北	区域医院
99	济宁市第三人民医院	山东济宁	三级
100	澳门科大医院	澳门	

B.12
2024年社会办医·医院集团发展报告

蔡 华 任耀辉 梁竞涛 周韬涛*

摘 要： 本报告主要以2024年社会办医·医院集团标杆（100家）为研究对象，揭示民营医疗市场的现状和发展趋势。研究发现，2024年社会办医·医院标杆集团共有1596家成员医院，较上年增加177家，反映出医疗市场整体规模在不断扩张。在社会办医·医院集团标杆中，位于头部的医院数量增长较快，而位于尾部的医院数量有所减少。从医院类别来看，综合医院仍是主导，专科医院呈现多样化趋势。医疗市场分布集中度不断提升，医院集团总部主要分布在北京、上海等城市，华东和华北地区仍是社会办医·医院集团主要的分布区域。同时，社会办医·医院集团的上市活动显著增加，预计将迎来"上市潮"，但市场竞争加剧以及严格的退市制度给社会办医·医院集团带来挑战。因此，社会办医·医院集团应坚持质量至上，走高质量发展道路，强化规范化和可持续经营管理，以确保长期稳定的增长和持续发展。

关键词： 社会办医·医院集团 医疗市场 高质量发展

一 研究对象与方法

社会办医·医院集团指在中国大陆运营的由同一个企业集团法人控制（全资、控股、可合并报表）的独立法人医院所组成的医疗机构群体，含ST

---

* 蔡华，广州艾力彼医院管理中心副主任；任耀辉，广州艾力彼医院管理中心助理主任；梁竞涛，广州艾力彼医院管理中心数据分析师；周韬涛，广州艾力彼医院管理中心数据分析师。

上市医服企业，不含无股权关系的集团、医联体、医共体等医疗协作组织。

社会办医·医院集团标杆指在社会办医·医院集团中，具有代表性、综合实力强、服务水平高、可作为业界标杆的100家社会办医·医院集团。

本报告主要以2024年社会办医·医院集团标杆（100家）为研究对象，用计数法统计相关数据，并与2023年的相关数据进行对比。

二 研究结果与分析

（一）社会办医·医院集团标杆旗下成员医院数量有所增加，规模扩张

2024年，社会办医·医院集团标杆（100家）共有成员医院1596家，与上年相比增加177家。深入分析发现，头部标杆医院集团旗下成员医院数量增长较快，从2023年的53.3家增加到2024年的63.3家；尾部标杆集团旗下成员医院数量有所减少，从2023年的6.8家减少至2024年的4.9家，减少了1.9家；社会办医·医院集团标杆旗下成员医院数量保持稳定增长态势，从2023年的14.19家增至2024年的15.96家，增加了1.77家（见表1）。

表1 2023~2024年社会办医·医院集团标杆旗下成员医院数量

单位：家

社会办医·医院集团标杆分层	2023年	2024年	变化
头部标杆	53.3	63.3	10.0
尾部标杆	6.8	4.9	-1.9
社会办医·医院集团标杆	14.19	15.96	1.77

可见，社会办医·医院集团标杆在激烈的市场竞争下依然呈现稳定的增长态势，且头部标杆规模持续扩张，是通过并购、兼并或自主建设新医院实现的；但尾部标杆竞争力出现下降，可能面临经营困难、管理不善或市场竞争力不足等挑战。

通过对社会办医·医院集团标杆发展现状进行分析，可知行业内存在发

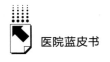
展不平衡的现象。未来，随着医疗行业的竞争加剧，这种不平衡可能进一步加剧，导致行业内部的集中化趋势更加明显；同时，随着政策的逐步落实，预计会有更多的医疗机构加入集团化运营的行列，集团化和规模化发展将成为主流。

（二）社会办医·医院集团标杆仍以综合医院为主，新增肿瘤专科医院集团，妇儿科与骨科略有减少

由图1可知，2024年，在社会办医·医院集团标杆中，综合类别医院集团数量略微增加，从73家增加到74家，这反映出群众对全方位医疗服务的需求稳定增长。专科类别医院集团略有减少，从27家减少到26家，但涵盖的专业方向从12个增加到13个，这说明随着患者对医疗服务需求的多样化和个性化，医院集团未来将更加注重提供全方位、多元化的医疗服务。

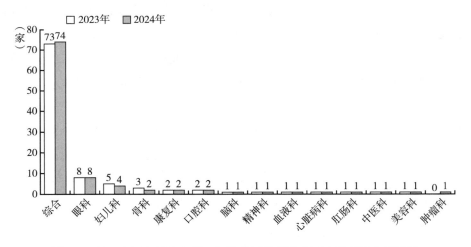

图1　2023~2024年社会办医·医院集团标杆综合及专科医院集团数量

进一步分析发现，眼科、康复科、口腔科、脑科、精神科、血液科、心脏病科、肛肠科、中医科、美容科10个专科类别医院集团在数量上保持不变，说明在这些领域医疗需求相对稳定；肿瘤科从2023年的0家增加到2024年的1家，而妇儿科、骨科均减少1家，这反映了医疗市场的需求变

化以及医院自身调整的情况。

综上所述，2024 年社会办医·医院集团标杆仍以综合医院为主导，专科医院为辅助。综合类别医院集团仍继续发挥重要作用，专科类别医院集团大部分保持稳定，仍以眼科、妇儿科为主导，但随着人们健康意识的提高和医疗技术的不断进步，对肿瘤治疗等特定领域的高端医疗服务需求会不断增加。

（三）社会办医·医院集团标杆总部主要分布在华东和华北地区，城市主要集中在北京和上海

在城市分布上，2024 年社会办医·医院集团标杆总部共分布在 40 个城市，其中国内城市 39 个、海外城市 1 个；与上年相比，减少了 1 个国内城市。2024 年，新增廊坊、桃园 2 个城市，2023 年的新竹、拉萨和合肥 3 个城市退出，表明社会办医·医院集团分布更加集中，面临的医疗市场竞争愈加激烈。

北京和上海依然是社会办医·医院集团总部的主要集中地，分别有 26 家和 11 家医院集团标杆总部，这两个城市在医疗产业中依然占据主导地位；其他城市的医院集团总部数量较少，大多数城市只有 1~2 家医院集团总部。此外，香港和新加坡在医疗产业中的地位也值得关注（见图 2）。

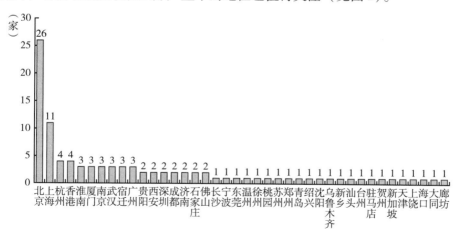

图 2　2024 年社会办医·医院集团标杆总部城市分布

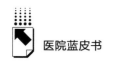

与 2023 年相比，北京的医院集团总部数量增加了 1 家，上海、香港、深圳、淮南均增加了 1 家。可见，越来越多的医院集团将总部设立在少数几个核心城市。未来医疗资源能得到更好的管理与集中利用，但同时会加剧医疗市场的竞争与医疗资源分布不平衡的现象。

2024 年，社会办医·医院集团标杆总部分布在华东、华北、华南、华中、西南、西北、东北、新加坡八大地区，按集团总部数量可将八大地区划分为三大梯队：第一梯队是华东、华北地区，第二梯队是华南、华中和西南地区，第三梯队是西北、东北和新加坡地区。

从地区分布情况来看，近年来华东地区社会办医·医院集团标杆总部数量有所减少，但仍是数量最多的地区，有 38 家；华北地区有所增加，从 2023 年的 29 家增加到 2024 年的 31 家，且 2022~2023 年增加 3 家，表明华北地区医疗市场呈现增长势头；华南地区略有增加，从 14 家增加到 15 家；西南地区减少 2 家，从 6 家减少到 4 家，可能面临医疗资源分布不均衡、经济发展水平不如东部地区等问题，导致医院集团数量减少。

从梯队分布情况来看，第一梯队（华东地区、华北地区）的医院集团总部数量占比达 69%，比上年增加 1 个百分点，说明经济发达、人口密集、医疗资源丰富的地区更能吸引医院集团总部落户；第二梯队（华南地区、华中地区、西南地区）的医院集团总部数量相对较少，这些地区虽然不及华东和华北地区发达，但也具有较强的经济活力和医疗市场潜力，吸引了一定数量的医院集团总部；第三梯队的医院集团总部数量较少，主要分布在西北地区、东北地区和海外（新加坡），占比仅为 5%（见图 3）。

（四）社会办医·医院集团标杆上市呈集中化趋势，上市标杆集团总部主要集中在北京、上海

2024 年，社会办医·医院集团标杆中上市集团从 2023 年的 35 家增加到 36 家，但上市集团总部分布城市从 20 个减少为 19 个（少了台州），表明上市集团的分布呈现集中化趋势。北京和上海依然是上市集团总部数量最多的城市，分别为 11 家和 5 家，其中北京较上年增加 2 家、上海增加 1 家，

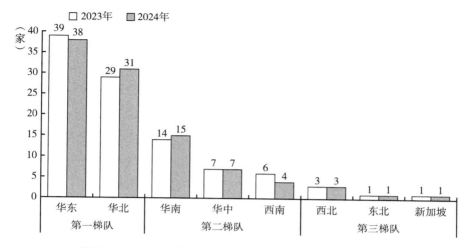

图3　2023~2024年社会办医·医院集团标杆总部地区分布

这两个城市在医疗产业中的影响力较大，发展态势良好；其他城市的上市集团总部数量变化不大，大多为1~2家，表明上市集团的分布相对分散。2024年，上市集团总部分布在15个省（市）和特别行政区，数量排在前3位的是北京、上海、浙江（见图4）。

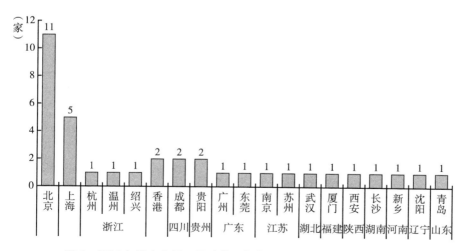

图4　2024年社会办医·医院集团标杆中上市集团总部城市分布

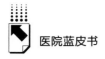

2023~2024年多家社会办医·医疗集团集中上市，民营医疗市场进入复苏期。2024年4月3日，港交所官网显示，明基医院集团股份有限公司（华东地区最大的社会办医·医院集团）递交港交所上市申请。2024年1月9日，美中嘉和医学技术发展集团股份有限公司成功在港交所主板挂牌上市。2023年12月18日、22日、29日，北京圆心科技集团股份有限公司、爱维艾夫医院集团有限公司、健康之路股份有限公司分别在港交所递交上市申请。2023年5月5日，三博脑科医院管理集团股份有限公司成功在深交所创业板上市。

但也存在部分社会办医·医院集团终止上市甚至退市的现象。2023年5月22日，上交所决定终止"辅仁药业"上市；6月5日，"和佳医疗"的股票被深交所终止上市；6月9日，"宜华健康"摘牌退市。

综上，随着民营医疗市场的复苏，未来可能会迎来"上市潮"，但在激烈的市场竞争以及严格的退市制度的双重压力下，民营医疗集团只有坚持质量至上，走高质量发展道路，走规范化、可持续经营管理之路，才能在市场中保持竞争优势，实现长期稳定的增长和可持续发展。

三 结语

社会办医·医院集团标杆规模呈现持续扩张态势，2024年社会办医·医院集团标杆旗下成员医院数量增加到1596家，比上年增加177家，成员医院数量稳定增长。

综合医院集团占据主导地位且数量持续增加，专科医院集团数量略有减少但专业方向有所增加。反映了社会办医·医院集团在激烈的市场竞争中，其结构在不断调整，呈现多元化发展趋势，其中肿瘤专科医院发展迅速，市场潜力较大。

社会办医·医院集团标杆分布高度集中，且集中度不断提升。标杆医院集团总部主要集中在北京、上海等一线城市，反映出市场资源的集中度在不断提升。

民营医疗市场的活跃度不断提高。2023~2024年多家社会办医·医院集团上市或递交上市申请，上市活动明显增加意味着民营医疗市场的复苏，但社会办医·医院集团也将面临更为严格的监管和更大的退市压力。

社会办医·医院集团越来越重视规范化运营与提质降本增效。在面对市场竞争压力加剧、规模扩张的同时，社会办医·医院集团需满足政策监管和合规要求，在规范化运营管理的前提下，坚持高质量发展，借助社会办医·医院集团的平台优势，以整合管理实现提质降本增效的目标，促进集团长期稳定增长和可持续发展。

参考文献

庄一强、廖新波主编《中国智慧医院发展报告（2023）》，社会科学文献出版社，2023。

庄一强、廖新波主编《中国智慧医院发展报告（2022）》，社会科学文献出版社，2022。

樊骏：《民营医院逆势扩张 我省建设高水平医院再添助力》，《今日财经》2024年4月11日。

曾心怡等：《民营医院医疗服务水平的地区分布特征及影响因素》，《中国医院》2024年第1期。

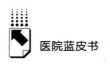

附表　2024年社会办医·医院集团标杆

单位：家

序号	集团名称	总部所在地	旗下医院数量	三级医院数量(综合/专科)	标杆医院	是否上市
1	爱尔眼科医院集团股份有限公司	长沙	256	0/47	武汉爱尔眼科医院	是
2	复星健康科技（集团）有限公司	上海	15	3/2	佛山复星禅诚医院	是
3	华润医疗控股有限公司	北京	81	10/3	华润武钢总医院	是
4	通用环球医疗集团有限公司	北京	34	5/0	鞍钢集团总医院	是
5	国药医疗健康产业有限公司	北京	42	8/0	国药同煤总医院	否
6	通用技术宝石花医疗集团	北京	52	8/0	盘锦辽油宝石花医院	否
7	宁波明州医疗集团有限公司	宁波	46	3/8	浙江大学明州医院	否
8	新里程健康集团有限公司	北京	75	13/0	晋城大医院	是
9	远东宏信健康产业发展有限公司	上海	25	4/0	泗阳县中医院	是
10	三博脑科医院管理集团股份有限公司	北京	7	0/5	首都医科大学三博脑科医院	是
11	通用技术集团医疗健康有限公司	北京	50	6/0	三二〇一医院	否
12	贵州信邦制药股份有限公司	贵阳	6	2/1	贵州省肿瘤医院	是
13	广东康华医疗股份有限公司	东莞	5	1/1	东莞康华医院	是
14	和睦家医疗集团	北京	11	2/1	北京和睦家医院	否
15	西安国际医学投资股份有限公司	西安	3	2/0	西安高新医院	是
16	北大医疗管理有限责任公司	北京	36	4/2	北京大学国际医院	否
17	淮南东方医院集团	淮南	11	2/1	淮南东方医院集团总医院	否
18	金陵药业股份有限公司	厦门	4	2/0	南京鼓楼医院集团宿迁医院	是
19	华厦眼科医院集团股份有限公司	南京	57	0/9	厦门大学附属厦门眼科中心	是
20	温州康宁医院股份有限公司	温州	32	0/1	温州康宁医院	是
21	湖北普仁医疗管理集团有限公司	武汉	8	1/0	武汉市普仁医院	否
22	中信医疗健康产业集团有限公司	北京	7	3/2	中信湘雅生殖与遗传专科医院	否

续表

序号	集团名称	总部所在地	旗下医院数量	三级医院数量(综合/专科)	标杆医院	是否上市
23	通策医疗股份有限公司	杭州	74	0/4	杭州口腔医院	是
24	同仁医疗产业集团有限公司	深圳	2	2/0	南京同仁医院	否
25	锦欣生殖医疗集团有限公司	成都	6	0/3	四川锦欣西囡妇女儿童医院	是
26	淮海医院管理(徐州)有限公司	徐州	18	1/0	徐州矿务集团总医院	否
27	康健国际医疗集团有限公司	香港	4	1/0	南阳南石医院	是
28	海吉亚医疗控股有限公司	上海	16	4/0	长安医院	是
29	明基佳世达集团	台湾	2	2/0	南京医科大学附属明基医院	否
30	陆道培医疗集团	北京	3	0/3	河北燕达陆道培医院	否
31	邦尔骨科医院集团股份有限公司	杭州	18	2/2	杭州邦尔医院	否
32	江苏澳洋健康产业股份有限公司	苏州	4	1/0	张家港澳洋医院	是
33	河南华信民生健康产业集团	郑州	4	1/0	新郑华信民生医院	否
34	瑞慈医疗服务控股有限公司	上海	1	1/0	南通瑞慈医院	是
35	航天医疗健康科技集团有限公司	北京	10	5/0	航天中心医院	否
36	德驭医疗管理集团有限公司	南京	5	2/0	南京江北医院	否
37	成都普瑞眼科医院股份有限公司	成都	27	0/12	成都普瑞眼科医院	是
38	弘和仁爱医疗集团有限公司	北京	5	0/1	上海杨思医院	是
39	沭阳县中医院集团	宿迁	8	1/0	沭阳县中医院	否
40	深圳市精诚医疗管理集团有限公司	深圳	4	1/0	延安大学咸阳医院	否
41	江苏省沭阳医院	宿迁	4	1/0	沭阳医院	否
42	香港亚洲医疗集团	香港	4	2/2	武汉亚洲心脏病医院	否
43	淮南新华医疗集团	淮南	2	2/0	淮南新华医疗集团新华医院	否
44	盈康生命科技股份有限公司	青岛	7	2/0	山西盈康一生总医院	是

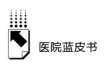
续表

序号	集团名称	总部所在地	旗下医院数量	三级医院数量(综合/专科)	标杆医院	是否上市
45	山东颐养健康产业发展集团有限公司	济南	41	4/1	山东国欣颐养集团枣庄中心医院	否
46	中美医疗集团	北京	7	1/1	京东中美医院	否
47	华北医疗健康产业集团有限公司	石家庄	26	2/0	峰峰总医院	否
48	创新医疗管理股份有限公司	绍兴	4	1/0	齐齐哈尔建华医院	是
49	泗洪医院集团	宿迁	4	1/0	泗洪医院	否
50	辽宁何氏眼科医院集团股份有限公司	沈阳	38	0/3	沈阳何氏眼科医院	是
51	树兰医疗管理股份有限公司	杭州	5	3/0	树兰(杭州)医院	否
52	希玛眼科医疗控股有限公司	香港	10	0/1	深圳希玛林顺潮眼科医院	是
53	佳音医院集团股份有限公司	乌鲁木齐	7	0/2	新疆佳音医院	否
54	河北平安健康集团股份有限公司	石家庄	7	1/0	石家庄平安医院	否
55	厦门建发弘爱医疗集团有限公司	厦门	3	1/2	厦门弘爱医院	否
56	山东市立医院控股集团股份公司	济南	14	0/0	单县东大医院	否
57	宏力医疗管理集团有限公司	新乡	1	1/0	河南宏力医院	是
58	北京爱康医疗投资控股集团有限公司	北京	4	1/0	黄石爱康医院	否
59	武汉和润合医院管理有限公司	武汉	20	2/0	武汉市汉阳医院	否
60	瑞尔集团有限公司	北京	10	0/0	北京瑞泰口腔医院	是
61	祈福医疗集团有限公司	广州	1	1/0	广东祈福医院	否
62	凤凰医疗集团	北京	8	1/1	北京燕化医院	否
63	顾连医疗集团	上海	18	0/5	湘雅博爱康复医院	否
64	广东固生堂中医养生健康科技股份有限公司	广州	3	0/0	北京固生堂潘家园中医医院	是
65	新世纪医疗控股有限公司	北京	2	0/0	北京新世纪儿童医院	是

续表

序号	集团名称	总部所在地	旗下医院数量	三级医院数量（综合/专科）	标杆医院	是否上市
66	泰康健康产业投资控股有限公司	北京	15	3/1	泰康仙林鼓楼医院	否
67	厦门莲花医养集团	厦门	2	1/0	厦门莲花医院	否
68	宜华健康医疗股份有限公司	汕头	7	1/0	南昌三三四医院	否
69	浙江和康医疗集团	杭州	11	0/0	黄山新晨医院	否
70	浙江天瑞医疗投资管理集团股份有限公司	台州	6	0/0	台州博爱医院	否
71	河南大河医疗集团有限公司	驻马店	9	0/0	遂平仁安医院	否
72	上海嘉愈医疗投资管理有限公司	上海	3	1/1	广州复大肿瘤医院	否
73	广西广济医院投资管理集团有限公司	贺州	5	0/0	贺州广济妇产医院	否
74	上海均瑶医疗健康科技有限公司	上海	2	0/0	沭阳县中兴医院	否
75	朗姿股份有限公司	北京	8	0/0	四川米兰柏羽医学美容医院	是
76	国中康健集团有限公司	北京	9	2/0	北京电力医院	否
77	广东健翔医院管理集团有限公司	佛山	6	0/1	佛山健翔医院	否
78	香港九龙集团	香港	3	1/0	上海交通大学医学院附属苏州九龙医院	否
79	美中宜和医疗集团	北京	8	0/1	北京美中宜和妇儿医院	否
80	朝聚眼科医疗控股有限公司	北京	31	0/4	内蒙古朝聚眼科医院	是
81	莱佛士医疗管理（中国）有限公司	新加坡	4	0/0	重庆莱佛士医院（重庆慎安医院）	否
82	上海国文医疗管理集团有限公司	上海	2	2/0	吉林国文医院	否
83	健嘉医疗投资管理有限公司	上海	20	0/1	莆田涵江医院	否
84	中元医药股份有限公司	深圳	29	4/0	双鸭山双矿医院	否
85	佰泽医疗投资集团有限公司	天津	8	2/1	黄山首康医院	否
86	江河创建集团股份有限公司	北京	8	0/0	南京维视眼科医院	是
87	东信医疗管理集团有限公司	上饶	9	1/0	上饶东信第五医院	否

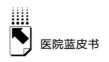
续表

序号	集团名称	总部所在地	旗下医院数量	三级医院数量（综合/专科）	标杆医院	是否上市
88	光正眼科医院集团股份有限公司	上海	14	0/3	上海新视界眼科医院	是
89	陕西大兴医院投资管理集团有限公司	西安	1	1/0	西安大兴医院	否
90	广意医疗养生科技有限公司	佛山	3	1/0	广东顺德新容奇医院	否
91	贵州益佰制药股份有限公司	贵阳	3	1/1	绵阳富临医院	是
92	首颐医疗健康投资管理有限公司	北京	5	2/0	北京大学首钢医院	否
93	海南第一成美医疗集团有限公司	海口	3	0/1	海南省肿瘤医院	否
94	大同市现代医院管理有限责任公司	大同	6	0/1	大同现代医院	否
95	马应龙药业集团股份有限公司	武汉	5	0/1	北京马应龙长青肛肠医院	是
96	美中嘉和医学技术发展集团股份有限公司	北京	3	0/2	广州泰和肿瘤医院	是
97	上海九悦医疗投资管理有限公司	上海	11	0/0	普陀仁济医院	否
98	广东博爱医疗集团有限公司	广州	11	0/1	上海远大心胸医院	否
99	淮南和徽企业管理有限公司	淮南	1	1/0	淮南朝阳医院	否
100	燕达实业集团有限公司	廊坊	1	1/0	河北燕达医院	否

案例篇 ⟫

B.13

基于全渠道运营策略的互联网医院
营销体系构建

——以郑州市中心医院为例

荆 琳*

摘 要： 随着"互联网+"的快速推进，人们选择产品的方式发生改变，逐步由先选择品牌后选择产品转变为先接触渠道后选择品牌。如何拓展渠道，提升医疗产品可及性是互联网医院建设值得思考的问题。郑州市中心医院采用全渠道运营管理策略，形成差异化、定制化、全流程服务，其互联网医院从零基础搭建到日活跃用户 3 万余人次，粉丝量提升 200%，患者辐射半径达 3000 公里，实现品牌影响力快速提升。

关键词： 全渠道运营策略 互联网医院 营销体系

---

* 荆琳，郑州市中心医院网络医学科主任，主要研究方向为互联网医疗。

一 引言

2018 年 4 月，国务院办公厅发布《关于促进"互联网+医疗健康"发展的意见》，明确提出鼓励医疗机构利用互联网等信息技术拓展医疗服务空间和内容，构建覆盖诊前、诊中、诊后的线上线下一体化医疗服务模式。随后，互联网医院建设热潮兴起，各方竞争激烈，如何"破圈"运营成为互联网医院首要思考的问题。本报告立足郑州市中心医院互联网医院建设运营实践，为实体医院线上线下一体化有效营销推广提供参考。

二 互联网医院营销体系构建的背景分析

（一）互联网医院的发展概况

顺应"互联网+医疗"发展的大趋势，郑州市中心医院互联网医院于 2021 年初开始筹划，同年 4 月，取得郑州市首张互联网医院牌照，郑州市互联网医院开启从"0"到"1"的探索。2022 年，郑州市中心医院互联网医院进入加速发展阶段，诊前、诊中、诊后亮点服务项目先后落地，形成差异化、定制化、全流程服务模式，获得患者信赖与认可。2023 年，郑州市中心医院互联网医院初步实现互联互通，口袋医疗产品成为名片，进入影响力提升期。通过筹划节日系列活动、打造线上虚拟病房和云平台、申报科研案例、接待考察交流团队、构建国内远程会诊圈、建设线下体验区等，郑州市中心医院互联网医院影响力持续提升。

（二）构建营销体系的必要性

随着"互联网+医疗"的发展，全国互联网医院数量从 2021 年的 20 余家激增至 2023 年的 3000 余家，行业竞争加剧。对于互联网医院而言，构建自己的营销体系应明确目标人群，进行差异化竞争；提升品牌形象，传播品牌理念，提升品牌知名度和美誉度；实现对用户的精准洞察，提供个性化服务；有效整合医院线上线下资源，优化运营流程，提高资源利用效率，助力互联网医院进行产品、技术、模式等方面的创新。

三 全渠道运营策略的主要内容
及其在互联网医院中的应用

（一）全渠道运营策略的主要内容

全渠道营销管理理论是指个人或组织为获取相关利益，在全部渠道范围内进行选择，然后根据顾客对不同类型渠道的偏好，明确营销定位，制定与产品、价格、渠道和信息等营销要素相匹配的组合策略。显然，这不仅是渠道决策的问题，而是全渠道背景下的营销决策问题。全渠道营销管理理论包括分析、计划和实施三个方面的核心内容。即利用全部渠道进行目标顾客细分和营销规划定位，并依据全渠道营销理论确定运营策略的组合。将全渠道营销理论应用于互联网医院领域，形成全渠道运营策略的范式，即通过制定营销目标、打造产品以及开展全渠道推广营销提升互联网医院的影响力。

（二）全渠道运营策略在互联网医院中的应用

郑州市中心医院互联网医院立足患者需要，打造全渠道运营体系。近两年，郑州市中心医院互联网医院合理规划工程排期，不断创新医疗服务产品，拓展服务功能，研发专属时段服务、医管家、"极速问诊"、"在线复诊"、代谢云医院等契合患者需求的特色医疗产品，并在此基础上形成微信、抖音、支付宝、郑好办、学习强国、小红书等媒体矩阵，开展全渠道引流宣传，提升区域影响力。

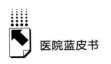

四　基于全渠道运营策略的互联网医院营销体系设计

（一）确定目标用户和品牌定位

因为不同用户对医疗服务的需求有所差异，要通过问卷调查、访谈等方式了解不同年龄、不同收入层次用户的就医偏好，分析其对互联网医疗的接受程度、使用偏好，借鉴同类互联网医院的目标用户选择和定位策略，立足医院资源状况，明确自身能够覆盖的目标用户和品牌定位。郑州市中心医院互联网医院将用户锁定为就诊学科与线下实体三甲医院一致，全年龄段、需求多样化的用户群体。

（二）营销渠道选择和内容设计

1. 线上营销

通过打造多元线上营销活动，持续增强互联网医院用户黏性。立足节日庆典活动，设置抽奖、积分游戏、专家科普直播等活动，实现线上患者向线下转化。2023 年 5 月，郑州市中心医院互联网医院开展成立 2 周年系列活动，在不到一周的时间内，共吸引流量 49 万人次，转化新增粉丝 10286 人；充分利用社交媒体，搭建微信公众号、视频号，发布医疗知识、健康宣教活动信息，加强医患互动；定期举办直播活动，邀请院内知名专家、"网红医生"入驻直播间，与患者进行线上交流。2023 年，郑州市中心医院互联网医院 2 周年直播，线上点击量突破 40 万人次。

2. 线下营销

郑州市中心医院互联网医院通过精心策划的线下营销活动，有效提升其影响力。首先，利用举办各种会议、论坛的机会，和演讲展示的机会充分宣传互联网医院的发展历程与运营成果。2023 年，郑州市中心医院受邀至人民日报健康客户端主办的第十五届健康中国论坛·医院智慧化管理与建设平行论坛发表演讲，组织院内"医院高质量发展·能力提升"研修班，召开新产品"迅医3.0"发布会等，提升业内知名度。其次，高度重视接待考察工作，2023年郑州市中心医院互联网医院承担国家级、省级、市级等不同层级重要参观接待100余次。在接待过程中，参照前沿科技公司的展示形式，结合视频和案例，深入浅出地介绍了互联网医院的特点和优势，让参观者能够直观感受患者在使用互联网医院服务时的便捷与高效。此外，为更直观地展示互联网医院的服务流程，特别搭建了互联网医院体验区，通过模拟门诊和住院就医环境，体验者可以在此感受线上问诊、开处方等流程，从而更深刻地理解互联网医院在改善患者就医感受、提升患者体验中发挥的作用。

（三）服务流程优化

统筹线上线下资源，打通"首接+专科"、在线复诊、医管家、专属时段、代谢云医院等亮点业务流程。上线多样化服务功能，贴合患者使用需求，打造集问诊、健康管理、虚拟病房、直播、商城、智能穿戴设备、特色医疗团队、虚拟病房、优选商城于一体的医疗服务平台。立足患者需求打造多场景服务产品，实现产品选择多样化。开启"八小时外就医"模式，在17：00~21：00时段提供治疗、检查预约服务，缓解白天的医疗压力，方便上班族、学生等人群就医。针对患者发起的线上复诊，实施全科医生首接，如遇疑难问题转诊至专科的问诊模式。将常规问诊集中至全科医生处，最大限度地压缩诊前等待时长，减少线上诊疗工作人力消耗。开创按病种精准复诊流程，按照程序设定时间实现AI随访，并将确需医生复诊患者推送至医生手机端。自主设计流程研发远程会诊新平台，向上连接28家国内知名医院，向下为64家医联体单位免费提供远程会诊服务。设计多样化申请途径，并可实时查看预约进度；对疑难、罕见、典型病例进行归档管理，积累科研、学习、培训素材。

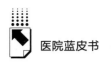

五 互联网医院营销体系建设的保障措施

（一）法规制度保障

1.遵守相关医疗法律法规

开展营销推广活动应严格遵守《医疗广告管理办法》等，不得发布虚假医疗广告。开展诊疗活动应严格遵守《互联网诊疗监管细则（试行）》《网络安全法》《电子签名法》等法律法规要求，并按照《网络安全法》的规定对病人隐私进行保护，保障患者信息安全。

2.加强法规培训和考核

要对医务人员定期开展法规培训，并将法规培训纳入医务人员日常考核体系，强化法规执行力。

3.定期进行法规风险评估

联合法规监督科室，建立法规监测机制，定期开展法规风险评估和合规检查，确保互联网医院营销体系建设遵规合法。

（二）技术应用保障

为保障互联网医院各项业务正常流畅运行，采用"产品经理设计—工程师执行—周例会监督推进"的模式，实现信息化"小步快走"。定期进行系统优化升级，确保系统流畅、便捷、好用。

（三）人才队伍保障

为最大限度地激发成员潜力，成立重点工作项目组，统筹实现互联网医院多业务并发。优化人员配置，搭建个人能力成长通道。制定修订标准作业SOP20余项，提高各岗位工作人员水平稳定性。进行绩效改革，打破"大锅饭"的局限，根据工作量按劳分配，激发员工的工作热情。

六　郑州市中心医院互联网医院基于全渠道运营策略的管理成效

（一）线上线下深度融合，产品功能不断完善

郑州市中心医院互联网医院集合全院资源，实现多院区互联互通，构建线上线下一体化运转体系，创新线上诊疗业务，根据不同人群需求，提供定制专属时段、医管家、"首接+专科"、精准复诊等服务，并取得显著效果。截至 2023 年 6 月，郑州市中心医院互联网医院共服务患者 53.72 万人次。

（二）提高健康意识，激发患者自我管理的积极性

创新主动健康新模式，引导患者打造主动健康示范单元，提高健康管理质量，人工智能技术辅助线上线下数据分析，对患者居家遵医行为及生活方式进行追踪管理，实现"随访+居家康复+线上回诊+入院诊疗"连续管理闭环。目前，代谢云医院已上线 10 个临床科室，超 48 名医护，服务 16424 人次，累计入组 11092 人，与医生进行签约管理 4120 人。

七　结语

开展全渠道运营，明确医院定位，打造便捷好用的医疗产品是互联网医院首先需要考虑的。在产品孵化成熟的基础上，制定组合营销策略，建立起医院与患者之间的强连接。未来，随着 ChatGPT、元宇宙等的发展，互联网医院要不断创新运营策略。

参考文献

周二武：《以用户为中心的运营商 O2O 渠道服务模式探索》，《科学与财富》2016 年

275

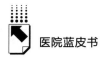

第 1 期。

宋崑：《健康管理中心服务内涵外延的深化拓展》，《经营与管理》2017 年第 8 期。

伍曦等：《基于 4C 理论模型的互联网医院发展策略探讨》，《医学信息学杂志》2021 年第 4 期。

刘伟：《浅析违法医疗广告成因及应对策略》，《医院管理论坛》2015 年第 8 期。

赵伟：《医院信息隐私保护框架研究》，《科技资讯》2017 年第 36 期。

B.14
医疗网络安全运营平台应用研究

——以中国中医科学院西苑医院为例

庞震 陈海强*

摘　要： 通过搭建医疗网络安全运营平台，实现医院数据安全的可管、可控、可视及监管模式的根本性转变。本报告结合医疗机构的网络安全需求和现有的网络安全技术，选择并部署了一种先进的医疗网络安全运营平台。从收集数据、监测网络活动、分析威胁情报和事件响应等方面，对该平台进行功能和效果评估。研究结果显示，医疗网络安全运营平台在提高医疗系统安全性方面具有显著效果。通过实时监测和威胁检测等功能，平台能够及时识别全局潜在的网络攻击和异常行为，并快速采取响应措施。该平台能够显著提高医疗机构的网络安全能力和抗风险能力。此外，该平台还实现了从线下运维到线上运营的转变，与威胁闭环管理及流程记录，提高了运营效率。医疗网络安全运营平台为医疗机构提供了有效的网络安全管理和保护手段。它不仅可以提升医疗系统的安全性和防御能力，还能降低医疗系统被黑客攻击和数据泄露的风险。然而，医疗网络安全运营平台的建设需进一步探索，如从网络安全运营自动化过渡到网络安全运营智能化，以充分发挥医疗网络安全运营平台的优势，并解决与合规性和法律政策相关的问题。总体而言，医疗网络安全运营平台在提供可靠的医疗服务和保护患者隐私方面具有广阔的应用前景。

关键词： 网络安全　态势感知　威胁检测　数据安全

---

* 庞震，中国中医科学院西苑医院信息管理中心高级工程师，主要研究方向为区域医疗与大型医院信息化协同建设、医疗网络规划与信息安全管理、医疗大数据治理与挖掘中医四诊装备研究；陈海强，中国中医科学院西苑医院信息管理中心主任。

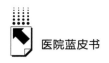

医院作为一个医疗综合体，业务线条繁多、业务流程复杂，日常安全运行维护需求较高，缺乏整体安全感知能力，不能快速有效分析网络威胁源头。并且医院目前还面临设备繁多，网络安全人员匮乏，安全设备策略配置不当或长期不更新、上架后无人管理、发出告警无人处置，网络安全建设缓慢等问题。移动医疗、移动护理、互联网诊疗等推动传统医疗方式向智慧医疗、个性化医疗服务方向发展，新兴的业务需求也会带来新的安全风险。

开展医疗网络安全运营平台的应用研究，是为解决上述安全风险处理能力差、数据安全保护手段不足、安全运营机制缺失等问题；基于网络安全防护监测、数据安全防护监测原始数据，以安全监测为基础、分析处置为核心、发现隐患为关键，利用人工智能、大数据、可视化等技术对安全数据进行分析和展示，为医院提供网络安全监测和预警手段，提供智能化网络安全运营支撑系统，实现医院数据安全的可管、可控、可视及监管模式的根本性转变。

在统一纳管的过程中，存在设备数据互通格式编码不一致、台账复杂多样、数据转制及整合困难等问题，如何建立标准化、结构化的医疗网络安全运营平台是眼下亟待解决的问题。以提高安全防护水平、完善制度体系、提升工作效率为目标，进行安全运营中心建设，完成安全管理制度修订、安全运行维护、安全运营支撑平台研发、安全防护扩容，为中国中医科学院西苑医院医疗科研工作打下基础。

一　资料和方法

数据收集及标准制定：中国中医科学院西苑医院首先对网络安全设备（如防火墙、IDS、EDR 等）台账情况进行梳理，明确设备类型及种类，其次通过 API 接口或日志获取设备数据，对来自不同安全设备的异构日志采取不同的解析方式，提取日志中的关键信息，并存入统一的日志对象中；另外一些非结构化的日志，则通过正则表达式提取；针对不同日志类型，定义不同的正则表达式，通过正则匹配获取日志中的关键字段；为保障所有数据能够正常接入平台，对平台元数据进行标准化，制定通用的元数据格式，根据元数据标准，对提取的网络安全设备数据进行清洗整合，在平台内形成统一的数据格式和标准。

医疗网络安全运营平台应用研究设计：在平台架构方面，医疗网络安全运营平台基于 J2EE 平台，以分布式、微服务架构模式进行建设，采用基于"指纹数据库"方式主动对全局资产数据进行采集；数据采集基于分布式技术，通过"轻代理"Agent 结合被动数据采集方式对各类日志数据进行采集汇总后导入 OLAP 数据库存储，并利用人工智能算法和业务场景复杂事件处理引擎（Complex Event Process）对数据进行持续分析处理。以中国中医科学院西苑医院网络与数据安全监控管理为核心，通过建设医疗网络安全运营平台，实现网络安全设备、业务系统、操作系统、中间件、数据库、IP、端口、终端等资产安全状态的监控管理，实现安全数据可视化呈现与管理。

医疗网络安全运营平台业务流程包括安全数据采集与监测、建模与分析、跟踪与处置、持续运营与改进，每个子过程具备独立的工作流程，闭环业务流程如图 1 所示。

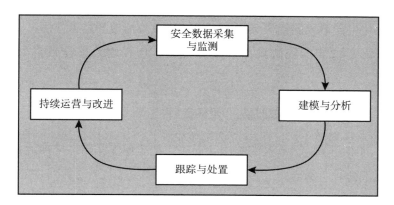

图 1　医疗网络安全运营平台业务流程

资料来源：笔者整理。

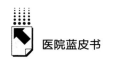

二 研究结果

（一）持续监控，实时掌握安全状况

医疗网络安全运营平台能够提供快速、综合的整体安全态势分析，以协助安全运营人员和 IT 人员在工作中抓住关键问题并明确工作重点。通过该平台提供的态势首页、工作面板、监控仪表板和态势感知监控界面等功能，用户可以直观地了解当前的安全状况，并及时采取应对措施。这些功能的集成使安全运营人员能够更好地落实安全工作，提高医院的整体安全性和应对能力。

（二）全面检测，及时发现高级威胁

通过利用多种新型威胁监测手段，再结合威胁情报的使用，医疗网络安全运营平台能够比传统的 SIEM 产品更快地发现隐藏在各类日志中的安全问题。通过威胁情报中的 APT 模块，医疗网络安全运营平台可以跟踪国际上20 多个 APT 组织的入侵行为，发现潜在问题，并在被通报之前主动采取相应措施。这种方法可以帮助医疗机构在安全管理方面更加主动和及时地应对威胁，避免可能造成的损失和影响。通过与威胁情报的结合使用，平台能够提供更全面、精准的威胁检测和追踪能力，增强网络安全的防御和响应能力。

（三）响应处置，实现威胁闭环管理

医疗网络安全运营平台的响应处置功能是实现威胁闭环管理的关键。当发现潜在威胁时，平台通过多种威胁检测手段快速识别，并进行深入威胁分析，包括事件类型、攻击来源和受影响系统等信息。在威胁分析的基础上，平台会自动或手动触发相应的响应措施，如封锁攻击源 IP 地址、隔离受感染设备等。

同时，医疗网络安全运营平台提供溯源与排查功能，通过追踪攻击者的入侵路径和活动行为，帮助安全团队了解攻击手段、目的和后续行动，以制定更有效的防御策略。平台还会记录和报告响应处置的结果，用于分析评估效果并向管理层汇报，推动安全措施的持续改进。

通过响应处置，医疗网络安全运营平台实现威胁闭环管理。从威胁检测到威胁分析、响应处置再到溯源排查，平台提供全方位支持，帮助医疗机构及时发现、应对和解决安全问题。这种闭环管理确保威胁及时阻断和限制扩散，最大限度地减少对系统和数据的影响，保障网络安全。

（四）事件调查，高效溯源安全威胁

医疗网络安全运营平台通过事件调查和高效溯源功能，帮助安全团队快速追踪和分析安全威胁。当发生安全事件时，平台会自动记录相关信息、日志和活动内容，并提供强大的分析工具。在事件调查中，医疗网络安全运营平台能够对各种安全事件进行深入分析，包括入侵尝试、异常行为、恶意软件等。平台会将事件与已知的威胁情报进行比对，帮助确定威胁的来源和类型。通过高效的溯源功能，医疗网络安全运营平台可以追踪攻击者的入侵路径和行为，了解其操作方式和目的。平台会分析攻击痕迹、系统日志和其他关键信息，帮助安全团队识别攻击者的特征，进一步完善防御策略。此外，平台还支持对受影响系统的完整性进行评估，以判断系统受到的攻击程度和范围。通过事件调查和高效溯源功能，医疗网络安全运营平台能够帮助安全团队更快速、准确地定位和解决安全威胁。这种高效的调查和溯源功能可以帮助医疗机构及时采取措施修复系统漏洞、隔离受感染设备，并提供重要的证据和报告，以支持后续的法律诉讼或追责工作。

（五）风险预警，全面评估事态发展

近年来重大网络安全事件频发，如永恒之蓝、Struts2、WebLogic远程代码执行漏洞等。此时，依赖传统的SIEM/SOC设备是无法应对重大网络安全事件的。该事件是否对网络造成影响？首个被攻击的资产是什么？影响了哪

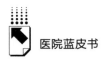

些部门？事态发展/传播路径是什么？事件处置情况如何？

医疗网络安全运营平台具备风险预警和全面评估事态发展功能，帮助医疗机构及时预警和评估医疗网络安全风险的发展态势。面对不断增加的网络威胁和数据泄露事件，这些功能可以有效保护医疗系统信息安全和患者隐私。首先，风险预警功能通过实时监测和分析医疗网络中的异常活动和潜在威胁，快速识别可疑行为。基于已知攻击模式和异常行为数据库，平台能够自动检测可能的安全风险，并发出警示。这种预警能力可以及时提醒安全团队进行调查和采取应对措施，减少潜在的数据泄露和系统被入侵风险。其次，全面评估事态发展功能允许医疗网络安全运营平台对威胁事件进行深入分析和评估。平台会综合考虑攻击类型、攻击来源、受影响的系统和数据等因素，对事件的影响程度和后续可能采取的行动进行评估。通过全面评估事态发展，平台能够帮助安全团队更好地了解威胁的本质、攻击者的意图，并采取相应的响应措施。这种风险预警和全面评估事态发展功能使医疗网络安全运营平台能够及时发现潜在风险并采取适当措施。通过实时监测和自动警示，平台可以提高医疗机构对安全事件的感知能力。同时，通过深入分析和全面评估，平台能够为安全团队提供全面的决策支持，帮助医疗机构更好地应对不断演化的网络安全威胁，保障医疗系统和患者数据的安全。

（六）弹性平台，满足业务拓展需要

分布式扩展能力一直是大数据环境下数据处理、存储和计算关注的重点。IT 建设规模逐步扩大，如何适应不断增长的数据量、应用服务和数据通信诉求是设计医疗网络安全运营平台需要考虑的关键要素。在监控的区域、网络出入口不断增加的情况下，平台支持增加日志采集器和网络流量探针。同时，随着采集的数据量增加，平台支持通过增加集群的数量来补充数据处理、计算和存储所需的资源。医疗网络安全运营平台基于 J2EE 平台，以分布式、微服务架构模式进行建设，内部模块组件解耦，对外提供标准应用接口。该平台采用横向扩展和纵向管理的模式，支持多级部署和管理。下级单位可以将告警数据上传至上级单位，上级单位对下级单位进行监管，实现了安全信息共享和协同防御。

（七）线上申请，提高运营效率

借助医疗网络安全运营平台，将传统的纸质流程转变为线上流程。通过医疗网络安全运营平台提供的工作流功能，设计和配置运营流程的各个环节，并制定相应的审批、通知和提醒规则；将任务分配给相关人员，并利用平台内的协作工具和通信功能，促进团队成员之间的协作和沟通。这有助于提高工作效率和减少信息传递的延迟。

（八）合法合规，符合监管机构要求

日志是事件之源，日志的存储、留存、查询对发现新的信息安全事件和信息安全事件的溯源至关重要。《网络安全法》明确要求"采取监测、记录网络运行状态、网络安全事件的技术措施，并按照规定留存相关的网络日志不少于六个月"。医疗网络安全运营平台通过统一采集设备日志，并对采集数据进行预处理，如归一化和富化，以满足监管机构的合规性要求。同时，平台提供查询、统计、关联分析等功能，使用户可以方便地对原始日志和解析日志进行处理和分析，从而更好地了解系统状态和检测潜在的安全威胁。

三　结论

（一）总结研究成果和完善平台功能

经济效益分析：医疗网络安全运营平台应用研究带来的主要经济效益为间接经济效益，该平台充分利用信息化手段提高中国中医科学院西苑医院网络与信息安全水平，极大地节约应对内部、外部网络和信息安全威胁的成本。利用信息技术整合资源，有效地提高信息安全工作的管理效率，充分利用优质资源，实现资源共享，并节约大量的人力、物力和财力，实现保障系

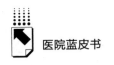
统稳定运行的目的。

社会效益分析：医疗网络安全运营平台的应用研究，可有效提高中国中医科学院西苑医院网络和信息安全能力，可有效消除网络安全隐患，进一步提高通信网络安全保障能力，有利于提升网络安全性。该平台在进行整体网络与信息安全建设的同时，充分考虑了系统的容灾备份能力，重点强化网络的灾备冗余性能，增强中国中医科学院西苑医院公共通信网络在重大灾害、日常工作时的可靠性，提升中国中医科学院西苑医院的整体形象，保障工作稳定运行。

（二）对未来医疗网络安全发展趋势的展望

由于医疗网络安全运营平台具备集中管理、协同工作、资源共享和统一报告等优势，可以集中管理和监控整个网络环境的安全性，提高平台的整体安全性和运营效率。有助于医疗机构更好地应对安全威胁，并确保各个院区的网络安全得到有效保护。因此，该平台可在拥有多个院区或分支机构的医院推广使用。

（三）进一步研究的建议

医疗网络安全是一个非常广泛而复杂的领域，涉及多个方面和层面的安全保护。除了开展医疗网络安全运营平台的研究以外，我们还可以进一步对智能自动化流程进行研究，以充分发挥医疗网络安全运营平台的优势，并解决与合规性和法律政策相关的问题。总体而言，医疗网络安全运营平台在提供可靠的医疗服务和保护患者隐私方面具有广阔的应用前景。

参考文献

贾俐若：《医院网络安全现状分析及研究》，《信息与电脑（理论版）》2017年第15期。

张允岭等：《网络安全护航智慧化医院发展》，《中国中医药报》2023年4月17日，第3版。

何金璐等：《基于Spring Cloud微服务架构的风控运营平台设计与实现》，《长江信息通信》2023年第3期。

蒋旭东：《网络安全运营管理平台关键技术研究》，《电子测试》2022年第5期。

黄昌熙等：《智能化网络安全监测预警平台建设和运营思路探讨》，《邮电设计技术》2023年第1期。

郭培成、许鑫：《基于安全运营中心主动防御体系的态势感知技术研究》，《互联网周刊》2023年第14期。

庞震、闫贤良、李秋艳：《应对APT攻击的中医药信息安全防御模型》，《中国中医科学院西苑医院》2023年第2期。

李玉清、刘俊如：《大数据背景下网络安全资产管理应用》，《网络安全和信息化》2023年第8期。

张侃：《网络运营者"云堤"平台护航　守卫网络安全》，《网络传播》2018年第6期。

李志勇：《网络安全平台在医院网络数据保护和隐私管理中的应用》，《网络安全和信息化》2023年第10期。

B.15

基于智慧血糖管理平台的院内外一体化精准控糖模式

——以武汉市中心医院为例

丁胜 蔡威 王中京 毛冰 冯滔*

摘 要： 为探寻公立医院院内外血糖管理新手段，解决连续性血糖管理服务空缺的问题，形成血糖管理新范式，带动区域糖尿病防治水平提升。武汉市中心医院依托智慧管理平台、虚拟病区系统、专职医护团队、精细诊疗设备、绩效政策支撑、医院行政支持六大要素创新建立"医院—社区—家庭—个人"全程连续性血糖管理新模式。通过比较 2021 年 1~6 月和 2022 年同期武汉市中心医院非内分泌科住院糖尿病患者的血糖管理资料，全院血糖管理项目前后血糖管理团队、管理方式和工具、血糖达标率等指标改进情况，评估综合获益。该模式至今已为两万余位糖尿病患者精准控糖提供帮助，使全院 2022 年非内分泌科住院糖尿病患者血糖达标率从 25.31% 提升至 65.71%，形成血糖管理新范式，推动区域糖尿病规范化防治，落实"323"攻坚行动"防、筛、管、治、研"五大任务，社会、医院、个人均从中获益，成为武汉市糖尿病防治工作典范。

关键词： 糖尿病 精准控糖模式 血糖管理

---

* 丁胜，武汉市中心医院慢病管理中心副主任，主要研究方向为糖尿病及并发症诊疗和慢病全程管理；蔡威，武汉市中心医院副院长；王中京，武汉市中心医院内分泌科主任；毛冰，武汉市中心医院医务处主任；冯滔，武汉市中心医院医务处副主任。

据世界卫生组织（WHO）报道，我国的糖尿病患者有 1.2 亿人，约占全球糖尿病患者的 1/4，其中 90% 以上是二型糖尿病患者。在我国，60 岁及以上的老年人糖尿病患病率为 30.2%。而其中，多数糖尿病患者并非因血糖问题入院，因此经常被收治在内分泌科以外的手术和非手术科室。一方面，非内分泌专科医生对血糖管理重视不够、知识匮乏；另一方面，我国糖尿病患者自我知晓率为 36.7%，治疗率仅为 32.9%，患者普遍对糖尿病缺少自我管理意识，这些都给血糖管理带来巨大的挑战。如何提升全院血糖管理质量一直是各大医院面临的难题。为贯彻《"健康中国 2030" 规划纲要》《湖北省影响群众健康突出问题 "323" 攻坚行动方案（2021—2025）》文件精神，提升武汉市糖尿病规范化防治水平，自 2021 年起，武汉市中心医院投入 100 余万元打造智慧全程血糖管理中心。医院专职医护团队依托智慧化血糖管理信息平台，联合多家医联体单位，在全省首创"医院—社区—家庭—个人"全程智慧血糖管理模式，打造连续性控糖服务标杆。该中心至今已为两万余位糖尿病患者精准控糖提供帮助，使 2022 年全院非内分泌科住院糖尿病患者血糖达标率从 25.31% 提升至 65.71%，创建医防融合智慧慢病管理武汉市中心医院新范式。

一 血糖管理情况及存在的问题

（一）院内非内分泌科住院糖尿病患者血糖达标率低

2021 年上半年，武汉市中心医院 71.58% 的糖尿病患者在非内分泌科住院，但血糖控制达标率仅为 25.31%。对院内来自不同科室（非内分泌科）、不同职称的 258 名医护进行问卷调查，其中医师 130 名、护士 128 名。分析认为其原因包括诊疗流程复杂、患者认知度低、缺乏专业人员、缺乏专业设备、各科室不重视等。

（二）糖尿病患者管理达标率低，缺乏连续性控糖服务

调查显示，武汉市糖尿病患者管理达标率仅约 34%，医疗机构智慧血

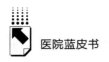

糖管理信息平台和工具匮乏，连续性控糖服务缺失。武汉市中心医院对全国13个省份20家三甲医院血糖管理平台进行考察，结果显示：有65%的医院建成血糖信息平台或血糖管理专用平台，采用专职医护团队或胰岛素泵护士模式开展血糖管理；有50%的医院规模化应用胰岛素泵或双"C"治疗；有30%的医院建成虚拟病区。

这些都表明运用信息化技术对糖尿病患者进行院内院外、线上线下一体化管理，是解决问题的一剂良药。

二 创新打造基于智慧血糖管理平台的院内外一体化精准控糖模式

（一）获得医院政策支持，成立专职团队

武汉市中心医院通过《武汉市中心医院关于开展全院血糖管理工作的实施方案》，制定专项支持政策。医务处牵头成立全院血糖管理领导小组、专家小组、专职人员和联络员团队，建立智慧血糖管理中心。由内分泌科专职医护、营养科、中医科、药学部组成的多学科专职管理团队12人和各科室138名联络员医护组成全院血糖管理团队，开展血糖管理工作。项目组定期开展联络员培训，提升业务能力。

（二）医工结合，信息支撑，运用专业设备开展智慧血糖管理

武汉市中心医院自主研发的智慧血糖管理平台与HIS系统、LIS系统、企业微信等实现数据互联，系统高效采集院内外多模态血糖数据，根据标准智能研判、推送预警。专职团队按血糖管理路径开展预警分级处置、查看患者、建立血糖管理档案，持续管理患者并做好随访。更在非内分泌科开展动态血糖仪联合胰岛素泵的双"C"精细化血糖管理，实现了对全院非内分泌科住院糖尿病患者规范化、精准血糖管理。患者出院后还可通过"糖安管家"小程序接受管理。

同时，在全市率先建成"一站式"糖尿病并发症筛查中心，为院内外患者提供一站式糖尿病并发症筛查，助力糖尿病"两筛三防"。

（三）创新全程一体化管理服务模式，推动区域糖尿病规范化防治

创新开设糖尿病健康管理专家门诊和护理门诊，联合互联网医院为出院患者提供线上线下一体化血糖管理服务；在全国率先开展"e护到家"护理上门服务，打造智慧血糖管家。此外，平台延伸至医联体单位，打造"医院—社区—家庭—个人"糖尿病院内院外一体化闭环管理新模式，推动区域"323"糖尿病防治水平提升。

（四）持续优化流程，挖掘大数据资源

建立项目驾驶舱，开展项目质控和管理，对数据质量、响应速度、管理效率、双"C"应用、控糖效果、院外随访等环节进行重点质控。对血糖管理专员和联络员进行绩效考核，定期评比奖励。自2022年10月起，武汉市中心医院将门诊血糖异常患者和体检血糖异常患者纳入管理，启动围手术期血糖风险预警管理机制。项目组积极开展学术交流活动，挖掘糖尿病大数据库临床价值，建设区域糖尿病防治标杆医院。

三　取得的成果

（一）医工融合建设智慧医疗信息高速路，医院高质量发展驶入快车道

智慧专病平台整合多个医疗信息系统资源，修建医疗信息高速路网，支撑血糖管理业务。2022年，该平台纳入管理12408位非内分泌科住院患者，接受胰岛素泵、动态血糖监测、开展双"C"治疗患者比例提升至40%，TIR从23.52%提升至79.16%，非内分泌科住院糖尿病患者血糖达标率从25.31%提升至75.21%；截至2023年第二季度，该平台已管理24000余位

患者，血糖达标率进一步提升至 92.42%（见图 1）。纳入管理糖尿病患者平均术前等待天数缩短 2.4 天。智慧血糖管理平台建设促进医院高质量发展。

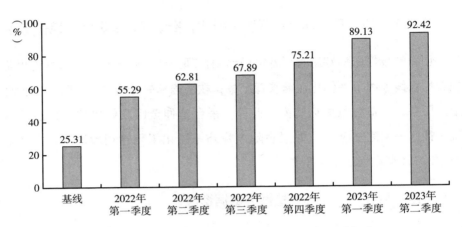

图 1　2022~2023 年各季度武汉市中心医院血糖达标率

资料来源：武汉市中心医资料库。

（二）惠民、惠医、惠管理显实效，便捷服务改善居民就医体验

智慧全程血糖管理中心使非内分泌科住院患者无须转科即可获得多学科团队专业控糖服务。通过互联网医院、"e 护到家"跨越最后"一公里"，推动围墙之内的医疗服务向全程医疗健康服务转变，为患者提供线上、线下一体化的便捷服务。同时，智慧血糖管理平台探索与基层医联体单位携手打造"医院—社区—家庭—个人"智慧血糖管理新模式，患者足不出户即可接受血糖管家服务。结合糖尿病健康管理专家门诊及糖尿病健康教育门诊，依托信息平台可实现分级诊疗和双向转诊。武汉市中心医院互联网医院年接诊量逾 38 万人次，名医直播参与人数共计 30 万人，"互联网+"服务模式已在全国 50 余家医疗机构推广应用；300 余位志愿者提供"e 护到家"服务 3000 余例次，累计出诊距离达 5 万公里。

（三）医防融合构建糖尿病防治网络，提升区域防治水平

作为"323"攻坚武汉市糖尿病防治中心、"e 护到家"联盟牵头单位，

武汉市中心医院充分发挥其作为区域慢病防治医疗服务标杆的作用。基于智慧信息平台打造院内外全程连续性精准控糖模式，响应"323"攻坚行动，搭建医防融合平台，建设糖尿病防治网络体系和一站式并发症筛查中心，带动区域糖尿病"防筛管治研"工作水平提升。基于智慧全程血糖管理中心和分中心建设，武汉市中心医院与多家医联体单位实现信息互通，远程指导基层糖尿病规范化诊疗，医疗服务下沉至基层；通过业务培训赋能、院内外团队协作，落实全程一体化血糖管理，近年来接待国家卫健委、省市各级医疗机构近 200 家，成果推广应用到 50 余家医疗机构，承担各级继续教育培训项目8 项，培训全市基层医疗机构人员 2000 余人次。

（四）医研融合结硕果，激活内外双循环

武汉市中心医院全省首批获国家卫健委医院信息互联互通五乙牌照、智慧服务三级医院证书；积极开拓基于智慧血糖管理的医研融合之路，项目获批专利 4 项、软著 2 项、各级课题 11 项，发表科研论文 22 篇、专著 2 部，获各类奖励十余次。武汉市中心医院借鉴智慧全程血糖管理项目经验，带动建设了智慧全院高血压管理平台、VTE 防治平台、睡眠呼吸障碍平台等 6 个专病智慧管理平台，激活了医院内循环和外循环。

（五）智慧全程血糖管理模式获多方报道和广泛推广

智慧全程血糖管理项目获中央电视台、新华社、《人民日报》、《健康报》等国家级媒体报道 20 余次，登上学习强国平台、《健康报》年终专稿，通过世界大健康博览会向全国推广；获《湖北日报》等省市级媒体专题报道 30 余次；被人民网、人民健康网评为"2022 公立医院高质量发展典型案例"。获国家卫生健康委员会医政医管局"进一步改善医疗服务行动计划全国擂台赛"总决赛银奖；《探索医防协同新模式》被国家卫生健康委员会医政医管局授予百强案例，《智慧化全程血糖管理助力"323"攻坚行动》获中疾控 2023 年全国糖尿病防治优秀案例，《线上线下一体化专病全病程管理

创新应用》获全国智慧医疗创新大赛总决赛三等奖，智慧全程血糖管理项目获湖北省远程医疗及互联网医疗应用大赛最佳应用奖、湖北省科技进步三等奖，《依托智慧血糖管理平台改善非内分泌血糖管理中的医疗惰性》获湖北省医学会内分泌/糖尿病学分会学术年会优秀论文一等奖；在全国首个发布"互联网+护理服务"品牌，"e护到家"志愿服务队被武汉市委宣传部评为"武汉市最佳志愿服务组织"。

四　讨论

在健康中国战略背景下，近年来《国务院关于实施健康中国行动的意见》《"十四五"国民健康规划》等政策文件先后出台，推动医疗服务由院内向院外、线下向线上延伸。武汉市中心医院作为武汉市"323"攻坚糖尿病防治中心、湖北首家互联网医院，以患者需求为牵引，整合"互联网+"信息技术优势资源，结合全国首家"糖尿病健康管理站"和"e护到家"品牌建设经验，省内率先创建智慧全程血糖管理中心，基于智慧信息平台打造院内外全程连续性精准控糖模式。该模式解决了以下难题：一是解决非内分泌科血糖达标率低的问题。基于智慧医疗信息"高速路网"，运用精细化管理工具实现精准控糖，保障医疗质量提升，助力医院高质量发展。二是解决医疗服务需求多样化、优质健康资源获取不畅的问题。以需求为导向，通过多元化便捷服务改善患者就医体验，打通服务最后"一公里"，打造血糖管家，实现患者全覆盖，提升患者依从性和获得感。三是解决血糖闭环管理脱节问题。创新建设的智慧全程血糖管理中心和分中心，可以实现医疗资源的无缝衔接，赋能基层医疗团队，打造"医院—社区—家庭—个人"全程闭环协同管理服务模式。打造智慧全程血糖管理创新连续性服务模式，结合"323"攻坚行动糖尿病防治工作，对提升湖北地区糖尿病"防、筛、管、治、研"水平具有示范带头作用。

参考文献

陈平等：《住院患者 2 型糖尿病患病率、病死率及风险分析》，《中华糖尿病杂志》2013 年第 6 期。

中国医师协会内分泌代谢科医师分会、中国住院患者血糖管理专家组：《中国住院患者血糖管理专家共识》，《中华内分泌代谢杂志》2017 年第 33 期。

《院内血糖管理信息系统建设与应用专家共识》制订专家组：《院内血糖管理信息系统建设与应用专家共识》，《中国糖尿病杂志》2021 年第 12 期。

WANG L. M. et al. , "Prevalence and Treatment of Diabetes in China," *JAMA* 24 (2021).

LI S. Y. et al. , "Study Design and Baseline Characteristics of Inpatients with Diabetes Mellitus in a Tertiary Hospital in China： A Database Study Based on Electronic Medical Records," *J Evid Based Med* 3 (2018).

"The International Diabetes Federation. IDF Diabetes Atlas 2021," IDF Diabetes Atlas, https：//diabetesatlas. org/atlas/tenth-edition/.

B.16
数字孪生机器人开辟名老中医
经验传承新路径

——以浙江省中医院为例

王 伟 张雨超 郑闻涛*

摘 要： 从名老中医经验保护难、研究难、传承难的难点痛点出发，利用大数据、人工智能、机器学习等技术，研发数字孪生机器人，为名老中医经验的保护和传承建立新路径。通过数据预处理、深度挖掘、机器学习等技术，实现对名老中医临床诊疗经验的智能挖掘、分析和运用，建立集临床数据采集、数据存储、数据分析、可视化展示、传承、辅助诊疗于一体的智能化传承平台，并将传承结果推广运用到基层医疗机构。通过数据质量、机器人训练、模型优化等方面的不断改进，提高数字孪生机器人诊断准确度、药物相似度等指标；通过基层运用，不断完善数字孪生机器人在数字传承、智能辅助开方等方面的应用，并取得了很好的效果。从名老中医个人特点出发的数字孪生机器人，把名老中医隐性思维数字化、显性化；将数字孪生机器人用于基层医疗机构，不但可以让基层群众足不出户即可享受名医服务，而且在诊疗过程中传播名老中医经验，带动基层医生进步，为名老中医经验传承开辟新路径。

关键词： 名老中医经验 传承与保护 人工智能 辅助诊疗

---

* 王伟，浙江省中医院信息中心主任，主要研究方向为医疗卫生信息化、医院信息化；张雨超，浙江省中医院信息中心初级工程师，主要研究方向为医院信息化、医学人工智能；郑闻涛，浙江省中医院信息中心初级工程师，主要研究方向为医院信息化、大数据分析利用。

一　背景

名老中医经验是中医药宝库中极其重要的部分，名老中医经验传承是推动中医药事业发展的关键所在。由于中医学科的复杂性，名老中医经验仍存在保护难、研究难、传承难的问题，名老中医仍是十分稀缺的资源，如何利用信息技术对名老中医经验进行保护研究和传承，是值得探讨的问题。目前，名老中医传承存在两大痛点，一是名老中医资源的稀缺性与基层百姓防病治病需求不断增长的矛盾日益突出。通过中医防病治病在我国有广泛的群众基础，但名老中医资源日益短缺，相当一部分群众只能在基层寻医问药。如何将名老中医的宝贵经验带到基层，让群众在家门口即可享受高质量的中医健康服务，是亟待解决的问题。二是传统的中医师承模式与中医高质量发展要求不匹配。传统的中医师承模式受到地域限制，名老中医经验传播受众十分有限。传统的师带徒模式往往需要老师面授机宜，依靠口口相传实现传承，缺乏系统性和理论化，由于个人理解力不同，此方法传承效率低、周期长。这些问题将对中医高质量发展产生一定的负面影响。

二　实施方法

利用当前最先进的互联网、物联网、人工智能技术，对名老中医临床诊疗经验进行智能挖掘、分析和运用，建立集临床数据采集、数据存储、数据分析、可视化展示、传承、辅助诊疗于一体的平台。同时基于成熟的中医人工智能模型，发掘名老中医经验内涵，形成基于名老中医经验的数字孪生机器人。通过搭建名老中医远程工作站，应用数字孪生机器人辅助基层医生开立具有名老中医特点的中药处方，真正将名老中医经验传承和应用到基层。数字孪生机器人技术架构如图1所示。

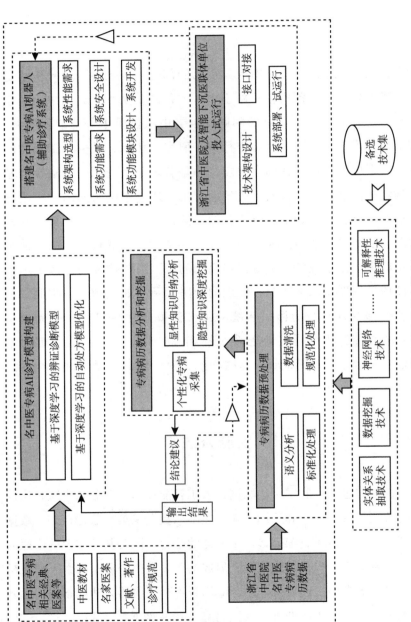

图 1 数字孪生机器人技术架构

资料来源：笔者整理。

三　实施过程

（一）数据预处理

通过与医院 HIS 系统交互的方式，采集名老中医历史数据和生产数据，包括名老中医医案、处方等，利用自然语言处理技术进行识别和后结构化处理，按照《中医临床症状基本信息分类与代码》、中医诊断、证型、治法等标准代码进行映射，形成标准的名老中医诊疗数据库，将名老中医显性经验电子化。

（二）数据分析与挖掘

在名老中医本人、临床具有丰富经验的中医师、中药师参与下，基于卷积神经网络、朴素贝叶斯等多种人工智能算法，对所采集的名老中医诊疗经验数据进行快速分析和挖掘。挖掘名老中医优势病种所涉疾病的主症与相关兼症；通过知识图谱构建方式，形成名老中医的诊疗先验经验，总结症（症状）—机（病机）—方（处方）—药（中医药）的规律；对用药规律进行研究，寻找遣方用药习惯、临证诊断、用药因素相关性等，挖掘多维度诊疗方案等。对数据挖掘的结果进行解释和评价，并将其转换为能够被使用者理解的知识图谱等，展示其中的内涵，拓展临证和用药思路。

（三）机器人孵化

通过对名老中医诊疗思维的研究，建立名老中医诊疗思维模型及相应的辨证算法模型；同时基于成熟的中医人工智能模型，发现尚未被表达的临证经验、用药思路，从而实现名老中医经验的复制和再现，构建具有名老中医个人特点的辅助诊疗系统。通过真实世界数据的持续导入，不断优

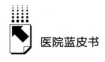

化机器人的学习训练模型，并与专家思维进行对比，不断提高临床诊断相似度、用药相似度、用量相似度等，形成具有专科特色、专家特点的中医专病机器人。

（四）临床应用

通过一系列应用，打造数字孪生机器人。将中医专病机器人应用到临床，搭建名老中医智能传承平台，实现中医智能辅助辨证、辅助开方等，帮助资历尚浅的年轻医生快速积累经验，提升临床技能，打破临证思维盲区，在实践中更好地学习进步并服务于群众。

四 反馈与改进

（一）数据质量改进：从繁杂无序到标准规范

项目共采集 5 万多份名老中医病历数据，数据质量问题主要体现在以下几个方面。一是完整性。有超过 30% 的病历数据缺少中医诊断、脉相等关键信息。二是一致性。通过对近期采集病历的数据进行核查，发现有近 10% 的数据如舌相的结构化描述与患者主诉记录不一致。三是中药饮片剂型、产地、编码比较混乱，识别错误率高。

按照浙江省"中医处方一件事"改革要求，改造医院现有信息系统，贯彻使用标准化的中医诊断、证型、治法等，规范录入中医"望闻问切"四诊信息、节气、身高体重等重要信息，形成标准化的中医电子病历。落实中药饮片标准编码、针灸标准编码等，形成标准化的中医处方数据，从源头保障中医药信息标准化采集。

（二）机器人训练改进：从"中医小白"到逐渐成熟

机器人训练是一个长期的过程，首先是中医人工智能模型的不断完善。

除学习浩如烟海的中医古籍医案、中医知识外，请名老中医本人、具有丰富经验的临床中医师、中药师对系统模型建立和修正进行指导。通过对名老中医研究数据进行归纳总结，对机器人训练模型进行修正、标注，提高机器人学习的准确性；通过机器人模拟诊疗过程和辅助开方，提高机器人诊断准确性、药物相似度、剂量相似度等性能指标。

（三）应用场景改进：从隐性教学到主动传承

数字孪生机器人诞生之初称为"中医辅助诊疗系统"，辅助基层中医师或西学中医师开立较为规范的中药处方，但其背后的原理和机制需要学员查阅文献资料、诊疗指南或当面向名老中医请教，传承和教育功能不显著。数字孪生机器人继承了一般中医知识和经典名方的内容，同时增加了名老中医个人特点，主动推送名医诊疗思维和辨证方法，名中医还可以远程批注、修改学员的处方、医案，教学形式多样，传承带教效果显著。

五　效果变化

（一）数据质量提升

采用标准化中医病历模板会自动生成发病节气，其余中医四诊、身高体重信息、中医诊断、证型、治法治则等信息必填，中医病历信息高度结构化，一致性、完整性大幅提升。同时中药饮片、煎煮方法、自制制剂等药品编码也贯彻了国家标准编码，基本上达到标准化专病库要求。

（二）模型逐步完善

通过数据挖掘，不断总结和提炼名老中医的诊疗思维，明确遣方用药习惯、临证诊断、用药因素等的相关性，形成名老中医特征性指标，同时去除临床上无诊断意义或非特异性的指标，并对模型进行标注、修正，不断提升中医人工智能模型的科学性。例如，某位名中医的肝胃郁热证等8个证型在5种常见疾病中均有出现，可以认为该名中医诊病以中焦机病为主（见图2）。再如，通过胃癌病舌象分析发现苔薄黄为常见舌象，但证型诊断意义较小，通过胃癌病脉象分析发现"舌淡红/淡嫩+脉弦滑""舌红+脉细缓"对肝胃郁热有积极的诊断意义（见图3）。

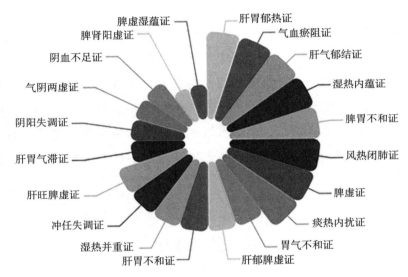

图2　某名中医常见证型举例

资料来源：浙江省中医院资料库。

（三）训练相似度提升

数字孪生机器人的训练涉及日志分析、语义优化、策略优化、满意度优化等多个环节。数字孪生机器人尤其要注意将临床知识的学习与名中医本人特点的学习结合到一起。通过人工智能模型不断优化完善，数字孪生机器人的诊断准确率、药物相似度、药物剂量相似度都得到了显著提升（见图4）。

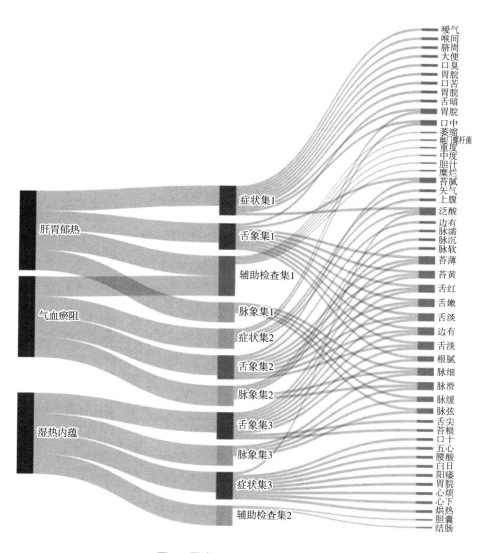

图3 胃癌病证型/症状逻辑关系

资料来源：浙江省中医院资料库。

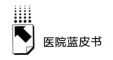
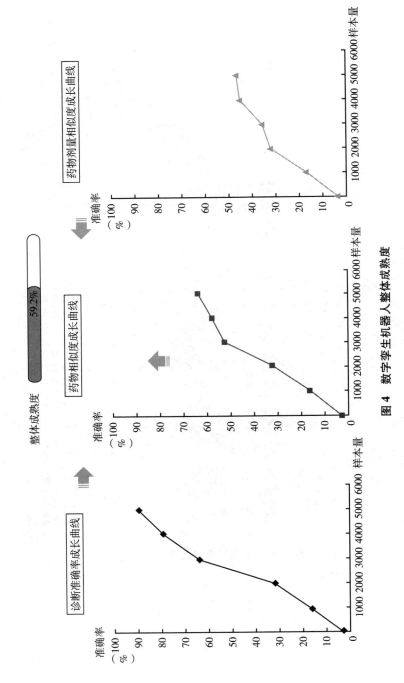

图 4　数字生机器人整体成熟度

资料来源：浙江省中医院资料库。

六　建设成效

数字孪生机器人以"覆盖全科、突出优势"为原则，对接 5 个名中医工作室，分别以常见病、慢性病、疑难病、中医适宜技术和治未病为代表，开展胃癌病、慢性肾病、重症肌无力、面瘫、肥胖等病种的研究，共采集历史病历数据 52561 份，证型 319 种，常用中药 474 种。

胃癌病机器人目前训练成熟度已超过 85%，在安吉县中医院名医远程工作站落地试点，部署了数字孪生机器人和名医辅助传承平台。当地医生运用这套系统已成功开具胃癌病中药方 47 张，得到名医远程批注 9 张。实现远程授课，学员可以不限时间、地点，通过移动端随时随地进行模拟学习和辅助训练，或通过实战方式学习专家的诊疗思路和经验，以沉浸式体验快速提升基层医生的中医诊疗能力，从而实现智能带教，真正实现对名老中医宝贵临床经验的活态传承。

七　未来展望

（一）实现中医四诊信息、身高体重等信息的采集

将中医舌诊、面诊、脉诊和问诊等系统整合，记录、分析、保存四诊图像信息，为中医辨证、体制辨识提供客观依据，形成中医影像报告，并与结构化电子病历相结合，形成新一代标准化中医电子病历，为临床诊疗、科学研究提供更准确的资料。

（二）将名老中医经验应用于中药制剂研发

将名老中医经验广泛运用于临床，有助于临床医生进行智能辨证和辅助开方，促使基于真实世界研究的相关方剂得到广泛应用及临床试验，形成大

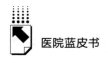
量的临床数据，挖掘相关数据背后的价值，对中药制剂的用药规律、处方疗效等进行分析、评估，最终实现中药制剂研发。

（三）提供沉浸式中医就诊体验

将数字孪生机器人与虚拟现实技术相结合，创造出自助养生、虚拟诊室等更多沉浸式中医养生保健场景，让群众在家门口就能享受名老中医提供的健康指导、保健养生等防病治病服务。

参考文献

周春祥：《名老中医经验总结与传承过程中的问题与思考》，《江苏中医药》2004 年第 12 期。

王艺娇等：《名老中医学术思想传承研究现存问题及对策》，《中华中医药杂志》2023 年第 1 期。

陶有青等：《名老中医经验传承的内涵及实践要素》，《中国中医基础医学杂志》2015 年第 11 期。

王键、黄辉：《中医药传承的战略思考（上）》，《中医药临床杂志》2013 年第 1 期。

占茂林等：《中医传承模式及名老中医学术思想传承方法述评》，《卫生职业教育》2022 年第 4 期。

蒋太旭：《马骏：将人工智能引入中医推进融合》，《湖北政协》2018 年第 3 期。

王旸：《人工智能背景下中医诊疗技术的应用与展望》，《信息与电脑（理论版）》2019 年第 11 期。

刘涛、董亮、黄伟：《名老中医智慧传承工作站构建与应用》，《中国卫生信息管理杂志》2023 年第 3 期。

陶竹等：《数据挖掘在名老中医经验传承的应用现状与智能化趋势》，《世界中医药》2023 年第 13 期。

王映辉等：《基于信息和数据挖掘技术的名老中医临床诊疗经验研究思路》，中华中医药学会中医药学术发展大会。

李振吉等：《名老中医临床经验，学术思想传承研究的战略思考》，《世界中医药》2012 年第 1 期。

徐春波等：《名老中医学术经验的传承与应用方法研究》，《世界中医药》2013 年第 9 期。

李哲青等：《数字孪生技术及其在医疗领域的应用》，《中国数字医学》2023年第8期。

隋宗和：《数字孪生技术在智慧医疗领域中的应用与发展》，《经济管理》2023年第3期。

湖北省中医院、湖北中医药大学、中国中医科学院广安门医院：《中医临床基本症状信息分类与代码》，2019年3月20日。

B.17
影像学数字医疗探索实践
——以上海中医药大学附属岳阳中西医结合医院、
福建医科大学附属第一医院、
新疆医科大学附属肿瘤医院为例

李冠武　常时新　林征宇　陈锦　马明瑞　贾巍*

摘　要：　本报告主要介绍数字医疗技术与影像学科结合的创新探索实践，旨在为影像学在未来数字医学发展过程中的应用提供参考。本报告首先探讨医疗大数据在影像学诊断中的应用，再介绍影像学治疗与远程医疗结合的案例，最后展示了人工智能辅助诊疗在影像学科质量管理中发挥的作用与成效。

关键词：　数字医学　影像学　智慧医疗

一　诊断创新案例：扩散—弛豫联合成像定量评估
早期膝骨关节炎软骨退变研究

（一）创新背景

膝骨关节炎（OA）的高发病率和高致残率是一个当下全球不容忽视的

---

* 李冠武，博士，上海中医药大学附属岳阳中西医结合医院；常时新，博士，上海中医药大学附属岳阳中西医结合医院医学影像科主任，主要研究方向为骨肌成像新技术；林征宇，福建医科大学附属第一医院介入科主任；陈锦，福建医科大学附属第一医院滨海院区介入四组组长；马明瑞，在读博士，新疆医科大学附属肿瘤医院信息管理与大数据中心高级工程师，主要研究方向为医学信息化；贾巍，博士，新疆医科大学附属肿瘤医院信息管理与大数据中心主任，主要研究方向为医院管理、医学信息化。

公共卫生问题。关节软骨退变被认为是 OA 的早期表现，因此早期识别软骨退变至关重要。传统 MRI 可以评价关节软骨形态学改变，却无法根据水的流动性和局部化学作用探索体素内的异质性。关节软骨内胶原蛋白、蛋白多糖及水含量变化早于软骨形态学改变，如何表征和量化软骨基质生化成分变化是成像的关键之处。多维 MRI 在表征微观结构方面具有潜力，可以共同编码扩散和弛豫信息。本项目联合扩散和弛豫编码信息，基于亚体素水平开展关节软骨微观结构和微动力学成像定量研究，提出一种新的 OA 成像标志物。相较于常规 MRI，扩散—弛豫联合成像利用软骨组织的扩散（D）和弛豫（T_2）构建图谱，通过分割图谱实现定量分析，其主要评估指标为区室体积分数（VA、VB、VC、VD）。

（二）创新举措

1. 数据采集

联影 uMR780 采用 12 通道膝关节线圈。首先，扫描常规矢状位 fs-PDWI，冠状位 fs-T2WI，矢状位 fs-T1WI。应用不同的 TE 和 b 值执行多参数扫描。DR-CSI 测量包括 5 个回波时间（$TE = 90$，105，120，135，150ms）配对 6 个 b 值（$b = 0$，1，2001，4001，10002，12003s/mm^2）组合的图像，每位受试者有 30 个数据点，获取 5×6 的矩阵图像，其中矩阵中的每一个点代表一幅图像。DWI 图像基于单回波平面成像（EPI）序列，参数如下：$TR = 3000$ms，$FOV = 160 \times 160$mm，层厚 = 3mm，层距 = 0.3mm，矩阵 = 112×112。

2. 成分建模

$$m(\bar{r}, b, TE) = \iint F(\bar{r}, D, T_2) \times e^{-b \cdot D} \times e^{-\frac{T_E}{T_2}} dD \, dT_2$$

$$= \sum_D \sum_{T_2} F_d(\bar{r}, D, T_2) \times e^{-b \cdot D} \times e^{-\frac{T_E}{T_2}}$$

m 表示标准化信号强度，为使用每个 TE-b 编码组合时的体素信号；r 是体素的坐标位置；F 和 F_d 是扩散—弛豫耦合谱强度（表示需要构建的 D-

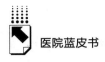

T_2 图谱），分别以连续和离散形式存在。DR-CSI 将每个体素处的 MRI 信号建模为以 T_2 和 D 为特征的连续或离散指数衰减函数的总和。

3. 获得图谱

将感兴趣区（ROI）手动放置在高分辨率 fs-PDWI 上以覆盖膝关节软骨，然后将其映射到 DWI 图像进行 DR-CSI 后处理。软骨分为髌骨、股骨内侧髁、股骨外侧髁、胫骨内侧及胫骨外侧 5 个区域。扩散—弛豫耦合谱是基于均匀分布 40×40 D-T2 网格构建的，每个点上的频谱强度限制为非负值，即 $F（r, D, T_2）\geq 0$，$F_d（r, D, T_2）\geq 0$。采用 MERA 拟合工具逐个体素执行从信号到图谱的反转过程。T_2 的拟合范围为 $1 \sim 200$ms，D 的拟合范围为 $0.1 \sim 5.0$um^2/ms。对每位患者的 D-T_2 分布进行不同的演示，对 ROI 内所有体素的图谱信号强度求和构建总图谱。

4. 定量分析

通过采用图谱分割技术进行定量分析。所有的图谱分为 A、B、C、D 4 个区室，代表 4 种组织成分，其中 A 代表慢速 D 和短 T_2，B 代表快速 D 和短 T_2，C 代表快速 D 和长 T_2，D 代表慢速 D 和长 T_2。根据先前软骨研究中的先验知识确定区室划分的阈值。正常软骨的平均表观扩散系数（ADC）值一般在 $0.75 \sim 1.20\mu m^2$/ms 内，而 OA 关节软骨的 ADC 值一般在 $1.0 \sim 1.6\mu m^2$/ms 范围内。虽然软骨的 T_2 值在不同的研究中有所不同，但在 3.0Tin-vivo 下其 T_2 典型值为 $20 \sim 60$ms。经研究确定，存在特定的扩散较高的区间与 OA 相关联。因此，将 $1.2\mu m^2$/ms 作为近似阈值区分 OA 和健康人群，并以此区分慢扩散和快扩散区间，选择 40ms 作为阈值区分短 T_2 和长 T_2。DR-CSI 分区 i（$i=$A、B、C、D）的体积分数 Vi 定义为相应分区的频谱强度占整个频谱强度的比例，并可以逐个计算，随后分别绘制各区的体积分数图。

（三）创新成效

应用扩散—弛豫联合成像可实现膝关节早期 OA 检测。对 55 名早期骨关节炎患者（Kellgren-Lawrence 评分为 1~2 分）和 49 名年龄与性别匹配的健康志愿者进行 MR 扫描，包括 T2mapping 和 DR-CSI 成像。评估 DR-CSI 隔室体积分数图谱 Vi（i=A、B、C、D）、ADC 值和 T_2 弛豫时间，检测膝关节软骨是否出现早期退变，并确定敏感性、特异性以及阳性和阴性似然比（PLR、NLR）。利用 WORMS 评价关节软骨的结构变化情况。

改进前，常规的质子加权图像（PDWI）无法接收到软骨异常信号，并且常规 ADC 图上也并未发现软骨 ADC 值的变化。

改进后，与健康对照组相比，早期 OA 具有更高的 VC、更低的 VA 和 VB（p<0.001），但 VD 无差异性显著（p>0.05）。同时，图谱峰值向 C 区域偏移。

VA、VB、VC 与 WORMS 存在中度相关性。VD 和 WORMS 之间没有相关性。DR-CSIVC 比 VA、VB、VD、T_2 和 ADC 具有更强的区分早期 OA 患者和健康对照组的能力（曲线下面积为 0.898）。

DR-CSIVC 取阈值为 29.9%，其敏感性、特异性、PLR 和 NLR 分别为 81.8%（95% CI，69.1%~90.9%）、95.9%（86.0%~99.5%）、20.05%（5.13%~78.34%）和 0.19%（0.11%~0.33%）。

D-T_2 图谱可以帮助区分正常和异常软骨，其中区室体积分数 VC 可成为识别早期 OA 软骨退变的成像标志物，且具有更高敏感性和特异性（相较于常规 MRI）；区室体积分数是分析早期 OA 软骨退变的一种新方法，这为早期识别、干预 OA 及其疗效评估提供新思路和新手段。

二 治疗创新案例：机器视觉和 AR 在介入穿刺中的应用 ——介入穿刺由点到面的同质化网格模式推广

（一）创新背景

在微创介入手术中，医生需要借助医学成像设备的引导，将穿刺针或其他手术器械按照设定的路径刺入患者体内并到达病灶靶点位置，完成组织活检、肿瘤消融损毁、放射性粒子植入等手术操作。

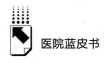

手术的关键在于准确地选取人体内的病灶组织，设计合适的穿刺路径，避开人体内部重要的组织器官，精准到达病灶靶点。因而手术路径规划是保障手术成功实施和患者安全的关键。

目前，临床上手术路径规划严重依赖医生穿刺经验和专业技能，主观性较强。有限的优质医疗资源难以满足广大群众日益增长的医疗需求。为推广介入穿刺手术，需要找到普适性方法解决路径规划难题。

（二）创新举措

1. 优化多平面重建（MultiPlanar Reconstruction，MPR）

将 CT 获取的 2D 图像转换为 3D 图像，能够更直观地呈现器官、血管、骨骼间的解剖关系，大大降低穿刺手术的难度。在采用传统方法的基础上进行升级改进，将传统三视图连锁滚动改为直接锁定单一视图。针对 MPR 数据读取时间长、MPR 旋转卡顿等问题，采取以下措施。

（1）添加性能监视模块

在各级别函数入口与出口处添加性能监视工具，逐级分析各个 API 所需的调用时间，并在性能优化过程中量化评估各级 API 的优化效果。

（2）架构优化

将恒定值保存为全局变量，提供各模块使用。

（3）并行计算

将大量单核运算改为多核运算。

（4）优化数据库查询

添加分页机制，将大批量查询改为小批量多部查询。

（5）构建缓存机制

将常用数据加入缓存，避免多次访问数据库。

（6）完善备份移存机制

将患者相关数据备份为文件形式进行存储。

（7）加速 DICOM 文件加载

完善备份移存机制，在磁盘大小固定的条件下，本地可以定期移存前期数据，保留磁盘空间，进行重复读写。

2. 采用机器视觉联合 AR 导航引导术者实施穿刺手术

将平板电脑作为显示处理设备，优化界面设计，使其符合临床需求和治疗流程。系统内置机器视觉、AR 算法和手术路径规划模块，拥有强大的图像分割、重建、虚实融合等功能，方便医生直接制定手术路径。使用可视化操作界面，方便医生浏览和分析图像。屏幕采用冠状面、矢状面、横断面三视图显示，方便医生浏览影像，并且在必要时，可以锁定某一截面进行操作。

3. 通过云服务器部署远程手术系统，实现不同院区间的指导者和术者在术中互动，实施远程交互式路径规划、远程指导机器人操作、"远程规划机器视觉+AR 引导穿刺"

用 3 个摄像头记录手术室场景以及识别参照系与穿刺针上中继标志物的相对位置。

术前 CT 扫描患者目标区域获取原始信息。参照系、中继标志物及病灶三者空间位置关系均源自实时获取的原始信息。

通过内建机器视觉算法，构建以进针点为原点的三维坐标轴，术者划定的穿刺路径确定法线距离和方向，中继标志物可以确定穿刺针在该坐标轴上的空间坐标，将虚拟场景与现实融合呈现在显示系统上。通过来回移动穿刺针重叠虚拟法线，将二者的空间差距呈现在屏幕下方，并且在穿刺时，穿刺针进针深度也可以呈现在屏幕上。

（三）创新成效

1. MPR 得到进一步优化

（1）MPR 卡顿问题得到明显改善

对比表 1 和表 2，优化前 UI 交互平均耗时为 66.2ms，优化后 UI 交互平均耗时为 63.1ms；优化前底层计算平均耗时为 498.8ms，优化后底层计算平均耗时为 203.1ms。

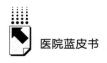

表1 优化前 UI 交互与底层计算平均耗时

单位：ms

测试批次	UI 交互	底层计算	UI 显示
1	60	504	80
2	72	480	88
3	48	460	60
4	66	488	67
5	54	521	62
6	78	526	73
7	82	501	72
8	76	492	65
9	60	517	73
10	66	499	60

资料来源：笔者整理。

表2 优化后 UI 交互与底层计算平均耗时

单位：ms

测试批次	UI 交互	底层计算	UI 显示
1	58	210	68
2	46	187	72
3	48	198	84
4	89	201	72
5	64	218	59
6	55	223	74
7	55	204	84
8	63	192	78
9	71	193	69
10	82	205	84

资料来源：笔者整理。

（2）数据查询耗时显著缩短

如表3和表4所示，经过优化后，全盘数据读取时间显著缩短。

表3 优化前全盘数据读取时间

测试批次	系统启动时间（s）	患者查询时间（ms）
1	33	108
2	40	122
3	38	110
4	30	122
5	27	106
6	38	118
7	41	103
8	33	119
9	28	109
10	37	127

资料来源：笔者整理。

表4 优化后全盘数据读取时间

测试批次	系统启动时间（s）	患者查询时间（ms）
1	8	12
2	6	23
3	6	8
4	8	18
5	5	17
6	5	25
7	5	22
8	9	18
9	8	13
10	7	20

资料来源：笔者整理。

2. 构建远程手术系统

（1）远程穿刺系统

指导者与术者分别位于福建医科大学附属第一医院本部和福建医科大学附属第一医院滨海院区，二者距离约为40公里。两边屏幕上同时展示同样的内容，屏幕左侧以四面图展示，分别显示当前CT扫描影像、包含穿刺路

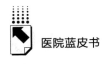
径的 CT 横断面图像、包含穿刺路径的 CT 矢状面图像、包含穿刺路径的三维重建图像。屏幕右侧显示的是指导者和术者环境摄像头记录的画面，以及路径规划相关按钮。该远程穿刺系统实现了不同院区之间的术中互动操作，而不是单纯的屏幕投送。

（2）远程指导机器人操作系统

在术者建立穿刺路径后，机器手臂内置处理系统可以读取路径数据，并自动移动定位在穿刺点处，机械手臂上有可以固定穿刺针的固定架，它可以根据穿刺路径的角度进行自动旋转，使机械手臂固定架的角度和方向与穿刺路径完全吻合，术者仅需将穿刺针插入固定架，按照事先设定的穿刺深度逐步进针即可。该系统大大降低了对术者操作经验和手法的要求，方便穿刺手术向基层医院推广。

（3）"远程规划机器视觉+AR 引导系统"

术中机器视觉处理后建立的穿刺点三维坐标系通过 AR 系统形成虚拟现实画面，并同步到指导者屏幕上，术者穿刺角度、深度以及重合度都能实时被指导者掌握。

三 管理创新案例：新疆地区基于深度卷积神经网络（CNN）的乳腺癌新辅助化疗多模态超声评价体系的构建

（一）创新背景

乳腺癌新辅助化疗的多模态超声诊断包括以下环节。

新辅助化疗前，在二维超声及彩色多普勒确定有代表性的恶性特征及血供的切面后，病灶两端进行体表标记，转入剪切波弹性成像模式，然后转入超声造影模式，再次验证最佳切面并确保二维超声、超声造影、剪切波弹性成像为同一切面。

新辅助化疗后、手术之前，按照储存的影像最佳切面，再次进行二维超声、超声造影、剪切波弹性成像，确保为同一切面。

术前在选取的病灶最佳切面中，最具恶性代表性的区域注入美兰标记，术后临床医师、病理医师和超声医师合作，共同确定病灶剖开的方向，并尽量完整显示标本的镜下表现，最大限度地消除病灶切面不一致对结果产生的影响。

多模态超声检查步骤烦琐，诊断指标多，信息量大，需要对大量输入图像进行多层、多种不同大小的卷积和处理，然后逐层提取隐藏的特征模式，最后一层综合所有分析、处理后的特征模式。

（二）创新举措

为解决乳腺癌新辅助化疗疗效评估的超声影像信息量大及深度机器学习建立标准化模型的问题，拟通过卷积神经网络系统进行图像分割，深度学习肿瘤形态、组织边界、周边组织改变等特征，并提取敏感参数进行建模，以评估新辅助化疗疗效。

1. 图像识别

将卷积神经网络应用于对乳腺癌的多模态超声图像进行识别。首先需将图像数值化，对所有需要进行试验的数据样本统一格式处理，对图像的大小进行归一化，并转换为能够识别的向量格式。

2. 图像分割

使用一种层次化的分割框架对乳腺病灶进行分割，该分割框架包含底层分割和高层分割两种模型。首先用基于局部灰度聚类假设的水平集活动轮廓模型对乳腺图像进行底层分割。将底层分割的结果与乳腺超声图像中的人工标注进行对比，找出错分区域。然后通过基于卷积神经网络的高层分割模型对这些区域进行训练，学习错分区域的特征，从而使卷积神经网络能够对初始分割过程中错分区域进行识别。

3. 特征提取

（1）卷积层

对输入图像进行多层、多种卷积核处理；逐层提取隐的特征模式；最后

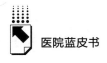

一层综合所有分析、处理后的特征模式；预测 4 个种类的概率得分，并挑选最大概率的种类作为输出。

（2）下采样层

降低特征映射的维度，保留最重要的特征信息。通过卷积层获得特征后，将这些提取到的特征直接输入后续层。

（3）病灶区域的检测

将原始图像输入特征提取子模块来提取特征，将提取的特征输入区域建议子模块，计算出多个不同长宽比和缩放比例的候选矩形区域，区域回归子模块综合考虑所有候选矩形区域的匹配度，返回最佳矩形框，代表检测到的病灶区域。

4. 模型验证与持续改进

为保障应用模型得出的新辅助化疗疗效的合理性，将图像样本输入 CNN，比较网络输出与样本理想输出，如果误差在允许范围内，则接受该模型。否则，需要重新收集样本、修正网络设计并进行训练，直到获得满意结果为止。

5. 模型的应用与推广

经过验证达到要求的精度和可靠性后，该模型即可用于新疆乳腺癌患者新辅助化疗疗效评估与预测。具体运用时，保持网络权值不变，将收集到的病例多模态超声图像直接输入神经元网络，神经元网络的输出即为模型的输出。该模型在本院应用的同时，积极申请专利并推广至其他三甲医院，可将收集的病例返回，再次优化模型。

（三）创新成效

1. 为多模态超声评估乳腺癌新辅助化疗疗效构建综合评分法

因为 MP 系统评估的是肿瘤细胞性的丧失，有时并不在宏观上表现出肿块明显变小。研究发现有些病例虽然 MP 评估中镜下无肿瘤细胞残留，临床上却可触及肿块和大体标本上存在纤维间质，形态学无法将坏死的肿瘤组织和纤维化瘢痕与残留的活肿瘤组织区分开来。多模态超声能够获得足够的信息量从而解决这个问题，但信息量巨大，如何筛选是关键。项目能够筛选出指标，并建立评分标准。

2. 深度卷积神经网络与多模态超声结合应用

目前卷积神经网络已越来越多的应用于乳腺癌的分类研究，而对新辅助化疗的疗效评估研究尚处于探索阶段。在不同的应用场景中应用卷积神经网络，需要对其进行有针对性的调整和改进，在算法方面需要进行新的探索，乳腺癌新辅助化疗治疗效果的评价对临床决策至关重要，而卷积神经网络可能对这个领域的研究产生巨大影响。

深度卷积神经网络与多模态超声结合应用于乳腺癌新辅助化疗评估，国内外未见相关报道。应用深度卷积神经网络研究算法、建立模型，不但能够评估乳腺癌新辅助化疗疗效，还能充分挖掘模型的深度学习能力，更全面地整合超声临床数据，具有延展性及科学性。

参考文献

Juras V. , Chang G. , Regatte R. R. , "Current Status of Functional MRI of Osteoarthritis for Diagnosis and Prognosis," *Curr Opin Rheumatol* 1 （2020）.

Zibetti M. V. W. et al. , "Updates on Compositional MRI Mapping of the Cartilage: Emerging Techniques and Applications," *J Magn Reson Imaging* 1 （2023）.

Razmjoo A. et al. , "Analysis of the Entire Osteoarthritis Initiative Dataset," *J Orthop Res* 1 （2021）.

Kim D. et al. , "Diffusion-relaxation Correlation Spectroscopic Imaging: A Multidimensional Approach for Probing Microstructure," *Magn Reson Med* 6 （2017）.

Slator P. J. et al. , "Combined Diffusion-relaxometry Microstructure Imaging: Current Status and Future Prospects," *Magnetic Resonance in Medicine* 6 （2021）.

Kim D. et al. , "Multidimensional Correlation Spectroscopic Imaging of Exponential Decays: From Theoretical Principles to in Vivo Human Applications," *NMR Biomed* 12 （2020）.

Raya J. G. et al. , "Feasibility of in Vivo Diffusion Tensor Imaging of Articular Cartilage with Coverage of All Cartilage Regions," *Eur Radiol* 7 （2014）.

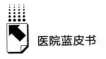

Mlynarik V. et al. , "Investigation of Apparent Diffusion Constant as an Indicator of Early Degenerative Disease in Articular Cartilage," *J Magn Reson Imaging* 4 (2003).

Raya J. G. et al. , "Articular Cartilage: in Vivo Diffusion-tensor Imaging," *Radiology* 2 (2012).

Nebelung S. et al. , "Detection of Early-Stage Degeneration in Human Articular Cartilage by Multiparametric MR Imaging Mapping of Tissue Functionality," *Sci Rep* 1 (2019).

Luo P. et al. , "Enabling Early Detection of Knee Osteoarthritis Using Diffusion-relaxation Correlation Spectrum Imaging," *Clin Radiol* 9 (2023).

B.18
微生物实验室智慧化建设探索

——以临沂市人民医院、常州市中医医院为例

王娟　孙志清　董妍　李小红　史运娜*

摘　要：　党的十九大做出了建设数字中国的重要部署。其后，2021年6月国务院办公厅提出《关于推动公立医院高质量发展的意见》。数据作为评价质量的方法，其作用被提到一个前所未有的高度。我国各级医院实验室内部的数据，无论是真实性还是准确性都经常受到临床医生和管理者的质疑。服务效率也无法满足人民群众日益增长的医疗卫生服务需求。针对当前临床检验实验室管理存在的痛点，本报告提出通过自动化、信息化提高微生物实验室的工作质量和工作效率，希望为我国医院临床检验实验室管理探索出一条新的道路。临沂市人民医院以"提高治疗使用抗菌药物前病原学送检率"为主要目标，通过完善制度流程、升级信息系统功能等措施，最终实现微生物实验室的智慧化建设。常州市中医医院通过购置自动化设备、互联互通、流程信息化等手段，在人员保持不变的情况下，提高了数据的质量和工作效率，提高了医务人员的满意度，同时满足了医院高速发展的需求。

关键词：　微生物实验室　智慧化管理　医院高质量发展

---

* 王娟，常州市中医医院检验科微生物组组长，主要研究方向为微生物与自身免疫学；孙志清，临沂市人民医院医院感染管理部科室主任；董妍，常州市中医医院检验科质量负责人；李小红，常州市中医医院检验科生物安全员；史运娜，临沂市人民医院医院感染管理部科员。

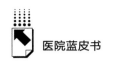
一　信息化升级助力治疗使用抗菌药物前病原学送检率提升

2021年，临沂市人民医院治疗使用抗菌药物前病原学送检率呈下降趋势。为此，临沂市人民医院通过成立专项工作小组，完善制度流程，升级信息系统功能。最终让病原学标本的采集、运送、检验过程更加规范，数据统计更加准确，送检率大幅提升，血标本污染率显著下降。

（一）案例背景

治疗使用抗菌药物前病原学送检率是医院等级评审、国家医疗质量安全改进目标的重要内容，也是抗菌药物合理使用的重要基础条件。

临沂市人民医院在日常监测中发现，2021年送检率呈下降趋势，全年送检率为35.33%。远远达不到2021年10月国家卫健委提出的总送检率50%的要求，并且信息化水平不能满足精准、高效地送检监测要求。医院感染管理部在分管院领导的带领下，联合网络与信息部、微生物检验科、医务部、护理部、药学部等部门，成立专项工作组，通过查阅文件、走访调研、员工访谈等方式收集数据。组织专家通过头脑风暴法对数据进行分析、讨论，查找原因。根据"二八法则"发现主要原因包括以下几点。一是统计数据不准确。目前医院的信息化水平仍不能满足送检率准确统计的要求。二是医生培训不到位。医生对治疗使用抗菌药物前病原学送检的意识不强，对送检指征把握不准确。抗菌药物合理使用程度仍待提高。三是标本的质量不高。护理人员标本采集的规范性不高，标本质量有待提高。其中，数据的准确统计是保障项目有效实施的基础和关键因素。

（二）改进过程

2022年1月，临沂市人民医院制定《关于进一步提高住院患者抗菌药物治疗前病原学送检率工作方案》，成立提高抗菌药物治疗前病原学送检率管理小组，由分管院长任组长，医院感染管理部牵头，网络与信息部、微生物检验科、医务部、护理部、药学部、运营管理部等部门配合，明确了各部门的职责，加强多部门协同合作。本项目从 2022 年 1 月开始实施，2022 年 12 月结束，为期 1 年，具体改进过程如下。

1. 完善制度流程

以前的抗菌药物管理制度对抗菌药物治疗前送检的要求不明确、不详细、不具体，在国家卫健委发布《关于印发"提高住院患者抗菌药物治疗前病原学送检率"专项行动指导意见的函》（国卫医研函〔2021〕198 号）后，临沂市人民医院于 2022 年 1 月制定《关于进一步提高住院患者抗菌药物治疗前病原学送检率工作方案》。该方案针对抗菌药物治疗前病原学送检的指标、采样流程、运送要求、改进策略等内容做了明确规定。并分别对相关人员进行了培训、考核。同时，针对特殊案例，开展医院感染 MDT 及联合查房工作，提升抗菌药物合理使用水平。

2. 明确管理职责

在项目实施过程中，由专人对各部门的数据进行汇总统计。医院感染管理部每月对送检率、抗菌药物使用率、使用强度的监测数据进行统计。检验科对临床标本的污染率进行汇总。医务部、药学部对抗菌药物的合理使用情况进行督查，监测和督查结果直接反馈给科室主任，并在院内网进行公示。同时，每月管理小组召开一次协调会，对监测结果进行分析，就执行过程中发现的问题进行讨论，并制定改进措施，保证项目的顺利实施。

3. 信息系统升级

为保证抓取数据的准确性，2022 年 2~4 月，医院感染管理部联合网络与信息部对需要监测的数据进行流程分解，逐一实现信息化的自动抓取。特别是一些关键节点，如标本采集时间、抗菌药物使用时间等进行了进一步优化，具体措施如下。

（1）加强互联互通，优化数据抓取节点

通过杏林系统与医惠系统对接，抗菌药物使用时间由原来的"抓取电子病历医嘱开具时间"改为医惠系统"抗菌药物执行用药时间"。对于标本采集

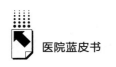

时间，原来在入院调配中心的标本采集时间无法抓取，通过杏林系统与医惠系统的互联互通，实现了数据自动抓取，最终让送检率数据更加全面、准确。

（2）升级信息系统，项目数据自动抓取

纳入送检统计的项目数据全部实现抓取。在原有抓取微生物培养及药敏试验的基础上，增加降钙素原、白介素—6、G试验、分子快速诊断、免疫学检测、显微镜检查等项目的抓取。

（3）细化统计指标，数据监测更加精准

系统新增CAP、慢阻肺患者治疗用药前病原学送检率、医院感染诊断相关病原学送检率、联合使用重点抗菌药物前病原学送检率等专项送检率指标，送检率监测更加精准。

（4）精确匹配用药途径，减小统计误差

原来统计的数据是针对所有的抗菌药物（包括全身用药和局部用药），根据国家卫健委的要求，病原学送检率不包括局部使用抗菌药物。所以临沂市人民医院通过调整统计路径，系统由原来的抓取全部抗菌药物用药途径改为精准抓取全身用药途径。

（5）增加提醒功能，提高用药前送检率

电子病历系统在医生开具以治疗为目的的抗菌药物医嘱前设立专门的提醒功能。在医生开具以治疗为目的的抗菌药物医嘱时，自动识别此时间点前有无病原学送检，如果没有，系统会自动提醒送检。

（6）增加防呆防错功能，提高工作效率

通过电子病历系统实现各级医师抗菌药物处方权限限定，对越级使用抗菌药物的行为，系统会自动拦截。预防性用抗菌药物时，医嘱超过24小时将自动停止；使用特殊使用级抗菌药物时，增加便捷的信息化申请、会诊和审批功能。

4. 培训落实，多部门联合管理

由医院感染管理部牵头，针对新的制度、流程进行了多轮培训，范围覆盖全院不同岗位，尤其是关键部门如重症医学科、呼吸与危重症医学科、血液科、泌尿外科、消化内科、急诊科等。同时，医院感染管理部联合医务部、护理部、微生物检验科、网络与信息部等，采用现场检查、系统核对、提问访谈等方式，针对病原学采集的基础知识、采样规范性、标本质量、PDA 扫码情况、科室送检率、抗菌药物合理使用等问题开展专项督导检查工作。针对每月送检率排名靠后的科室，进行现场问题反馈和重点内容再培训。检查发现的问题在抗菌药物管理工作组会议上进行反馈。多部门集体讨论，院领导综合各方意见后做出明确决策，以保证问题顺利解决。

5. 完善绩效考核指标体系

将送检率、抗菌药物使用率、使用强度、抗菌药物合理性评价得分、I 类切口抗菌药物预防使用率等全部纳入绩效考核指标。每月统计指标情况，通过院内网通知公告及科室主任微信群进行通告公示，考核结果直接反馈给科室主任，与科室绩效挂钩，并将其作为科室及医生年度考评的重要参考指标。

（三）价值与果效

一是医护人员送检意识、采样、运送、检验规范化水平明显提高。抗菌药物合理使用水平大幅提高。抗菌药物使用强度由 2021 年的 39.12，下降至 2022 年第四季度的 38.00，下降了 1.12（见图 1）。

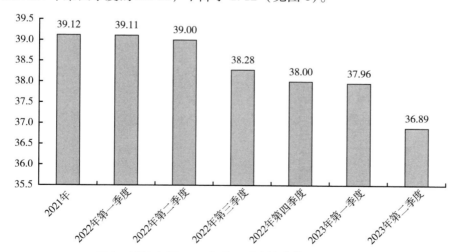

图 1　2021 年至 2023 年第二季度抗菌药物使用强度

资料来源：笔者整理。

二是信息化建设让数据更加真实、准确。改进前，送检率最早通过抽样调查的方式获得。送检率数据受医生个人水平影响，标准不一致，随机误差比较大，数据可参考性不强。虽然 2021 年 10 月开始使用杏林系统统计送检率，但是系统抓取数据不准确、不稳定，病原学项目不全，只能抓取治疗用药医嘱时间，也无相关提示功能。改进后，送检率统计将变得更加准确。改进后，系统实现了互联互通，数据能够自动抓取，送检项目进一步细分，送检率能够分专项统计，也增加了大量的防呆防错功能。

三是各项关键指标得到大幅提升。治疗使用抗菌药物前病原学送检率由 2021 年的 35.33% 提升至 2022 年 12 月的 75.24%，提升了 39.91 个百分点（见图2）。医院感染诊断相关病原学送检率由 2021 年的 80.20% 提升至 2023 年第二季度的 98.03%，提升了 17.83 个百分点（见图3）。联合使用重点抗菌药物前病原学送检率由 2021 年是 85.34% 提升到 2023 年第二季度的 97.75%，提升了 12.41 个百分点（见图4）。无菌标本送检率由 2021 年的 40.00% 提升至 2023 年 6 月的 55.14%，提升了 15.14 个百分点（见图5）。血标本污染率由 2021 年的 2.04% 下降至 2023 年 6 月的 0.29%，下降了 1.75 个百分点（见图6）。

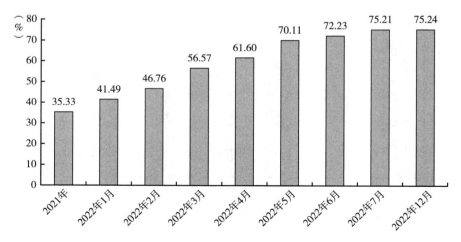

图2 2021~2022 年治疗使用抗菌药物前病原学送检率

资料来源：笔者整理。

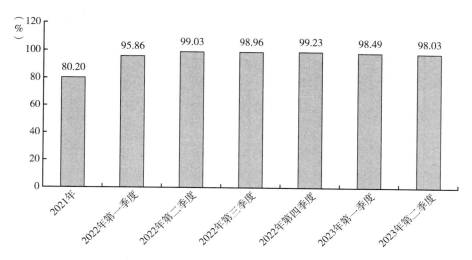

图 3　2021 年至 2023 年第二季度医院感染诊断相关病原学送检率

资料来源：笔者整理。

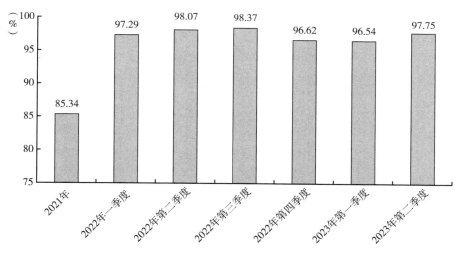

图 4　2021 年至 2023 年第二季度联合使用重点抗菌药物前病原学送检率

资料来源：笔者整理。

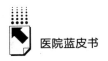

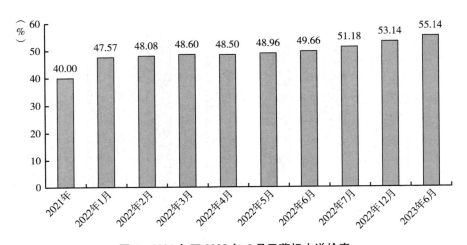

图5 2021年至2023年6月无菌标本送检率

资料来源：笔者整理。

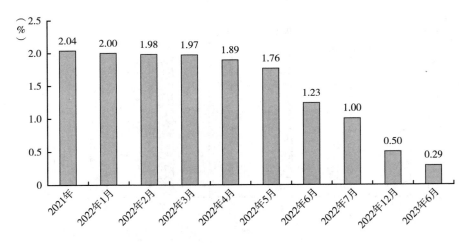

图6 2021年至2023年6月血标本污染率

资料来源：笔者整理。

（四）案例总结

本案例表明，提高医院抗菌药物治疗前病原学送检率，首先需要建章立制、明确各部门职责、加强多部门协作，再充分利用信息化管理手段、把工作固化、提高效率，以保证整个项目顺利完成。

二　创新智慧化实验室建设管理方案

（一）案例背景

1. 固定工作人员不足

常州市中医医院实验室固定工作人员仅 3 人，加之排班、轮岗等其他原因，导致科室人员十分紧张。

根据《临床微生物学实验室建设基本要求专家共识》，微生物实验室固定人员：二级医院为 3 人，三级医院为 6 人。同时，现阶段我国各医院微生物实验室人员数量普遍不足。胡继红等调查发现，我国三级医院微生物实验室固定人员为 1~3 人的占比为 41%，5 人以下的占比为 77.24%，6 人以上的只占 22.51%。临床微生物实验室高级专业人才匮乏，整体行业人员明显不足。

2. 自动化程度较低

常州市中医医院微生物实验室没有配备标本自动接种仪和飞行质谱仪，日常工作多采用"手工+半自动化仪器"，自动化程度较低。胡继红等调查发现，在我国三级医院中，配备标本自动接种仪的医院占比为 9.03%，配备飞行质谱仪的医院占比为 30.22%。

3. 信息化程度偏低

常州市中医医院样本接收需要手工标记代码/参数，接收后人工分拣至孵育箱容易产生差错。在样本前处理阶段、药敏检测等过程中，人为参与的环节较多，不能快速地让模块结果沿着信息流传递下去，严重影响 TAT（标本周转）时间，耽误诊断。

（二）改进过程

本项目自 2021 年 7 月开始，2022 年 10 月结束。2022 年 1 月，安装微

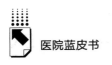

生物血培养仪、微生物鉴定质谱仪；2022 年 2 月更新微生物药敏仪；2022年 3 月引入自动化接种仪；2022 年 8 月安装安图微生物实验室管理系统；2022 年 10 月安装微生物信息系统。

1. 改进环节一：基础设备配置

（1）微生物血培养仪

快速准确地测定血流感染病原体类型，及时给出用药敏感性方案的检验方法是临床医生的迫切需求。因细菌生长时间较长，临床迫切需要缩短血培养的三级报告时间，尤其是一级报告时间，以快速挽救患者生命。微生物血培养仪上线后，一级报告时间由原来的 2.5 小时缩短至 0.5 小时，二级报告时间由原来的 24 小时缩短到 5 分钟。

（2）微生物鉴定质谱仪

利用基质辅助激光解吸电离—飞行时间质谱技术（MALDI-TOF）实现细菌、酵母菌、分枝杆菌等的快速鉴定。相较于原来的梅里埃微生物鉴定方法，鉴定时间从 24 小时缩短到 10 分钟。

（3）微生物药敏仪

AutoMIC-i600 全自动微生物鉴定药敏分析系统能够在提供 5 类 57 种抗菌药物的耐药检测需求的同时，使检验人员将精力放在异常结果的审核上，缩短了检测时间，提高了工作效率。

专家库源于最新版本 CLSI 和 EUCAST 文件的专家系统，是多中心联合构建的菌株库。利用强大的专家库知识，组织组内人员培训，大大提高了组内人员的业务水平。

2. 改进环节二：自动化和信息化建设

（1）自动化建设

样本前处理过程占用了实验室人员大量时间，且存在生物安全风险，人为因素对结果存在影响。2022 年 3 月，常州市中医医院引入样本前处理系统—自动化接种培养系统。自动化接种培养系统可对痰液、粪便、拭子、尿液及体液等微生物样本进行自动划线接种与分离培养。培养基装置放入仪器后，系统会自动识别样本的种类，机械手依照设定的划线方式在培养环境下免开盖完成样本的划线接种。同时能提供精准的培养环境（普通、苛养培养环境），对样本进行分离培养。仪器采取模块式设计，每个模块可以同时培养 40 个样本，用户可以根据样本量的大小进行合理配置。此系统帮助微生物实验室提高生产力及工作效率，全面实现微生物实验室自动化。

（2）信息化建设

常州市中医医院于 2022 年 8 月安装安图微生物实验室管理系统中间件。该中间件可一站式查看所有上机试验，快速确定样本试验状态。通过中间件可将整个实验室重要的检测设备与 LIS 连接起来，可以制定集采样、转运、自动化接种、培养、快速鉴定、快速药敏于一体的解决方案。

将微生物实验室的自动化仪器整合连接进入安图微生物实验室管理系统，并将其与 LIS 系统无缝衔接，实现仪器间信息的互联互通。

对样本进行全流程管理，实现样本流程的标准化与数据可追溯。对检验的重要环节进行监控，确保能够及时发现问题。质谱仪向药敏仪自动传输鉴定结果，缩短中间环节时间；对微生物危急值结果通过软件报警的方式进行提醒。

能够自动统计样本种类、科室；血培养阳性率、污染率、报阳时间、取、放瓶时间；WHONET 上报数据；菌株统计、耐药率统计等数据，帮助科室进行定期分析总结。

通过信息化监测系统进行仪器状态及实验状态的监测，及时提醒、报告异常状态，特别是危急值报告，目前已经能通过智慧信息化系统和 lis 信息化系统进行一键发送，若医生端电脑未及时接收，再打电话给临床，同时发送信息给医生手机，实现三重保障。

（三）价值与果效

1. 检测模块的自动化

自动化仪器有助于缩短报告时间、减少操作时间、减少人为因素干扰产生的误差等。以飞行时间质谱仪为例，利用基质辅助激光解吸电离—飞行时间质谱技术（MALDI-TOF）实现细菌、酵母菌、分枝杆菌等的快速鉴定。其独特的自编码神经网络算法——哈希算法将原有按天计算的鉴定时间缩短为短短的几分钟。每块靶板除校准点外，每次可检测多达95人份，通量越高检测速度越快，每天（以8小时工作时间计）可以完成约1200个样本的鉴定。

2.检测模块的信息化

通过检测模块的信息化，提高信息传递效率、加强溯源性、加强实验室管理、提高数据整合能力。同时增加了统计分析功能，如图7所示，系统能够统计工作量及工作时间，以方便工作人员及时进行调整。

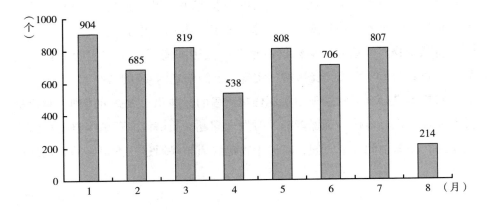

图7　工作量及工作时间统计

资料来源：笔者整理。

3.检测效率提升

2018～2022年，标本总数呈现上升趋势，与2018年相比，2022年标本量增加了30837个，增长157.97%，其中增加最明显的是痰标本，增加了6871个（见图8）。在人员数量不变的前提下，工作效率得到大大提高。平均每人每天处理标本量从原来的18个增加至46.6个。2018～2022年，细菌总株数呈现上升趋势，与2018年相比，2022年细菌总株数增加了750株，增长28.42%（见图9）。微生物标本因为细菌生长的特异性，TAT时间一般很难有所提升，这和临床上日益增加的缩短TAT时间的需求存在矛盾。通过不断改进，在微生物智慧实验室建成后，样本TAT时间90%分位数从

2018 年 8672 分钟降到 2022 年 7375 分钟，缩短了 1297 分钟，约 21.62 小时（见图 10）。样本 TAT 时间的缩短有利于临床缩短平均住院日，从而提高病区床位周转率。

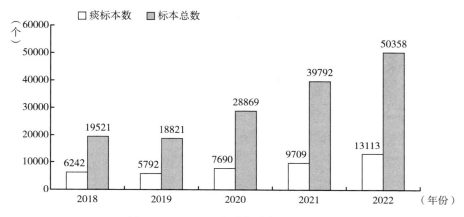

图8　2018～2022 年痰标本数与标本总数

资料来源：笔者整理。

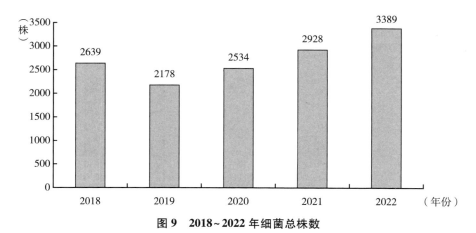

图9　2018～2022 年细菌总株数

资料来源：笔者整理。

4. 服务临床能力提升

微生物实验室定期向临床和院感部门反馈数据，包括不同标本类型、不

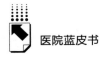

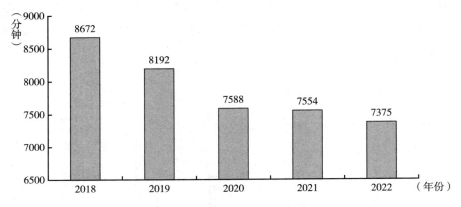

图10 2018~2022年TAT时间90%分位数

资料来源：笔者整理。

同科室检出的阳性菌种类和数量、各主要检出细菌体外药敏耐药率、各主要送检科室检出多重耐药菌数量等。重点科室（CCU、ICU、创伤急救、肺病科、老年病科）满意度明显提升（见图11）。

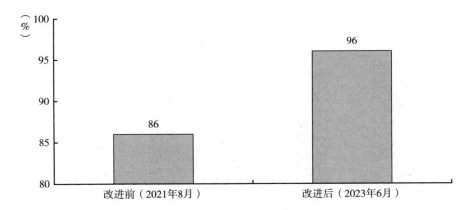

图11 微生物实验室改进前后的满意度对比

资料来源：笔者整理。

5. Whonet数据信息化自动统计

每季度通过Whonet对国家细菌、真菌耐药监测网上报相应数据，以前只能通过人工统计，耗时耗力。现在可以通过信息系统进行统计，显示出明显的优越性。

（四）总结

微生物实验室信息化管理系统实现在 lis 前端将质谱、药敏、血培养进行有效连接，不仅避免了人工录入结果可能造成的误差，还使微生物实验室实验信息流动起来，缩短了 TAT 时间，提高了工作效率。此外，利用其强大的统计分析功能，医院搭建了全新的数据平台。微生物实验室信息化管理系统的搭建不仅有助于临床针对感染性疾病合理用药，也方便院感部门进行临床耐药性监测，以帮助临床医生更合理地进行经验性用药。

参考文献

胡继红、丛玉隆：《我国临床微生物实验室现状与分级诊疗下实验室的能力建设重点》，《临床实验室》2020 年第 10 期。

陈国敏等：《3889 份住院患者血培养病原菌分布及耐药性分析》，《中国抗生素杂志》2019 年第 2 期。

张宁等：《5759 份血培养标本病原菌分布和耐药性分析》，《临床医学研究与实践》2019 年第 14 期。

张丽红等：《基于信息化应用 PDCA 循环提高抗菌药物治疗前病原学送检率》，《中国卫生产业》2018 年第 29 期。

纪灏等：《提高微生物检验样本送检率的管理策略》，《解放军医院管理杂志》2016 年第 3 期。

附录一
第三届创新医疗科技案例大赛获奖名单

为树立创新医疗科技标杆，分享优秀案例。广州艾力彼医院管理中心于2021年启动"第一届创新医疗科技案例大赛"，八大赛道分别是影像未来、机器人应用、智慧检验、药事管理、智慧医院、新超声、医院物联、大介入。

2023年经过初赛和复赛两轮角逐，最终进入总决赛的获奖医院名单（按医院名称笔画排序）如表1所示。

表1 第三届创新医疗科技案例大赛获奖名单

医院名称	案例名称
大连大学附属中山医院	数据驱动新一代信息平台赋能提升智慧医院管理水平
大连医科大学附属第二医院	创新科技赋能智慧医院——评估并提升公立医院管理会计水平
上海中医药大学附属龙华医院	智慧化危急值通报系统助力提高危急值通报率和危急值通报及时率
上海中医药大学附属岳阳中西医结合医院	扩散—弛豫联合成像定量评估早期膝骨关节炎软骨退变
上海市东方医院	基于5G物联网技术赋能的床旁移动护理系统应用
广西医科大学第一附属医院	应用智能药柜构建医院麻精药品信息化管理模式的实践分享
中山大学附属第三医院	基于5G物联网技术的多院区急诊急救一体化系统建设与应用
中国中医科学院西苑医院	医疗安全智能管控平台的研究与开发
甘肃省人民医院	甘肃省5G远程机器人手术指挥中心
兰州大学第一医院	运用Dataxone技术实现健康医疗大数据建设
兰州大学第二医院	MedSCMDx™自动化医疗供应链管理系统
辽宁省健康产业集团抚矿总医院	5G智慧医疗助力超声远程实时会诊
赤峰市宁城县中心医院	头颈部CTA人工智能辅助诊断系统的应用
连云港市第一人民医院	影像AI助力肋骨骨折诊断,改善患者预后

续表

医院名称	案例名称
应城市人民医院	应城市人民医院 SPD 系统推进医院信息化管理
沂南县人民医院	数字赋能,创新推行"全院一站式结算"
沧州市中心医院	一站式服务提升就医体验　流程再造助推智慧医疗
武汉市中心医院	基于智慧血糖管理平台的院内外一体化精准控糖模式
杭州市第一人民医院	基于 SPARK 案例库的过程化教学模式提高非影像专业本科医学生影像实践能力
国药同煤总医院	基于大数据的医疗风险评估预警模式构建与应用
郑州市中心医院	基于全渠道运营策略的互联网医院营销体系构建
河北省沧州中西医结合医院	复发性宫颈癌的 3D 打印模板引导下的后装插植放疗
南昌大学第一附属医院	依托"智慧医疗"推进"智慧结算"构建住院服务中心服务新模式
南京医科大学附属明基医院	探索多元化全场景医保支付与实践
临沂市人民医院	信息化升级助力治疗使用抗菌药物前病原学送检率提升
钟祥市人民医院	智能分拣系统在静脉用药调配中心的应用效果分析
济宁市第一人民医院	智慧检验助力检验质量指标持续性改进
盐城市第一人民医院	基于 GAPS 管理模型助力抗菌药物使用强度管理
浙江大学医学院附属邵逸夫医院	2023 创新科技赋能医管案例大赛人工智能(AI)电子病历智能质控系统助力病历文档提升行动
浙江省中医院	数字孪生机器人开辟名老中医经验传承新路径
常州市中医医院	临床微生物室创新智慧化实验室建设管理方案
常州市第二人民医院	基于国考的院内绩效考核与医疗质量管理的信息化运行体系
鄂州市中心医院	信息化助力 DRG/DIP 政策下医用耗材精细化管理
清河县中心医院	一站式检查智能预约系统在二级综合医院的应用实践
湖北省第三人民医院	基于根因分析法的改善住院患者抗菌药物使用强度与形成长效管理机制的实践
新疆医科大学附属肿瘤医院	新疆地区基于深度卷积神经网络(CNN)的乳腺癌新辅助化疗多模态超声评价体系的构建
福建医科大学附属第一医院	机器视觉和 AR 在介入穿刺中的应用——推动介入穿刺由点到面的同质化网格模式推广
福建医科大学孟超肝胆医院	QR 信息技术在新时代患者用药教育与药学服务工作中的应用

附录二
标杆医院研究方法

庄一强　徐权光　刘剑文*

　　广州艾力彼医院管理中心一贯致力于构建与完善医院的定量评价体系——医院第三方分层分类评价体系。从 2010 年开始，广州艾力彼医院管理中心连续多年发布分层分类标杆医院研究成果，为我国医院标准化管理（Standard Operating Procedure）、管理优异度（Management Excellence）、行业标杆研究（Hospital Benchmark Research）提供客观参考依据。

一　研究方法

（一）研究方法的确定

　　综合评价方法有很多，例如秩和比法、加权 TOPSIS 法、层次分析法、模糊评价法等，各种方法均具有不同的优劣势。秩和比法可以进行分档排序，消除异常值的干扰，但在对指标值进行秩代换的过程中会损失部分信息，导致对信息的利用不完全。加权 TOPSIS 法的不足之处是只能对每个评价对象的优劣进行排序，不能分档管理，但它能够充分利用原有数据信息、引入不同量纲的评价指标进行综合评价。为使评价结果更加客观、公正，尤其是为确保医院竞争力评价方法的科学性，评价专家组在正式评价

---

　　* 庄一强，博士，广州艾力彼医院管理中心主任；徐权光，广州艾力彼医院管理中心副主任；刘剑文，广州艾力彼医院管理中心数据分析师。

前，选取了多种评价方法，经过多方论证和听取医院管理界专家意见后，采用了加权 TOPSIS 法对医院竞争力进行定量分析，计算出各家医院的竞争力得分。

（二）指标权重的确定

权重用来衡量某因素在被评价对象总体中的相对重要程度。目前权重的确定方法大致可分为两类：一类是主观赋权法，其原始数据主要由专家根据经验主观判断得到，如层次分析法、专家咨询法等；另一类是客观赋权法，其原始数据由被评价对象各指标的实际数据经处理后形成，如主成分分析法、离差最大化法、熵值法、探索性因子分析法等。这两类方法各有其优点和缺点：主观赋权法客观性较差，但解释性强；客观赋权法确定的权重在大多数情况下精度较高，但有时会与实际情况相悖，而且对所得结果难以给予明确的解释。基于上述原因，有些学者提出了综合主、客观赋权法的第三类方法，即组合赋权法。广州艾力彼医院管理中心的医院竞争力评价以专家咨询法与探索性因子分析法相结合的方式确定指标权重，这正是组合赋权法中的一种综合评价方法。

（三）研究方法详解

1. 探索性因子分析法

探索性因子分析通过研究众多变量之间的内部依赖关系，用少数几个假想变量即因子反映原来众多的观测变量所代表的主要信息，并解释这些观测变量之间的相互依存关系。权重的确定步骤如下。

（1）一级指标下二级指标权重的确定

对每个维度运用主成分方法提取公因子，用最大方差法对公因子进行旋转，以 Anderson-Rubin 法计算因子得分，可以得到所求公因子的载荷矩阵。每个因子载荷系数表示各个二级指标对一级指标的相对重要性，在一般情况下，其绝对值越大，则表明公因子对所代表的原始指标变量的解释效果越好，二者的相关性越强。因此，对因子载荷系数的绝对值进行归一化处理，

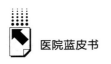

可以得到各个二级指标相对于对应一级指标的权重。

（2）综合竞争力下一级指标权重的确定

针对各公因子（即一级指标）的因子得分，再次进行因子提取，得到一级指标在综合竞争力上的因子载荷矩阵，经过归一化处理可以得到各个一级指标相对于综合竞争力的权重。

2. 加权 TOPSIS 法

TOPSIS 分析法的全称是"逼近于理想值的排序方法"（Technique for Order Preference by Similarity to an Ideal Solution），是 C. L. Hwang 和 K. Yoon 于 1981 年提出的一种适用于多项指标、对多个对象进行比较选择的分析方法。TOPSIS 分析法根据有限个评价对象与理想化目标的接近程度进行排序，用于评价现有对象之间的相对优劣。理想化目标有两个，一个是最优目标，另一个是最劣目标。评价最好的对象应该是与最优目标的距离最近且与最劣目标最远。距离的计算可采用明考斯基距离，常用的欧几里得几何距离是明考斯基距离的特殊情况。加权 TOPSIS 法是对 TOPSIS 分析法的进一步深化，与普通的 TOPSIS 分析法相比，它更加强调各项评价指标的不同重要性，从而使评价结果更加合理。加权 TOPSIS 法的计算步骤如下。

（1）建立评价对象的数据矩阵

针对评价指标原始数据（见表 1）建立原始数据矩阵 X，i 为评价对象，j 为评价指标，x_{ij} 为第 i 个对象第 j 个指标的原始数据，其中 $i=1，2，\cdots，n$；$j=1，2，\cdots，m$。

表 1　加权 TOPSIS 法评价指标原始数据

评价对象 i	评价指标 j			
	指标 1	指标 2	$\cdots$	指标 m
对象 1	x_{11}	x_{12}	$\cdots$	x_{1m}
对象 2	x_{21}	x_{22}	$\cdots$	x_{2m}
$\cdots$	$\vdots$	$\vdots$	$\ddots$	$\vdots$
对象 n	x_{n1}	x_{n2}	$\cdots$	x_{nm}

原始数据矩阵 X：

$$X = \begin{pmatrix} x_{11} & x_{12} & \cdots & x_{1m} \\ x_{21} & x_{22} & \cdots & x_{2m} \\ \vdots & \vdots & \ddots & \vdots \\ x_{n1} & x_{n2} & \cdots & x_{nm} \end{pmatrix}$$

（2）将数据指标同趋势化

在保持高优指标不变的情况下，对原始指标进行同趋势化变换，即将低优指标和适度指标进行高优化，同趋势化后的数据矩阵记为 Y，其中 y_{ij} 为第 i 个对象第 j 个指标同趋势化后的数据。

同趋势化后的数据矩阵 Y：

$$Y = \begin{pmatrix} y_{11} & y_{12} & \cdots & y_{1m} \\ y_{21} & y_{22} & \cdots & y_{2m} \\ \vdots & \vdots & \ddots & \vdots \\ y_{n1} & y_{n2} & \cdots & y_{nm} \end{pmatrix}$$

（3）对同趋势化后的指标数据进行归一化处理

对指标数据进行归一化处理的目的是消除指标的单位和含义不同导致的数据的不可比性。归一化后的数据矩阵记为 Z，其中 z_{ij} 为第 i 个对象第 j 个指标归一化后的数据。

归一化后的数据矩阵 Z：

$$Z = \begin{pmatrix} z_{11} & z_{12} & \cdots & z_{1m} \\ z_{21} & z_{22} & \cdots & z_{2m} \\ \vdots & \vdots & \ddots & \vdots \\ z_{n1} & z_{n2} & \cdots & z_{nm} \end{pmatrix}, \text{ 其中 } z_{ij} = \frac{y_{ij}}{\sqrt{\sum_{i=1}^{n} y_{ij}^2}}$$

（4）寻找最优目标与最劣目标

针对每个指标，从归一化后的数据矩阵中找出最大值和最小值，分别构成最优目标及最劣目标，最优目标 $Z^+ = (z_1^+, z_2^+, \cdots, z_m^+)$，最劣目标 $Z^- = (z_1^-, z_2^-, \cdots, z_m^-)$，其中，$z_j^+ = \max(z_{1j}, z_{2j}, \cdots, z_{nj})$ 与 $z_j^- = \min(z_{1j}, z_{2j}, \cdots,$

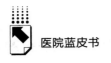

z_{nj}）分别为矩阵中第 j 列的最大值和最小值。

（5）计算评价对象与最优目标和最劣目标间的距离

各评价对象与最优目标的距离为 $D_i^+ = \sqrt{\sum_{j=1}^{m} \varphi_j (z_{ij} - z_j^+)^2}$，各评价对象

与最劣目标的距离为 $D_i^- = \sqrt{\sum_{j=1}^{m} \varphi_j (z_{ij} - z_j^-)^2}$，其中 φ_j 为指标 j 的权重。

（6）计算相对贴近度，并据此对各评价对象进行排序

加权 TOPSIS 指数用以衡量各评价对象与最优目标的相对贴近度。

$$C_i = \frac{D_i^-}{D_i^+ + D_i^-}, i = 1, 2, \cdots, n$$

显然 $C_i \in [0, 1]$，其值越接近于 1，表示该评价对象越接近最优水平，按 C_i 的大小对评价对象进行排序，C_i 越大，排序的位置越靠前，表明该评价对象的综合结果越好。

二 指标体系

医院竞争力是一个综合性概念，通过构建完整的指标体系科学全面地对其竞争力做出综合评价。由于指标之间往往具有一定的相互关系，甚至有信息重叠的现象，并不是所有指标都有必要选入评价体系，指标的选取需要综合考虑。指标体系设置应考虑四大原则：一是科学性，即数据能代表被测量的对象，能表达设计的效果；二是可获得性，指的是数据获取的难易程度；三是准确性，即数据真实可靠；四是持续获得性，即数据收集可持续进行，形成时间序列，可供纵向分析，了解事物发展趋势。广州艾力彼医院管理中心的第三方分层分类评价体系从这四大原则出发进行综合考虑，对不同层级、不同类型的医院分别设置了不同的指标，兼顾评价对象的个性，并持续对指标体系进行调整与完善。

（一）医院综合竞争力指标体系

医院综合竞争力指标体系适用于顶级医院，省单医院，地级城市医院，

县级医院，中医医院，肿瘤医院，妇产、儿童医院，社会办医·单体医院标杆的评价（见表2）。

表 2 医院综合竞争力指标体系

一级指标	二级指标
医疗技术	正高、副高职称医师人数/医师人数
	博士、硕士学位医师人数/医师人数
	医师人数/全院职工人数
	护士人数/全院职工人数
	年门诊量/年住院量
	年住院手术量/年住院量
	日间手术、微创手术、四级手术、全麻手术、器官移植手术等各类手术占比
	DRG 指标（DRGs 组数、CMI、低风险组病例死亡率）
	手术患者并发症发生率
	I 类切口手术部位感染率
	抗菌药物使用强度（DDDs）
	围生期孕妇死亡率（妇产、儿童）
	剖宫产率（妇产、儿童）
	新生儿、5 岁以下儿童住院死亡率（妇产、儿童）
	年放疗病人数/年住院量（肿瘤）
	国家卫健委、省级卫健委临床重点专科数（不含顶级）/总专科数
	国家中医药局、省级中医药局临床重点专科数/总专科数（中医）
	国家疑难病症诊治中心[1]数量
	国家中医药管理局区域医学诊疗中心（中医）
	通过国家室间质量评价的临床检验项目数
	病理科开展项目数量（肿瘤）
	国医大师、国家级名中医、岐黄学者、全国优秀中医临床人才（国家中医药管理局）/医师人数（中医）
	重症医学科床位数/床位数[2]
资源配置	医护比
	医师人数/床位数
	管床护士人数/床位数
	重症医学科医师人数/重症医学科床位数
	重症医学科护士人数/重症医学科床位数
	感染科床位数/床位数
	固定急诊医师人数/急诊在岗医师人数
	康复科床位数/床位数
	康复治疗师人数/康复床位数
	麻醉、儿科、病理、中医医师人数/医师人数

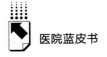

续表

一级指标	二级指标
资源配置	年门诊量/医师人数
	年急诊量/医师人数
	年住院量/医师人数
	年放疗病人数/放疗物理师人数（肿瘤）
	手术间数/床位数
	复合手术室间数
	医疗设备资产值/总资产值
	放疗设备资产值/医疗设备资产值（肿瘤）
医院运营	平均住院日
	床位使用率[3]
	年门诊患者平均预约诊疗率
	门诊次均费用/当地人均 GDP
	住院次均费用/当地人均 GDP
	医疗服务收入占医疗收入比例
	中药饮片药占比（中医）
	人员支出占业务支出比重
	资产负债率
	外省住院患者占比（顶级、肿瘤）
智慧医院建设	近 3 年医院信息化投入金额：硬件、软件、维保
	信息部门工作人员数：信息科人数、HIT 厂商长期驻点技术人员数
	终端数量：PC、平板、移动推车等
	全院性集成平台
	行业认证：EMR、互联互通、4S、等级保护、智慧医院 HIC 标杆医院等
学术科研 （顶级、省单、 肿瘤医院 适用）	突出人才：院士、长江学者、杰青
	学术领袖人数[4]
	博导、硕导人数/医师人数
	博士点、硕士点数量
	医院住院医师首次参加住院医师规范化培训结业考核通过率
	国家临床医学研究中心数量[5]
	教育部重点学科和科技部重点实验室数量/总专科数
	科研项目经费/卫生技术人员数
	国家自然科学基金获批项目数量和金额/卫生技术人员数
	发明专利授权件数和被引数/卫生技术人员数
	科研成果转化金额/卫生技术人员数
	SCI 文章数和影响因子/卫生技术人员数

一级指标	二级指标
诚信服务	社会责任：世界银行"医疗伦理原则"（EPIHC）符合度[6]、社会公益活动参与度[7]、社会公益捐赠
	品牌影响度：医院认证项目[8]、行业协会任职（社会办医·单体医院）、省级及以上奖项（社会办医·单体医院）[9]
	患者满意度、医疗责任险

注：

1. 国家发改委、国家卫健委发布的疑难病症诊治能力提升工程项目遴选单位。

2. 实际开放床位数，其中医养结合机构指实际开放医疗床位数（不含产科和儿科床位）。

3. 与广州艾力彼医院管理中心测算的最优使用率进行对比，两者越接近，则该指标得分越高。

4. 在中华医学会、中国医师协会担任主任委员、副主任委员的人数。

5. 科技部、国家卫健委、中央军委后勤保障部、食品药品监督管理总局联合成立的国家临床医学研究中心。

6. 广州艾力彼医院管理中心是全球首批采用世界银行（World Bank）"医疗伦理原则"（Ethical Principles in Health Care，EPIHC）的第三方医院评价机构。

7. "施予受"器官捐献志愿者登记人数、医疗扶贫、"一带一路"医疗、对口支援等。

8. 医院认证项目包括官方认证、本土第三方认证和国际认证，例如器官移植资质。

9. 省级及以上政府或行业协会颁发的奖项。

（二）粤港澳大湾区医院标杆、海峡两岸及香港、澳门社会办医医院标杆指标体系

粤港澳大湾区医院标杆、海峡两岸及香港、澳门社会办医医院标杆指标体系见表3。

表3　粤港澳大湾区医院标杆、海峡两岸及香港、澳门社会办医医院标杆指标体系

一级指标	二级指标
医疗技术	高级医师人数[1]/医师人数
	医师人数/全院职工人数
	年住院手术量/年出院量
	本院开设专科总数
	ICU床占比[2]
	是否为医学中心[3]

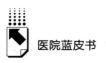
续表

一级指标	二级指标
资源配置	医师人数/床位数
	临床护士人数/床位数
	年出院量/全院职工人数
	年门诊量/全院职工人数
	年急诊量/全院职工人数
	先进医疗设备配置,如 PET/MR、达芬奇手术机器人、PET/CT 等
医院运营	平均住院天数
	床位使用率[4]
	医疗旅游病人占比[5]
学术科研	Nature Index 全球排名
	是否为医学院附属医院
	国际大学排名[6]
	学术领袖人数[7]
	医学研究中心
	发明专利授权件数
	SCI 文章数和影响因子

注:

1. 当地最高级别职称的医师人数。

2. 含外科 ICU(Intensive Care Unit)、NICU、CCU、HCU(High Care Unit)等。

3. 中国大陆指国家卫健委委属委管医院,中国台湾指医学中心,中国香港指区域联网总医院。

4. 与测算的最优床位使用率相比,两者越接近,则该指标得分越高。

5. 中国大陆指医院所在省(区、市)以外的病人数,中国台湾、中国香港、中国澳门指医疗旅游病人数。

6. 指医院所属医学院所在高校的国际排名。

7. 在当地国家/地区医学会担任主任委员、副主任委员的本院医师人数。

(三)社会办医·医院集团标杆指标体系

社会办医·医院集团标杆指标体系见表 4。

表4 社会办医·医院集团标杆指标体系

一级指标	二级指标
集团医院 及影响力	集团医院总数
	三级综合医院数
	三级专科医院数
	二级综合医院数
	二级专科医院数
	社会办医·单体医院标杆医院数
服务能力	年门急诊量
	年出院量
	年住院手术量
	实开床位数
	ICU床位数
	医院职工总人数
	医师人数、护士人数、技师人数
	高级职称医师人数
	硕博学位医师人数
	国家卫健委、省级卫健委临床重点专科数
	国家中医药局、省级中医药局临床重点专科数
	医疗设备资产值
智慧医院建设	医院信息化投入金额:硬件、软件、维保
	信息部门工作人员数:信息科人数、HIT厂商长期驻点技术人员数
	终端数量:PC、平板、移动推车等
	全院性集成平台
	行业认证:EMR、互联互通、4S、等级保护、智慧医院HIC标杆医院等
诚信服务	社会责任:世界银行"医疗伦理原则"(EPIHC)符合度[1]、社会公益活动参与度[2]、社会公益捐赠
	品牌影响度:医院认证项目[3]、行业协会任职、省级及以上奖项[4]
	患者满意度、医疗责任险

注:

1. 艾力彼是全球首批采用世界银行(World Bank)"医疗伦理原则"(Ethical Principles in Health Care, EPIHC)的第三方医院评价机构。

2. "施予受"器官捐献志愿者登记人数、医疗扶贫、"一带一路"医疗、对口支援等。

3. 医院认证项目包括官方认证、本土第三方认证和国际认证,例如器官移植资质。

4. 省级及以上政府或行业协会颁发的奖项。

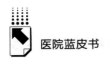

三　数据来源

医院综合竞争力评价的数据来源丰富，主要有以下渠道：

①广州艾力彼医院管理中心资料库；

②医院公开数据；

③上市公司年报、公司官网；

④各级人民政府公开数据；

⑤各级卫生健康委员会公开数据；

⑥各级医疗保障部门公开数据；

⑦各级人力资源和社会保障部门公开数据；

⑧各级统计部门公开数据；

⑨国家知识产权局公开数据。

参考文献

庄一强、廖新波主编《中国医院竞争力报告（2023）》，社会科学文献出版社，2023。

庄一强、王兴琳主编《中国医院竞争力报告（2022）》，社会科学文献出版社，2022。

庄一强主编《中国医院竞争力报告（2020~2021）》，社会科学文献出版社，2021。

庄一强主编《中国医院竞争力报告（2019~2020）》，社会科学文献出版社，2020。

庄一强主编《中国医院竞争力报告（2018~2019）》，社会科学文献出版社，2019。

庄一强主编《中国医院竞争力报告（2017~2018）》，社会科学文献出版社，2018。

庄一强、曾益新主编《中国医院竞争力报告（2017）》，社会科学文献出版社，2017。

庄一强、曾益新主编《中国医院竞争力报告（2016）》，社会科学文献出版社，2016。

"Methodology U. S. News & World Report 2021 Best Hospitals: Specialty Rankings," U. S. News & World Report, 2021.

American Hospital Association (AHA), Annual Survey of Hospitals Database Documentation Manual (paper represented at the American Hospital Association, Chicago, IL, 2016).

Peter E. Rivard, "Using Patient Safety Indicators to Estimate the Impact of Potential Adverse Events on Outcomes," *Medical Care Research and Review* (2008).

附录三

名词解释

一　竞争力指数

（一）名词解释

医院竞争力指数指某地域在分层分类标杆医院中的竞争优势，分为医院分层分类竞争力指数和医院综合竞争力指数。

分层分类：划分医院不同层级（顶级、省单、地级城市、县级）、不同类别（中医医院，社会办医·单体医院，肿瘤医院，妇产、儿童医院）的标签。

医院竞争力得分：在某"分层分类"医院中，为排序而计算得出某个医院的分数。

分层分类标杆医院：在某"分层分类"医院中，拥有最高"医院竞争力得分"且按"医院竞争力得分"排序的一组医院。

医院分层分类竞争力指数：某地域某"分层分类标杆医院"的"医院竞争力得分"总和与该"分层分类标杆医院"的"医院竞争力得分"总和的比值。

医院综合竞争力指数：某地域"医院分层分类竞争力指数"乘以该"分层分类"的权重之后的总和。

（二）计算公式

医院分层分类竞争力指数计算公式：

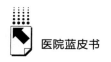

$$\frac{\sum_{j=1}^{m} g_j}{\sum_{i=1}^{n} f_i}, i = 1,2,\cdots,n; j = 1,2,\cdots,m \qquad (公式1)$$

其中，f_i 为某"分层分类标杆医院"的"医院竞争力得分"，n 是该"分层分类标杆医院"的数量；g_j 为某地域该"分层分类标杆医院"的"医院竞争力得分"，m 是该地域该"分层分类标杆医院"的数量。

医院综合竞争力指数计算公式：

$$\sum_{p=1}^{q} Ap \times \emptyset p, p = 1,2,\cdots,q \qquad (公式2)$$

其中，q 是"分层分类"的数量，$\emptyset p$ 是每个"分层分类"的权重。

（三）范例

在"县级医院标杆医院第一梯队"里，安徽省有 3 家标杆医院，安徽省"县级医院标杆医院第一梯队竞争力指数"为这 3 家标杆医院竞争力得分总和与县级医院标杆医院第一梯队竞争力得分总和的比值，即：

安徽省"县级医院标杆医院第一梯队竞争力指数"
= (379.77 + 419.26 + 463.91)/52558.32 ≈ 0.024

在"县级医院标杆医院第一梯队"里，云南省有 1 家标杆医院，该医院竞争力得分为 362.17 分，即：

云南省"县级医院标杆医院第一梯队竞争力指数" = 362.17/52558.32 ≈ 0.007

由此可见，安徽省的县级医院标杆医院第一梯队竞争力水平高于云南省。

二 均衡指数

（一）名词解释

均衡指数表示某省的地级城市（县）医疗资源分布的均衡程度。均衡指数又称 A/B 指数。A 表示某省的地级城市（县）标杆医院分布在该省的地级城市（县）的数量，B 表示该省的地级城市（县）总数。

均衡指数越接近 1，表明该地医疗资源分布越均衡；越接近 0，则表明该地医疗资源分布越失衡。

（二）范例

在"地级城市医院标杆医院第一梯队"中，江苏省有 19 家标杆医院，分布在 11 个地级城市，则 A 为 11；江苏省共有 12 个地级城市（不包括省会城市），则 B 为 12。因此，江苏省的"地级城市医院标杆医院第一梯队均衡指数"为 0.917。

$$江苏省的"地级城市医院标杆医院第一梯队均衡指数" = \frac{11}{12} \approx 0.917$$

在"地级城市医院标杆医院第一梯队"中，云南省只有 1 家标杆医院分布在 1 个地级城市，则 A 为 1；云南省共有 15 个地级城市（不包括省会城市），则 B 为 15。因此，云南省的"地级城市医院标杆医院第一梯队均衡指数"为 0.067。

$$云南省的"地级城市医院标杆医院第一梯队均衡指数" = \frac{1}{15} \approx 0.067$$

因此，江苏省的地级城市医疗资源分布相对均衡，而云南省的地级城市医疗资源分布较不均衡。

皮 书

智库成果出版与传播平台

❖ 皮书定义 ❖

皮书是对中国与世界发展状况和热点问题进行年度监测，以专业的角度、专家的视野和实证研究方法，针对某一领域或区域现状与发展态势展开分析和预测，具备前沿性、原创性、实证性、连续性、时效性等特点的公开出版物，由一系列权威研究报告组成。

❖ 皮书作者 ❖

皮书系列报告作者以国内外一流研究机构、知名高校等重点智库的研究人员为主，多为相关领域一流专家学者，他们的观点代表了当下学界对中国与世界的现实和未来最高水平的解读与分析。

❖ 皮书荣誉 ❖

皮书作为中国社会科学院基础理论研究与应用对策研究融合发展的代表性成果，不仅是哲学社会科学工作者服务中国特色社会主义现代化建设的重要成果，更是助力中国特色新型智库建设、构建中国特色哲学社会科学"三大体系"的重要平台。皮书系列先后被列入"十二五""十三五""十四五"时期国家重点出版物出版专项规划项目；自2013年起，重点皮书被列入中国社会科学院国家哲学社会科学创新工程项目。

权威报告·连续出版·独家资源

皮书数据库
ANNUAL REPORT(YEARBOOK)
DATABASE

分析解读当下中国发展变迁的高端智库平台

所获荣誉

- 2022年，入选技术赋能"新闻+"推荐案例
- 2020年，入选全国新闻出版深度融合发展创新案例
- 2019年，入选国家新闻出版署数字出版精品遴选推荐计划
- 2016年，入选"十三五"国家重点电子出版物出版规划骨干工程
- 2013年，荣获"中国出版政府奖·网络出版物奖"提名奖

皮书数据库　"社科数托邦"
　　　　　　微信公众号

成为用户

登录网址www.pishu.com.cn访问皮书数据库网站或下载皮书数据库APP，通过手机号码验证或邮箱验证即可成为皮书数据库用户。

用户福利

- 已注册用户购书后可免费获赠100元皮书数据库充值卡。刮开充值卡涂层获取充值密码，登录并进入"会员中心"—"在线充值"—"充值卡充值"，充值成功即可购买和查看数据库内容。
- 用户福利最终解释权归社会科学文献出版社所有。

数据库服务热线：010-59367265
数据库服务QQ：2475522410
数据库服务邮箱：database@ssap.cn
图书销售热线：010-59367070/7028
图书服务QQ：1265056568
图书服务邮箱：duzhe@ssap.cn

社会科学文献出版社 皮书系列
SOCIAL SCIENCES ACADEMIC PRESS (CHINA)

卡号：564687511315
密码：

S 基本子库
SUB DATABASE

中国社会发展数据库（下设 12 个专题子库）

紧扣人口、政治、外交、法律、教育、医疗卫生、资源环境等 12 个社会发展领域的前沿和热点，全面整合专业著作、智库报告、学术资讯、调研数据等类型资源，帮助用户追踪中国社会发展动态、研究社会发展战略与政策、了解社会热点问题、分析社会发展趋势。

中国经济发展数据库（下设 12 专题子库）

内容涵盖宏观经济、产业经济、工业经济、农业经济、财政金融、房地产经济、城市经济、商业贸易等 12 个重点经济领域，为把握经济运行态势、洞察经济发展规律、研判经济发展趋势、进行经济调控决策提供参考和依据。

中国行业发展数据库（下设 17 个专题子库）

以中国国民经济行业分类为依据，覆盖金融业、旅游业、交通运输业、能源矿产业、制造业等 100 多个行业，跟踪分析国民经济相关行业市场运行状况和政策导向，汇集行业发展前沿资讯，为投资、从业及各种经济决策提供理论支撑和实践指导。

中国区域发展数据库（下设 4 个专题子库）

对中国特定区域内的经济、社会、文化等领域现状与发展情况进行深度分析和预测，涉及省级行政区、城市群、城市、农村等不同维度，研究层级至县及县以下行政区，为学者研究地方经济社会宏观态势、经验模式、发展案例提供支撑，为地方政府决策提供参考。

中国文化传媒数据库（下设 18 个专题子库）

内容覆盖文化产业、新闻传播、电影娱乐、文学艺术、群众文化、图书情报等 18 个重点研究领域，聚焦文化传媒领域发展前沿、热点话题、行业实践，服务用户的教学科研、文化投资、企业规划等需要。

世界经济与国际关系数据库（下设 6 个专题子库）

整合世界经济、国际政治、世界文化与科技、全球性问题、国际组织与国际法、区域研究 6 大领域研究成果，对世界经济形势、国际形势进行连续性深度分析，对年度热点问题进行专题解读，为研判全球发展趋势提供事实和数据支持。

法律声明